E-BOOK INSIDE

Kaess • Edinger: Selbstverletzendes Verhalten
Mit dem untenstehenden Download-Code erhalten Sie die PDF-Version dieses Buches.

So laden Sie Ihr E-Book inside herunter:

1. Öffnen Sie die Website: http://www.beltz.de/ebookinside
2. Geben Sie den untenstehenden Download-Code ein und füllen Sie das Formular aus.
3. Mit dem Klick auf den Button am Ende des Formulars erhalten Sie Ihren persönlichen Download-Link.
4. Beachten Sie bitte, dass der Code nur einmal gültig ist. Bitte speichern Sie die Datei auf Ihrem Computer.

Download-Code

U3FYN4ZLVF

Michael Kaess • Alexandra Edinger

Selbstverletzendes Verhalten

Risikofaktoren der Entwicklung im Kindes- und Jugendalter

Herausgegeben von
Michael Schulte-Markwort und Franz Resch

Die Reihe »Risikofaktoren der Entwicklung im Kindes- und Jugendalter« geht einen neuen Weg: Die jungen Patienten werden nicht von der Diagnose her betrachtet, sondern Ausgangspunkt sind die Symptome, mit denen die Kinder und Jugendlichen in eine Beratung oder Behandlung kommen, und die sich als Risikofaktoren für die Entwicklung psychischer Störungen erwiesen haben.

Um dem individuellen Erscheinungsbild und der oft nicht eindeutigen Symptomatik der jungen Patienten zu begegnen, wird zunächst störungsunabhängig gefragt: Wie ordne ich das Phänomen ein? Welche Diagnosen können in Betracht kommen? Wie können die Risikofaktoren die weitere Entwicklung beeinflussen? Welche Intervention hilft am besten?

So bieten sich neue Perspektiven für die Behandlung von Kindern und Jugendlichen.

Michael Kaess • Alexandra Edinger

Selbstverletzendes Verhalten

Entwicklungsrisiken erkennen und behandeln

2., überarbeitete Auflage

Mit E-Book inside

BELTZ

Prof. Dr. med. Michael Kaess
Ordinarius und Direktor der Kinder- und Jugendpsychiatrie
Universitäre Psychiatrische Dienste Bern (UPD)
Universitätsklinik für Kinder- und Jugendpsychiatrie und Psychotherapie
Bolligenstrasse 111, Stöckli, CH-3000 Bern 60
E-Mail: michael.kaess@upd.ch

Universitätsklinikum Heidelberg
Zentrum für Psychosoziale Medizin
Klinik für Kinder- und Jugendpsychiatrie
Blumenstraße 8, D-69115 Heidelberg
E-Mail: michael.kaess@med.uni-heidelberg.de

M. Sc. Psych. Alexandra Edinger
Universitätsklinikum Heidelberg
Zentrum für Psychosoziale Medizin
Klinik für Kinder- und Jugendpsychiatrie
Blumenstraße 8, D-69115 Heidelberg
E-Mail: alexandra.edinger@med.uni-heidelberg.de

Reihenherausgeber:
Prof. Dr. Michael Schulte-Markwort
Universitätsklinikum Hamburg-Eppendorf
Zentrum Frauen-, Kinder- und Jugendmedizin
Klinik und Poliklinik für Kinder- und Jugendpsychosomatik
Martinistr. 52
D-20246 Hamburg
E-Mail: schulte.markwort@uke.uni-hamburg.de

Prof. Dr. Franz Resch
Klinikum der Universität Heidelberg
Zentrum für psychosoziale Medizin
Klinik für Kinder- und Jugendpsychiatrie
Blumenstr. 8
D-69115 Heidelberg
E-Mail: franz_resch@med.uni-heidelberg.de

Dieses Buch ist erhältlich als:
ISBN 978-3-621-28665-7 Print
ISBN 978-3-621-28666-4 E-Book (PDF)

2. Auflage 2019

Lektorat: Karin Ohms, Dr. Svenja Wahl
Bildnachweis Einband: tommaso79/Getty Images
Herstellung und Satz: Victoria Larson
Gesamtherstellung: Beltz Bad Langensalza GmbH, Bad Langensalza
Printed in Germany

Weitere Informationen zu unseren Autor_innen und Titeln finden Sie unter: www.beltz.de

Inhalt

Anhang

Inhalt

Einleitung der Herausgeber

Die Instrumentalisierung des Körpers zur Spannungsabfuhr und Identitätssicherung stellt eine bedeutsame kulturanthropologische Konstante dar. Schädigungen des Körpers werden in Kauf genommen, um psychische Leidenszustände zu verbessern, emotionale Spannungen zu reduzieren und personale Verunsicherungen aufzuheben. Neben diesen individuellen Bestimmungen gibt es auch soziale Rituale, die eine Verletzung des Körpers in Kauf nehmen – so dienen bestimmte Verletzungsakte und rituelle Beschneidungen bei Pubertierenden, die eine Aufnahme in die Gruppe der Erwachsenen suchen, zur Symbolisierung und Kennzeichnung einer bestimmten Gruppenzugehörigkeit oder zum Eintritt in die Erwachsenenphase. Bei manchen Völkern wurde die rituelle Beschneidung von Frauen auch zur Demütigung und Dokumentation eines Herrschaftsanspruches durch das männliche Geschlecht durchgeführt. Selbstverletzungen können ebenso im Rahmen von ritualisierten Trauerprozessen durchgeführt werden. Im Mittelalter zeigte die sogenannte Flagellantenbewegung, dass religiöse Verzückung, Sexualität und Gewalttätigkeit gegenüber dem Körper sich zu einer grausamen Mischung verdichten können.

Die Fetischisierung des Körpers und die Benutzung desselben als Bildfläche und Ausdrucksmedium stellt heute bei Jugendlichen eine gängige soziale Praxis dar. Analogien zu kulturanthropologischen Schemata drängen sich auf. Kleidungsstile und Haartrachten, Schmink- und Schmuckformen, Piercing und Tattooing dienen nicht nur einem Schönheitsideal, sondern kennzeichnen auch die Zugehörigkeit zu einer bestimmten Jugendkultur. Damit soll die Abgrenzung von der Erwachsenenwelt dokumentiert werden und eine Kritik gegenüber antiquierten Lebensformen zum Ausdruck kommen. Gruppenspezifische Rituale als Modeerscheinungen sollen also in der Überwindung von Schmerz und in der Überschreitung von Körpergrenzen ein jugendliches Gefühl, eine Gegen-Haltung, einen jugendlichen Zeitgeist zum Ausdruck bringen. Ob darin mehr Überschwang und Fülle oder eher Verzweiflung und die Demonstration von Verletztheit zum Ausdruck kommen sollen, ist hier nicht Gegenstand der Erörterung.

Solche selbstschädigenden Verhaltensweisen sind in den Kanon des riskanten Jugendverhaltens einzureihen. Sie finden sich wie Identitätsunsicherheiten, emotionale Turbulenzen und Störungen der Impulskontrolle besonders häufig in der Adoleszenz. Sind sie daher typische Phänomene der Adoleszenzphase? Immerhin stellen sie den Ausdruck einer krisenhaften Anpassungsproblematik dar.

Obwohl Selbstverletzungsakte einen genuinen Bestandteil von Borderline-Persönlichkeitsstörungen darstellen, dürfen nicht alle Selbstverletzungsakte bei Jugendlichen nur unter dieser Kategorie einer Störung der Persönlichkeitsentwicklung aufgefasst werden. Ob jede Form der Selbstverletzung tatsächlich ein psychiatrisches Problem darstellt, muss intensiv diskutiert werden. Ein Kriterium scheint zu sein, ob Selbstverletzungen im Rahmen von Riten schließlich doch eine sozial akzeptierte Form in einer bestimmten Gemeinschaft darstellen oder ob Selbstverletzungen tatsächlich eine individuelle Ausdrucksform für Spannungszustände bildet. Während sozial induzierte Selbstverletzungsrituale eher den Charakter einer jugendkulturellen Äußerungsform annehmen können, stellen hoch individuelle Selbstbeschädigungsformen einen pathologischen Ausdruckskontext dar.

Wichtig ist die Diskussion um den Zusammenhang zwischen Selbstverletzungsakten und suizidaler Intention. Unter wissenschaftlichen Gesichtspunkten scheint es unverzichtbar, zwischen selbstverletzenden und suizidalen Verhaltensweisen gezielt zu unterscheiden. Obwohl Jugendliche mit selbstverletzenden Verhaltensweisen den Akt der Selbstverletzung nicht im Sinne eines missglückten Suizidversuches durchführen, scheint es eine deutliche Überschneidung zwischen Suizidideen, suizidalen Intentionen und Selbstverletzungstendenzen zu geben. Unter therapeutischen Gesichtspunkten können wir den selbstverletzenden Akt jedoch eher als Suizid verhindernde Spannungsabfuhr deuten, die nicht primär dem Tod, sondern eher dem Überleben dienen soll. Gleichwohl kann selbstverletzendes Verhalten als ein Prädiktor für spätere Suizidversuche unter klinischen Gesichtspunkten angesehen werden.

Die gegenwärtige Diskussion um die neue diagnostische Kategorie im Rahmen des DSM-5 zeigt auf, dass wir innerhalb der Gruppe von selbstverletzenden Jugendlichen unterschiedliche Schweregrade und Risikobelastungen finden können. So erfragt das Diagnosekriterium der nichtsuizidalen Selbstverletzung, explizit nach der selbstverletzenden Handlung, die nicht von einer primären suizidalen Intention getragen ist. Dabei erscheint eine Beachtung von Schweregradkriterien von besonderer Bedeutung. In einer Heidelberger Studie konnten klare Unterscheidungen zwischen repetitiven selbstverletzenden Verhaltensweisen und einer Art von induziertem Probierkonsum getroffen werden. Es zeigte sich, dass Jugendliche mit repetitiven selbstverletzenden Verhaltensweisen sich hinsichtlich der Schwere ihrer psychischen Beeinträchtigung von Jugendlichen mit seltenen selbstverletzenden Handlungen abgrenzen ließen. Es scheint auch sinnvoll, Selbstverletzungen mit hervorstechender psychischer Dysfunktion von mehr spielerisch anmutenden Gruppenphänomenen abzugrenzen. Tatsache ist, dass selbstverletzende Handlungen im Einzelfall mit gravierendem Leidensdruck einhergehen können und einen deutlichen Zusammenhang mit chronischen Posttraumatischen Belastungsstörungen aufweisen.

In der Heidelberger Schulstudie konnte – die genauen Zahlen und Zusammenhänge sind im Buch nachzulesen – an etwa 6.000 Schülerinnen und Schülern im Alter von rund 15 Jahren festgestellt werden, dass gelegentliche Selbstverletzungen innerhalb des vergangenen Jahres von immerhin fast 11 Prozent der Schüler zu berichten waren, während repetitive Formen selbstverletzenden Verhaltens von immerhin 4 Prozent der Schüler angegeben wurden. Die Tatsache, dass das weibliche Geschlecht in den epidemiologischen Daten überwiegt, darf uns nicht die Augen vor gravierenden selbstverletzenden Handlungen bei männlichen Adoleszenten verschließen.

Unter klinischen Gesichtspunkten werden Selbstverletzungen ja in der Regel in offener Weise durchgeführt, Schnitte und Narben werden den Freunden oder auch therapeutischen Personen sichtbar gemacht. Zwei Aspekte der subjektiven Intention können hervorgehoben werden: Der eine kommt in der Bemerkung »Wenn ich mich selbst nicht mehr spüre, dann schneide ich mich und merke, dass ich noch lebe« zum Ausdruck. Es handelt sich dabei um den selbstregulatorischen Teil des selbstverletzenden Aktes. Die zweite Bemerkung einer Jugendlichen »Wenn etwas mir im Inneren schrecklich weh tut, dann verletze ich mich, damit ihr seht, wie weh es mir tut« deutet auf den kommunikativen Aspekt der Selbstverletzung hin. Es soll das innere Leid oder das psychische Trauma, das an dem Kind einmal gesetzt worden war, öffentlich gemacht und damit einer Verarbeitung und Bewältigung zugänglich werden.

Selbstverletzende Akte stellen also eine Art von Handlungssprache dar. Wenn es auch heimliche Selbstverletzungen gibt, die im Sinne von artifiziellen Störungen vorgetäuschte Selbstbeschädigungen oder manipulierte Krankheitszeichen mit sich bringen, liegt die Problemlage noch komplexer. Dort kommt eine zusätzliche sozial-manipulative Komponente ins Spiel, die den Patientenstatus gegenüber ärztlichem Personal aufrechterhalten und ein therapeutisches Team auf Trab halten sollen. So können körperliche oder psychische Symptome künstlich erzeugt, aggraviert oder auch nur vorgetäuscht werden, um im medizinischen System die besondere Rolle des Kranken einnehmen zu können. Es sind uns Patienten bekannt, die nach Zahnextraktionen die verbleibenden Wunden immer wieder so lange geöffnet hatten, dass sie z. T. erhebliche Blutverluste in den Magen-Darmtrakt erlitten. Auch Operationswunden nach kleinen chirurgischen Eingriffen können immer wieder neu eröffnet und der Heilungsprozess durch solche manipulativen Handlungen beeinträchtigt werden. Die darin erkennbare pathologische Arzt-Patienten-Beziehung führt zu wechselseitigen Handlungszwängen und Verstrickungen und bedarf des besonderen therapeutischen Augenmerks.

Charakteristisch für den selbstverletzenden Akt ist der besondere Spannungszustand, der auch im Buch selbst als Spannungsbogen bezeichnet wird. Auf dem Höhepunkt der maximalen Anspannung wird die Gewebeschädigung gesetzt. Die Beschreibung des Zyklus bei der Bewältigung widersprüchlicher und negativ getönter Affekte ist von besonderer klinischer Bedeutung. So müssen die eskalierenden Zyklen von Selbstvorwürfen, Selbsthass, Scham und Wut rechtzeitig unterbrochen werden. Der unbändige Wunsch, sich selbst zu verletzen, kann sich mit Selbstentfremdungserlebnissen und tranceartigen Zuständen im Sinne eines dissoziativen Zustandes verbinden. Auch Selbstentfremdungszeichen können am Spannungshöhepunkt auftreten, wodurch das Subjekt in einen wahrnehmenden und einen handelnden Teil aufgespaltet werden kann. Die dabei ebenfalls häufig zu beobachtenden Amnesien und Körpergefühlsstörungen können durch eine momentane Analgesie den Zeitpunkt der Gewebeschädigung begünstigen. Im entscheidenden Moment der Selbstverletzung wird das Spannungsgefühl abrupt unterbrochen und während das Blut rinnt, kommt in den Patienten ein Gefühl der Erleichterung und des Wohlbefindens auf. Aber schon tauchen neuerlich negative Gefühle wie Ekel, Scham und Schuld am Horizont auf und aus der Angst vor entstellenden Narben und vor dem negativen Echo der Umgebung und aus der Scham, es wieder nicht geschafft zu haben, dem Drang der Selbstverletzung zu widerstehen, baut sich der Spannungsbogen von Neuem auf.

Wir wissen ja, dass unter klinischen Gesichtspunkten die Biografie selbstverletzender Patienten durch kumulative Traumatisierungen gekennzeichnet ist. Es ist ein besonderer Verdienst von Herrn Kaess und Frau Edinger, im vorliegenden Buch nicht nur auf diese bekannten Tatsachen, sondern auch auf körperliche Vulnerabilitäten im Sinne eines biopsychosozialen Modells eingehen zu können. Bei aller Fokussierung auf individuelle Vulnerabilitäten sollte aber der Blick für die tragischen Lebensereignisse, denen viele Jugendliche, die sich selbst verletzen, ausgesetzt waren, nicht getrübt sein. So finden wir einzelne Problemstellungen wie den Verlust eines Elternteils, Scheidung, Fremdunterbringung, chronische Krankheiten, mehrfache operative Eingriffe, sexuellen Missbrauch und körperliche Misshandlungen im Vorfeld bei diesen jugendlichen Patienten gehäuft. Viele dieser schlimmen Erfahrungen finden auf dem Boden einer emotionalen Vernachlässigung durch die eigenen Angehörigen statt. So gehen wir davon aus, dass genetische, perinatale und frühe psychosoziale Einflussfaktoren die kindliche Persönlichkeit in ihrer Entwicklung prägen. Wobei es durch wiederholte Traumata und die Abwesenheit von protektiven Faktoren in der sozialen Umgebung zu einer schweren Entwicklungsbeeinträchtigung kommen kann. In manchen Fällen finden wir schon bei Kindern Symptome einer posttraumatischen Stressverarbeitung. Wenn solche Traumatisierungen jedoch anhalten, die Ressourcen von Seiten der Umgebung weiterhin ausbleiben, dann ist die Entwicklung eines dissoziativen Erlebnis- und Verhaltensmusters deutlich wahrscheinlicher und die Neigung zur Selbstverletzung wird gebahnt.

Wir können davon ausgehen, dass alle Therapieverfahren, die sich in der Behandlung der Borderline-Persönlichkeitsstörung bewährt haben, auch eine Wirkung auf die selbstverletzenden Verhaltensweisen zeigen. Die besondere Herausforderung bei der Behandlung liegt in der Beziehungsgestaltung zwischen Patienten und Therapeuten. Herrn Kaess und Frau Edinger kommt hier der Verdienst zu, eine breite Übersicht über die unterschiedlichen Therapieverfahren, ihre Wirkungsweisen und Anwendungsmöglichkeiten zu bieten. Wir wissen, dass selbstverletzende Jugendliche für uns alle eine besondere therapeutische Herausforderung darstellen. Selbstverletzende Patienten bringen uns immer wieder an unsere eigenen professionellen Grenzen. Sie versuchen, aufgrund ihrer besonderen Biografie diese Grenzen auszutesten. In der Regel überschreiten sie sie auch. Nicht vergessen werden darf, dass jugendliche Patienten nicht selten ein Stück Selbstfürsorge durch selbstverletzende Akte betreiben. Sie halten ihre persönliche Würde auf Kosten ihres Körpers aufrecht. Bei vielen dieser Patienten war der Körper als Teil ihrer Person bereits schicksalhaft von anderen instrumentalisiert worden und Grenzen der persönlichen Sicherheit, der Scham und der sexuellen Integrität überschritten worden. Wir dürfen nicht vergessen, dass solche fundamentalen Grenzüberschreitungen durch fremde oder bekannte oder gar wichtige Bezugspersonen nur schwer kompensierbar sind und eine spezielle emotional getragene und professionell verankerte Fürsorglichkeit notwendig machen.

Es ist uns ein besonderes Anliegen in der Serie dieser Bücher zu Risikofaktoren der psychischen Entwicklung eine Integration unterschiedlicher Sichtweisen im Sinne einer Beleuchtung des biopsychosozialen Modells vorzunehmen. Es geht uns dabei um größtmögliche Differenzierung des Wissens und der Standpunkte. Als Therapeuten bei Kindern und Jugendlichen sind wir besonders verpflichtet, uns nicht nur mit dem (neuro-)biologischen Wissensstand und psychologischen Tiefendimensionen auseinanderzusetzen, es gilt auch, den aktuellen Zeitgeist zu berücksichtigen und eine offene Diskussion der Themen anzuregen.

Die Zusammenarbeit mit Frau Dr. Wahl vom Beltz Verlag und mit der Lektorin Frau Ohms hat sich auch bei der Vorbereitung dieses Buches sehr bewährt. Wir hoffen, dass mit diesem Buch zur Reihe über Risiken der Entwicklung ein Akzent gesetzt ist, der auch bei unseren Leserinnen und Lesern Akzeptanz findet.

Prof. Dr. Michael Schulte-Markwort, Hamburg
Prof. Dr. Franz Resch, Heidelberg

Vorwort

Selbstverletzendes Verhalten – seit der Erstauflage dieses Buches wurde diesem Phänomen mehr und mehr Aufmerksamkeit zuteil, sowohl in der klinischen Praxis als auch in der Forschung. Einen kleinen Siegeszug unternahm das selbstverletzende Verhalten als es als eigenständige diagnostische Entität mit weiterem Forschungsbedarf unter der Bezeichnung »Nichtsuizidale Selbstverletzungen« Einzug in das DSM-5 hielt. Dies geschah 2013. So begann das selbstverletzende Verhalten, sich von der Borderline-Persönlichkeitsstörung zu emanzipieren. Zuvor fristete es sein Dasein ausschließlich als Symptom der Störung und versah Betroffene unweigerlich mit dem Etikett »Borderliner« – häufig völlig zu Unrecht.

Zeitgleich öffnete die Heidelberger Ambulanz für Risikoverhalten und Selbstschädigung, kurz »AtR!Sk«, erstmalig ihre Tore. Ein Pionierkonzept, das bis heute von weiteren Kliniken in Deutschland, Österreich und der Schweiz übernommen wurde. Erstmals gab es eine spezielle, niederschwellige Sprechstunde für Jugendliche zwischen 12 und 17 Jahren mit selbstverletzendem Verhalten und anderen riskanten Verhaltensweisen, sowie eine ausführliche diagnostische Abklärung und weiterführende ambulante Therapieangebote. Viele der Patienten erfüllen auch die Kriterien für eine Borderline-Persönlichkeitsstörung.

»Haben Sie keine Angst vor dem hohen Risiko, dass von Ihren Patienten ausgeht, Herr Kaess?« – eine in diesem Zusammenhang oft gestellte Frage. Nachdem sich die Eröffnung der Ambulanz nun zum sechsten Mal jährt, kann eine eindeutige Antwort, basierend auf einem riesigen Erfahrungsschatz, gegeben werden: »Nein!«.

Denn neben der 2013 eingeführten Diagnose »Nichtsuizidale Selbstverletzungen«, die die Suizidalität schon im Namen ausschließt, fand auch die »Suizidale Verhaltensstörung«, nur drei Seiten entfernt, ihren eigenen Platz im DSM-5. Theoretisch ist also alles klar, beide Phänomene sind eindeutig voneinander abgegrenzt; praktisch besteht jedoch nach wie vor ein gespaltenes Verhältnis zu selbstverletzendem Verhalten. Die Befundlage zur Therapeutensicht auf das Phänomen ist dünn. Es gibt kaum Studien, die sich mit der Haltung klinischer Therapeuten gegenüber dem selbstverletzenden Verhalten beschäftigen. Lediglich eine US-amerikanische Promotion aus dem Jahre 2016 bringt auf den Punkt, was viele schon lange ahnten: Sich selbst verletzende Jugendliche gelten als schwieriges und herausforderndes Patientenklientel unter behandelnden Therapeuten. Und obwohl das selbstverletzende Verhalten wirklich alles versucht, sich sogar »nichtsuizidal« nennt, und tatsächlich ja erst einmal nichts mit Suizidalität oder einer Borderline-Persönlichkeitsstörung zu tun haben muss, schweben diese beiden Begriffe immer noch wie ein Damoklesschwert über ihm. Tja, und was sollen wir Ihnen sagen? Natürlich bestehen Zusammenhänge zur Borderline-Persönlichkeitsstörung und Fakt ist auch, dass selbstverletzendes Verhalten einen wichtigen Prädiktor für Suizidalität darstellt. Es ist aber eben nicht das Gleiche.

Und leider müssen wir Sie schon vorab enttäuschen: Auch dieses Buch hält keine einfache Sichtweise bereit. Fest steht jedoch, dass wir Ihnen nichts an jahrelanger Expertise und Forschung vorenthalten und natürlich eines:

Dieses Buch behandelt das selbstverletzende Verhalten als das, was es ist. Nicht mehr und nicht weniger.

Heidelberg, im Februar 2019

Michael Kaess
Alexandra Edinger

1 Einführung

Selbstverletzung ist ein häufig auftretendes Verhalten bei Jugendlichen, welches in den letzten Jahren deutlich an Relevanz gewann. Hierbei handelt es sich meist um das sogenannte »Ritzen«, jedoch gibt es eine Vielzahl an Formen und Arten selbstverletzenden Verhaltens. Auch die Ursachen von Selbstverletzung können sehr unterschiedlich sein. Dieses Buch soll einen Überblick über Häufigkeiten sowie verschiedene Formen, Ursachen und Funktionen selbstverletzenden Verhaltens im Jugendalter geben. Einer der Schwerpunkte wird die Bedeutung der Entwicklungsphase der Adoleszenz im Hinblick auf selbstverletzendes Verhalten sein. Auch soll näher auf spezifische Risikofaktoren und Zusammenhänge mit psychischen Erkrankungen eingegangen werden. Schließlich werden praktische Hinweise zum Umgang mit selbstverletzendem Verhalten bei Jugendlichen vermittelt und Möglichkeiten zur therapeutischen Intervention beschrieben.

1.1 Terminologie und Definition

Trotz der Einführung des Begriffs der »Nichtsuizidalen Selbstverletzung« als eigenständige diagnostische Entität im Diagnostischen und Statistischen Manual Psychischer Störungen (DSM-5; APA, 2013) in der Sektion mit Störungsbildern, welche weiterer Forschung bedürfen, bestehen weiterhin diverse Begrifflichkeiten, die das Phänomen zu beschreiben versuchen. Somit bleibt der Begriff des »selbstverletzenden Verhaltens« uneindeutig.

Um sich in den folgenden Kapiteln eingehender mit der Symptomatik des selbstverletzenden Verhaltens zu befassen, ist daher zunächst eine genaue Definition von »selbstverletzendem Verhalten« notwendig. Bisher umfasst diese Formulierung ein weites Spektrum an Verhaltensweisen und erscheint in abgeändertem Wortlaut in den verschiedensten Kontexten und Definitionen. Es besteht demnach momentan eine relativ uneinheitliche und komplizierte Nomenklatur, die in diesem Kapitel nochmals näher beschrieben, strukturiert und zusammengefasst werden soll.

Den ersten Versuch, selbstverletzendes Verhalten zu definieren, unternahm Menninger in seinem Buch »Men against himself« im Jahre 1938. Er beschrieb mit dem Terminus »Neurotische Selbstverstümmelung« (neurotic self-mutilation) jenes selbstverletzende Verhalten, welches auch heute vor allem bei Jugendlichen auftritt und sich durch Schneiden, Ritzen oder Verbrennen der Haut manifestiert (Plener et al., 2010; In-Albon et al., 2015). Menninger sah diese selbstverletzenden Verhaltensweisen ähnlich wie auch die Suizidalität als Ausdruck eines Todestriebes, der sich auf vielseitige Art und Weise, meist jedoch im Sinne selbstschädigender Handlungen, manifestieren kann.

Die erstmalige Beschreibung des selbstschädigenden Verhaltens (deliberate self-harm, DSH) als eigenständiges Syndrom nahmen Pattison und Kahan (1983) vor. Bis heute ist dieser Ansatz von entscheidender Bedeutung in der anhaltenden Diskussion zu der Frage, ob Selbstverletzung ausschließlich ein Symptom verschiedener Erkrankungen darstellt oder auch eine eigene Krankheitsentität, also ein eigenes psychopathologisches Syndrom sein kann (Kapur et al., 2013; Plener, Kapusta et al., 2012). Auf diese Diskussion wird zum Ende des Buches noch einmal näher eingegangen werden.

Seit Beginn der 1990er-Jahre rückte das selbstverletzende Verhalten sowohl im Bereich der psychiatrischen Forschung als auch der klinischen Arbeit zunehmend in den Vordergrund. Durch eine Vielzahl von Arbeiten entstand so eine Begriffsvielfalt – es herrschen jedoch Bestrebungen, diese wieder in eine einheitlichere Definition zurückzuführen bzw. die verschiedenen Begrifflichkeiten voneinander abzugrenzen. Daher hielt der Begriff »nonsuicidal self-injury«, also die »nichtsuizidale Selbstverletzung«, Einzug in die Forschungsliteratur (Petermann & Nitkowski, 2016). Erstmalig verwendet wurde dieser Begriff 2002 (Brown et al., 2002). Im Rahmen der Studie von Brown et al. (2002) wurden die unterschiedlichen Beweggründe für suizidales und nichtsuizidales selbstverletzendes Verhalten an einer Stichprobe von Frauen mit einer Borderline-Persönlichkeitsstörung untersucht. Somit führte der Forschungsgegenstand zu der Notwendigkeit, beide Phänomene voneinander abzugrenzen. Und obwohl der Begriff der nichtsuizidalen Selbstverletzung bereits 2002 eingeführt wurde, existieren im englischen Sprachraum 33 verschiedene Bezeichnungen, die alle selbstverletzendes Verhalten beschreiben und hierbei uneinheitlich, gerade auch in Bezug auf den Aspekt der Suizidalität, gebraucht werden (Muehlenkamp, 2005; Plener et al., 2010). Eine Auswahl der am häufigsten verwendeten Begriffe und Definitionen soll daher in den folgenden Absätzen dargestellt werden.

Absichtliche Selbstschädigung. Ein oftmals verwendeter Begriff aus dem englischen Sprachraum ist der der sogenannten »absichtlichen Selbstschädigung« (deliberate self-harm; DSH). In Europa wird hierbei meist die Definition der CASE-Gruppe (Child and Adolescent Self-harm in Europe group) verwendet. Von dieser wird »deliberate self-harm« als eine freiwillige Handlung beschrieben, die mit der Absicht, sich selbst zu schädigen, unternommen wird und nicht tödlich endet (Madge et al., 2011; Kapur et al., 2013). Zu dieser »absichtlichen Selbstschädigung« zählt neben der Verletzung der Haut zum Beispiel auch die Einnahme einer Überdosis oder der Konsum illegaler Substanzen sowie das Schlucken von Objekten, um sich selbst zu schaden. Diese Definition umfasst demzufolge auch indirekte körperliche Schädigungen und es wird keine klare Abgrenzung zu suizidalem Verhalten vorgenommen (Hawton et al., 2015). Daher wird der Begriff des »deliberate self-harm« in Studien aus den USA, Großbritannien und auch Deutschland in Bezug auf selbstverletzendes Verhalten mit oder ohne suizidale Intention unterschiedlich verwendet (Skegg, 2005; Plener et al., 2010).

Nichtsuizidale Selbstverletzung. Eine weit verbreitete Definition selbstverletzenden Verhaltens ist der Begriff der »nichtsuizidalen Selbstverletzung« (non-suicidal self-injury; NSSI) (Jacobson & Gould, 2007; Lloyd-Richardson et al., 2007). Lloyd-Richardson und seine Kollegen (2007) definieren nichtsuizidale Selbstverletzung als freiwillige, direkte Zerstörung oder Veränderung des Körpergewebes ohne suizidale Absicht. Hierbei ist die Selbstverletzung sozial nicht akzeptiert, direkt und → repetitiv. Sie führt jedoch nur zu kleineren oder moderaten Schädigungen, welche nicht lebensbedrohlich sein dürfen. Die gebräuchlichsten Formen des selbstverletzenden Verhaltens sind dabei das Schneiden, Verbrennen oder Wundkratzen der Haut sowie das Sichselbst-Schlagen. In der Definition der nichtsuizidalen Selbstverletzung spiegelt sich im Gegensatz zum »deliberate self-harm« eine klare Differenzierung zur Suizidalität wider. Die Definition der »Nichtsuizidalen Selbstverletzung« stellt im DSM-5 eine eigenständige diagnostische Entität dar und wurde in die Sektion für Störungsbilder mit weiterem Forschungsbedarf (Sektion 3) aufgenommen. Die DSM-5-Kriterien befinden sich im Anhang dieses Buches. Auch das International Statistical Classification of Diseases and Related Health Problems 11 (ICD-11) greift die Diagnose Nichtsuizidale Selbstverletzung (MB23.E) auf und beschreibt diese als eine absichtliche Schädigung des Körpers, wobei das Individuum davon ausgeht, dass kein massiver körperlicher Schaden entsteht.

Weitere englischsprachige Bezeichnungen. Weitere gebräuchliche Begriffe im englischsprachigen Raum sind »self-injurious behavior« (SIB; Hooley & St. Germain, 2014; Nakar et al., 2016), »self-inflicted injury« (SII; Gibbons et al., 2015), »self-mutilation« (SM; Yen et al., 2015) sowie »parasuicide« (Kumar & Vincent, 2017; s. a. Abschn. 1.3).

Selbstverletzendes Verhalten. Betrachtet man die deutschsprachige Literatur, wird hier hauptsächlich der Begriff »selbstverletzendes Verhalten« (SVV) benutzt, der analog zum englischen Terminus »self-injurious behavior« (SIB) besteht. Selbstverletzendes Verhalten stellt somit per se einen eher weit gefassten Begriff ohne nähere Definitionen und klare Abgrenzungen zur Suizidalität dar. Jedoch griffen Petermann und Nitkowski (2016, S. 23) das Konzept der nichtsuizidalen Selbstverletzung auf und definierten selbstverletzendes Verhalten wie folgt:

Definition

Selbstverletzendes Verhalten ist gleichbedeutend mit einer funktionell motivierten Verletzung oder Beschädigung des eigenen Körpers, die in direkter und offener Form geschieht, sozial nicht akzeptiert ist und nicht mit suizidalen Absichten einhergeht.

In den folgenden Kapiteln dieses Buches soll auf diese Definition verwiesen werden, wenn von selbstverletzendem Verhalten gesprochen wird.

1.2 Klassifikationsmodelle

Betrachtet man die große Bandbreite selbstschädigender Verhaltensweisen, die im Gesamtspektrum menschlichen Verhaltens vorkommen können, so wird deutlich, dass diese in den verschiedensten Kontexten auftreten und eine Vielzahl an Ursachen haben können. Grundsätzlich können selbstschädigende Verhaltensweisen alles beinhalten, was dem Körper einer Person Schaden zufügt. Zusätzlich zu den typischen selbstverletzenden Verhaltensweisen, wie dem Selbstzufügen von Schnitt-, Brand- oder Bisswunden, fallen auch Handlungen wie das Fingernägelkauen, Hautschädigungen im Rahmen eines Waschzwanges, Tattooing und Piercing unter diesen Ausdruck. Fasst man den Begriff Selbstschädigung noch etwas weiter, so zählen dazu auch Promiskuität (vor allem ungeschützt), Drogenmissbrauch, Rauchen und pathologisches Essverhalten. Ebenso wird Hochrisikoverhalten, bei dem körperliche Schäden, um ein gewisses Ziel zu erreichen, in Kauf genommen werden – wie beispielsweise beim Sport –, zu selbstschädigendem Verhalten gerechnet. Letztendlich stellt natürlich auch der Suizid oder der Suizidversuch eine Selbstschädigungshandlung dar.

Selbstschädigung vs. Selbstfürsorge

In einer Übersichtsarbeit zu diesem Thema stellen Claes und Vandereycken (2007) der Selbstschädigung »self-harm« die Selbstfürsorge »self-care« gegenüber. Hierbei beschreiben sie, dass Selbstfürsorge in einer extremen Ausprägung auch pathologischen Charakter annehmen kann. Ein Beispiel ist der Waschzwang, bei dem sich die Körperhygiene durch ihre Exzessivität letztlich schädigend auf den Körper auswirkt. Eine solche abnorme Form der Selbstfürsorge kontrastieren Claes und Vandereycken mit der normalen Selbstfürsorge, welche von der Gesellschaft vorgesehene und akzeptierte Verhaltensweisen beschreibt. Diese dienen dazu, eine gesellschaftliche Norm, wie physische Aktivität oder Gesundheit, zu erreichen bzw. aufrecht zu erhalten. Analog dazu sehen die Autoren »normale Varianten der Selbstschädigung«, deren Funktion trotzdem die Selbstfürsorge ist. Hierzu zählen gesellschaftlich akzeptierte Formen von Selbstschädigung, wie kosmetische Chirurgie, Piercing und Tattooing. Die von Claes und Vandereycken vorgenommene Klassifizierung selbstschädigender Verhaltensweisen legt damit den Fokus auf die gesellschaftliche und die soziale Akzeptanz der Selbstschädigung. Anormale Selbstschädigungen bezeichnen sie daher als Verhaltensweisen, die von der Gesellschaft als inadäquat angesehen werden und als Funktion eher eine Bewältigungsstrategie für andere Probleme darstellen. Aus einem psychodynamischen Blickwinkel heraus betrachtet Resch (2017) auch die sozial nicht akzeptierte Selbstverletzung als Selbstfürsorge, in der Gestalt, dass die zugrunde liegenden Funktionen, nämlich die Spannungsreduktion sowie der Umgang mit Suizidgedanken und anderen negativen Emotionen, als selbstfürsorglicher Akt betrachtet werden kann.

Ritualisierte vs. pathologische Selbstverletzung

Eine ähnliche Einteilung, die sich ebenfalls auf die gesellschaftliche Akzeptanz von selbstschädigenden Handlungen bezieht, stammt von Favazza (1996). Er teilt diese Verhaltensweisen in ritualisierte und pathologische Selbstverletzungen ein. Als ritualisierte Formen der Selbstverletzung werden solche bezeichnet, die die Stabilität einer Gesellschaft und ihre soziale Ordnung in bestimmten Gruppenkontexten gewährleisten. Hierzu zählen religiös motivierte Selbstverletzungen in verschiedenen Kulturen der Welt. Auch Selbstschädigungen wie Piercing, Tattooing oder Branding gehören laut Favazza zu dieser Gruppe, da sie ritualisiert geplant sind und einen sozialen Kontext besitzen. Dem gegenüber beschreibt er die sogenannten pathologischen Selbstverletzungen, welche oben genannte Kriterien nicht erfüllen, also nicht von der Allgemeinheit akzeptiert bzw. in einen sozialen Kontext eingebettet sind. Auch Yates (2004) beschreibt die Vielfalt solcher selbstschädigender Verhaltensweisen, die von z. B. Hochrisikoverhalten über Drogenmissbrauch bis hin zu selbstzugefügten Hautschnitten reichen.

Direkte vs. indirekte Selbstschädigung

Eine andere Einteilung selbstschädigender Handlungen von Ross und McKay (1979) beschäftigt sich mit dem Aspekt der direkten oder indirekten Selbstschädigung. Diese spiegelt ebenfalls die im vorherigen Abschnitt beschriebene Definition selbstverletzenden Verhaltens wider. Als direkte selbstschädigende Handlungen werden das Zufügen von Hautschnitten, das Selbst-Beißen oder Selbst-Schlagen, das sich absichtliche Zufügen von Brandwunden und andere Formen unmittelbarer Selbstverletzung bezeichnet (Ross & McKay, 1979).

Sogenannte indirekte Formen selbstschädigenden Verhaltens sind z. B. pathologisches Essverhalten, Drogenmissbrauch oder die Verweigerung einer notwendigen medizinischen Behandlung.

Drei Dimensionen der Selbstverletzung

Pattison und Kahan (1983) übernahmen diese Klassifikation und beschrieben drei Dimensionen der Selbstverletzung: direkt – indirekt, → letal – nicht letal und → repetitiv – nicht repetitiv. Diese Einteilung wurde 2007 von Brunner und seinen Kollegen wieder aufgenommen, die in ihrer Arbeit zwischen gelegentlicher und repetitiver Selbstverletzung unterschieden (Brunner et al., 2007). Im DSM-5 findet sich mit dem Kriterium A sogar eine genaue Definition repetitiven selbstverletzenden Verhaltens: Selbstverletzendes Verhalten gilt dann als repetitiv, wenn es an 5 oder mehr Tagen im vergangenen Jahr auftrat (APA, 2013). Taliaferro und Kollegen (2018) verwenden ebenfalls den Begriff der repetitiven Selbstverletzung in Abgrenzung zur gelegentlich auftretenden Selbstverletzung und weisen darauf hin, dass der Definition »repetitiv« mindestens 10 Episoden selbstverletzenden Verhaltens zugrunde liegen sollten. Eine weitere Definition legt mindestens 6 Ereignisse selbstverletzenden Verhaltens zugrunde, um als repetitiv zu gelten (Madjar et al., 2017). Muehlenkamp und Kollegen diskutieren den Cut-off von mindestens 5 Selbstverletzungen ebenfalls kritisch und konnten zeigen, dass selbstverletzendes Verhalten an mindestens 25 Tagen stärker mit Kriterium B und C des Nichtsuizidalen selbstverletzenden Verhaltens, Depression, Borderline-Persönlichkeitsmerkmalen, Suizidgedanken und -plänen zusammenhing als selbstverletzendes Verhalten an weniger als 25 Tagen (Muehlenkamp et al., 2017).

Somit sind alle drei von Pattison und Kahan (1983) beschriebenen Dimensionen auch heute noch gültig, um selbstverletzendes Verhalten zu diskutieren und zu kategorisieren. Durch die Aufnahme des selbstverletzenden Verhaltens in das DSM-5 erfährt aber insbesondere die Dimension, welche sich mit der Repetition des Verhaltens beschäftigt, neue Relevanz.

Offene vs. heimliche Selbstverletzung

Hoffmann und Kollegen (2004) stellten sowohl die → artifiziellen Störungen als auch die selbstschädigenden Verhaltensweisen unter den Überbegriff der »Autoaggression«. Dabei werden offene Selbstverletzungen von den heimlichen Selbstverletzungen, die im Rahmen sogenannter artifizieller Störungen vorkommen, unterschieden. Während offene Selbstverletzungen für den Arzt und den Patienten als selbstverursacht zu erkennen sind, erfolgen bei den artifiziellen Störungen die Selbstverletzungen heimlich und werden vom Patienten gezielt verschwiegen. Dadurch wird vom Patienten eine unbekannte und unverständliche Krankheit suggeriert. Diese artifizielle Selbstschädigung dient also der künstlichen Erzeugung, → Aggravation oder Vortäuschung von körperlichen Krankheitssymptomen, um die Rolle eines Kranken einzunehmen und medizinische Versorgung erhalten zu können. Die wohl extremste und bekannteste Form der artifiziellen Selbstschädigung ist das sogenannte Münchhausen-Syndrom. Im DSM-5 ist diese Art von Störungen eingeteilt in artifizielle Störungen, welche sich auf die eigene Person beziehen, und solche, die sich auf andere beziehen. Das Münchhausen-Syndrom als eigener Begriff wird nicht verwendet (APA, 2013). Obwohl artifizielle Selbstverletzungen im weiteren Verlauf dieses Buches deutlich von den hier behandelten offenen Selbstverletzungen abgegrenzt werden müssen, besteht die artifizielle Selbstschädigung nicht selten als Komorbidität zu offenen Formen der Selbstverletzung (Petermann & Winkel, 2007).

Akt der Selbstverletzung

Betrachten wir nun die direkten, selbst herbeigeführten, offenen und nicht sozial akzeptierten Selbstschädigungen ohne suizidale Intention, so können diese unter verschiedenen Gesichtspunkten weiter klassifiziert werden. Mögliche Ansatzpunkte einer weiteren Klassifikation sind der Akt der Selbstverletzung selbst, die Lokalisation und die Häufigkeit der stattfindenden Selbstverletzung, die Schwere des dabei entstehenden Gewebsschadens sowie das psychobiologische Funktionsniveau der Patienten oder die Funktion der Selbstverletzungen (Claes & Vandereycken, 2007).

Die Klassifikation, bei der der Akt der Selbstverletzung im Mittelpunkt steht, wurde von Favazza und Simeon (1995) vorgenommen. Diese Klassifikation ist bis heute weit akzeptiert und unterscheidet vier unterschiedliche Formen der direkten Selbstverletzung:

(1) **Stereotype Selbstverletzungen** stellen autoaggressive Handlungen dar, die besonders bei Personen mit geistigen Behinderungen, autistischen Störungen, hirnorganischen Störungen oder schweren Stoffwechselstörungen auftreten. Die Selbstverletzungen sind relativ unabhängig vom sozialen und emotionalen Kontext und zeigen einen eher rhythmischen bzw. repetitiven Charakter (Petermann & Nitkowski, 2016).

(2) **Majore Selbstverletzungen** finden sich im Rahmen von schweren psychiatrischen Erkrankungen wieder. Hierzu zählen organische Psychosen, schizophrene Erkrankungen, schwere affektive Störungen mit Suizidalität und auch drogeninduzierte Psychosen. Die majoren Selbstverletzungen sind oft schwerwiegend, wie etwa die → Enukleation oder die Autokastration und spiegeln somit eine tiefgehende Beeinträchtigung des Selbstbildes wider (Resch, 2001; Yates, 2004).
(3) **Kompulsiv zwanghafte Selbstverletzungen** sind → repetitive oder ritualisierte Verhaltensweisen, die häufig als sogenannte Störung der Impulskontrolle diagnostisch kategorisiert werden. Dazu gehören Verhaltensweisen wie das Nägelbeißen oder Hautkratzen, aber auch psychiatrische Krankheitsbilder wie die Trichotillomanie.
(4) **Impulsive Selbstverletzungen** sind typischerweise das Schneiden der Haut sowie das Selbstzufügen von Brandwunden oder das Sich-selbst-Schlagen (Petermann & Nitkowski, 2016). Unter diesen impulsiven Selbstverletzungen lassen sich episodische und repetitive Formen unterscheiden, wobei die episodische Form in die repetitive übergehen kann (Yates, 2004; Brunner et al., 2014).

Psychobiologisches Funktionsniveau

Eine Einteilung nach dem psychobiologischen Funktionsniveau im Rahmen von selbstverletzenden Handlungen unterscheidet zwischen Patienten mit mentaler Retardierung bzw. psychotischer oder hirnorganischer Erkrankung und Patienten ohne solche psychobiologischen Einschränkungen (Claes & Vandereycken, 2007). Eng mit den oben genannten Einteilungen verknüpft ist die Einteilung nach der Funktion einer Selbstverletzung: Bei Patienten mit mentaler Retardierung oder hirnorganischer Erkrankung gelten als wichtige Funktionen des zumeist stereotypen selbstverletzenden Verhaltens, die Aufmerksamkeit anderer auf sich zu lenken oder die sensorische Selbststimulation (Claes & Vandereycken, 2007). Unter psychotischen Patienten sind die Funktionen sehr variabel und können z. B. sexuelle oder religiöse Motive beinhalten, wie etwa die Identifikation mit dem leidenden Christus, die Strafe für begangene Sünden oder auch die Kontrolle einer → Hypersexualität. Die Funktionen des impulsiven Typs der offenen Selbstverletzung werden in den folgenden Kapiteln noch detailliert beschrieben (s. auch Abschn. 2.6).

Sprechen wir von selbstverletzendem Verhalten bei Jugendlichen, so soll sich in den kommenden Kapiteln dieses Buches vor allen Dingen auf das impulsive und offene selbstverletzende Verhalten bezogen werden, welches in den oben genannten Klassifikationen beschrieben wurde. Andere Formen der selbstzugefügten und sozial nicht akzeptierten Schädigung von Körpergewebe in Abwesenheit suizidaler Intention wie etwa bei psychotischen Episoden, bei geistiger Retardierung oder Erkrankungen wie Trichotillomanie sind → ätiologisch anderer Natur und daher als getrenntes Phänomen zu betrachten.

1.3 Abgrenzung von suizidalem Verhalten

Mit der Einführung des Begriffs des nichtsuizidalen selbstverletzenden Verhaltens (Brown et al., 2002; Lloyd-Richardson et al., 2007) fand eine Abgrenzung zu suizidalen Verhaltensweisen statt und konkretisierte so den zuvor uneindeutigen Begriff des selbstverletzenden Verhaltens. Weiterführend hielten sowohl das Nichtsuizidale selbstverletzende Verhalten als auch die Suizidale Verhaltensstörung Einzug in die Sektion 3 des DSM-5 (APA, 2013) und bilden dort eigene diagnostische Entitäten, welche weiterem Forschungsbedarf unterliegen. Auch in der ICD-11 findet durch die Diagnose »Nichtsuizidale Selbstverletzung« eine Abgrenzung zu suizidalen Verhaltensweisen statt. Alleine diese Entwicklung trägt der Wichtigkeit einer klaren Differenzierung beider Phänomene Rechnung.

Wie bereits in den vorherigen Abschnitten beschrieben, spielt die Intention oder Absicht mit der die Selbstverletzung geschieht, bei der Klassifizierung von selbstverletzendem Verhalten eine entscheidende Rolle. Im DSM-5 stellt das Nichtvorhandensein einer Suizidabsicht ein wichtiges Kriterium dar und ist ebenfalls Bestandteil der Definition nichtsuizidalen selbstverletzenden Verhaltens (APA, 2013). Komplementär hierzu umfassen die Kriterien der Suizidalen Verhaltensstörung im DSM-5 eine klare Abgrenzung zur Nichtsuizidalen Selbstverletzung (APA, 2013). Maßgeblicher Unterschied in der Klassifikation besteht darin, dass die Suizidale Verhaltensstörung die Erwartung des handelnden Individuums voraussetzt, dass die Handlung tödlich enden wird. In der Praxis gestaltet sich die Einordnung oder überhaupt die Feststellung der Intention des Individuums als nicht immer einfach, zeigen sich Betroffene selbst häufig ambivalent hinsichtlich der eigenen Intention. Daher sollte die Intention nicht als Kategorie, sondern vielmehr als Kontinuum betrachtet werden (Brunner et al., 2014).

Und obwohl die beschriebene Trennung beider Phänomene von der Mehrheit der Fachöffentlichkeit befürwortet wird, gibt es Autoren, die nichtsuizidale Selbstverletzungen im Spektrum suizidaler Verhaltensweisen einordnen (Skegg, 2005).

Für eine Abgrenzung zwischen suizidalem und selbstverletzendem Verhalten sprechen nach Walsh (2006) zusätzlich die folgenden Argumente:

- Es besteht bei selbstverletzendem Verhalten eine unterschiedliche Intention im Vergleich zu Selbstschädigung in suizidaler Absicht.
- Selbstverletzendes Verhalten geht mit einer niedrigeren → Letalität bei höherer Chronizität einher.
- Es finden sich bei selbstverletzendem Verhalten oft mehrere unterschiedliche Methoden im Vergleich zur Suizidalität.
- Selbstverletzendes Verhalten provoziert im Gegensatz zur Suizidalität sehr unterschiedliche Reaktionen des Umfeldes.
- Selbstverletzendes Verhalten und Suizidalität korrelieren mit unterschiedlichen demografischen Variablen.

Zusammengefasst sprechen viele Argumente dafür, Suizidalität und selbstverletzendes Verhalten als unterschiedliche Phänomene zu betrachten. Die meisten Autoren sprechen sich daher heute für eine strikte Trennung von selbstverletzendem Verhalten und Suizidalität aus, wie sie ebenfalls im DSM-5 (APA, 2013) zu finden ist. Als bestes Kriterium zur exakten Trennung wird hierbei meist die Absicht, sterben zu wollen, gesehen (Plener et al., 2010). Eine entsprechende Einteilung von selbstschädigenden Verhaltensweisen unternahmen bereits Silverman und Kollegen (2007, s. Abb. 1.1).

Selbstverschuldeter unabsichtlicher Tod	Selbstverschuldeter Tod mit vager suizidaler Absicht	Suizid	Tödliche Verletzung	**Outcome**
Selbstverletzung II	Unentschlossenes suizid-ähnliches Verhalten II	Suizidversuch II	Nicht-tödliche Verletzung	
Selbstverletzung I	Unentschlossenes suizid-ähnliches Verhalten I	Suizidversuch I	Geringe oder keine Verletzung	
Nicht vorhanden	vage	vorhanden		
Suizidale Absicht				

Abbildung 1.1 Schema zur Abgrenzung von selbstverletzendem Verhalten zum Suizid(versuch) (modifiziert nach Silverman et al., 2007)

Um den Stellenwert des Parameters »Intention« zu illustrieren, soll darauf verwiesen werden, dass ähnlich wie bei der Betrachtung der Intention beim Nichtsuizidalen selbstverletzendem Verhalten auch bei der Suizidalen Verhaltensstörung politische oder religiöse Motive im Rahmen eines Suizidversuchs ein Ausschlusskriterium für die Diagnosestellung darstellen. Die genauen Kriterien der Suizidalen Verhaltensstörung können in Abgrenzung zu Nichtsuizidalen Selbstverletzungen im Anhang gefunden werden.

Ungeachtet der verschiedenen Gründe, die für eine Trennung von Suizidalität und selbstverletzendem Verhalten sprechen, zeigt die Datenlage einen eindeutigen Zusammenhang zwischen der Häufigkeit von selbstverletzendem Verhalten und Suizidalität. Tatsächlich konnte in epidemiologischen Studien eine hohe Komorbidität zwischen nichtsuizidaler Selbstverletzung und Suizidalität gefunden werden. Darüber hinaus stellt selbstverletzendes Verhalten einen wichtigen Prädiktor für suizidales Verhalten dar (Asarnow et al., 2011; Koenig, Brunner, Fischer-Waldschmidt et al., 2017).

In einer US-amerikanischen Untersuchung an kinder- und jugendpsychiatrischen Patienten zeigten 70 Prozent der Jugendlichen mit selbstverletzendem Verhalten bereits einen Suizidversuch in ihrer Anamnese. 55 Prozent der Befragten berichteten sogar zwei oder mehrere Suizidversuche (Nock et al., 2006). In dieser Studie fand sich auch ein Zusammenhang zwischen der Anzahl der Suizidversuche und der Anzahl der unterschiedlichen Methoden zur Selbstverletzung bzw. der Dauer in Jahren, in denen das selbstverletzende Verhalten bereits bestand. Eine mögliche Erklärung hierfür wäre, dass repetitive Selbstverletzer sich im Sinne einer Habituation an Angst und Schmerz der Selbstverletzungen gewöhnen und dadurch ein erhöhtes Risiko aufweisen, im weiteren Verlauf auch → letale Selbstverletzungen auszuführen (Joiner, 2007). Eine weitere Studie untersuchte 397 akut stationäre Jugendliche zwischen 13 und 18 Jahren. Hierbei konnte ebenfalls gezeigt werden, dass die Anzahl der Selbstverletzungsmethoden sowie riskantes Verhalten mit Suizidversuchen assoziiert waren (Stewart et al., 2017).

Auch repräsentative Studien aus der Normalbevölkerung konnten diese Beziehung zwischen Selbstverletzung und Suizidalität nachweisen. So zeigte sich in einer US-amerikanischen Internetbefragung bei 2.875 Studenten zwischen 18 und 24 Jahren ein deutlicher Zusammenhang zwischen der Häufigkeit von selbstverletzendem Verhalten und Suizidalität; gleichzeitig wiesen aber 60 Prozent der Studenten mit selbstverletzendem Verhalten keine Suizidalität auf (Whitlock & Knox, 2007). Anknüpfend an diese Untersuchung konnte die gleiche Arbeitsgruppe 2013 längsschnittliche Daten von 1.466 Studenten veröffentlichen (Whitlock et al., 2013). In 61,6 Prozent der Fälle ging selbstverletzendes Verhalten Suiziden voraus oder ging gleichsam mit Suizidalität einher. Weiterhin erhöhte selbstverletzendes Verhalten das Risiko für spätere Suizidalität.

Schon in der Heidelberger Schulstudie (Brunner et al., 2007) zeigten Jugendliche mit gelegentlich auftretenden suizidalen Ideen ein dreifach erhöhtes Risiko für gelegentliche Selbstverletzungen, während das Risiko für repetitive Selbstverletzungen siebenfach erhöht war. Jugendliche mit häufigen suizidalen Ideen wiesen sogar ein achtzehnfach erhöhtes Risiko für repetitive Selbstverletzungen auf. Insgesamt berichteten ca. 50 Prozent der Schüler mit repetitivem selbstverletzendem Verhalten, schon einmal oder mehrmals in ihrem Leben einen Suizidversuch unternommen zu haben.

Da der Suizid im Jugendalter die zweithäufigste Todesursache – gleich nach Verkehrsunfällen – in Deutschland und den meisten anderen westlichen Industrieländern darstellt, ist die Abgrenzung von selbstverletzendem Verhalten und Suizidalität einer der wesentlichen Aspekte im Umgang mit selbstverletzendem Verhalten.

Tabelle 1.1 Zusammenhänge von selbstverletzendem Verhalten und Suizidversuchen in der Heidelberger Schulstudie (Brunner et al., 2007)

Selbstverletzendes Verhalten	Suizidversuch		
	nie (n = 5.296)	einmal (n = 332)	mehrmals (n = 121)
nie	89,3 %	41,6 %	20,7 %
1- bis 3-mal pro Jahr	8,8 %	38,5 %	29,7 %
> 3-mal pro Jahr	1,9 %	19,9 %	49,6 %
	100 %	100 %	100 %

Wichtig

Die genaue Exploration einer möglichen suizidalen Intention durch fachkundige Ärzte oder Therapeuten ist in jedem Falle unerlässlich, sie kann in einigen Fällen sogar lebensrettend sein.

Wie oben bereits angedeutet, stellt sich die Unterscheidung von nichtsuizidaler Selbstverletzung und Suizidalität trotz eindeutiger theoretischer Abgrenzung in der Praxis bisweilen sehr schwierig dar. Einerseits kann eine schwere Selbstverletzung oder eine schwere Vergiftung als Suizidversuch gewertet werden, sich jedoch im Nachhinein als Selbstverletzung bzw. Selbstschädigung ohne suizidale Intention herausstellen. Auf der anderen Seite können Patienten, die sich häufig selbst verletzen, in Ausnahmesituationen auch Selbstverletzungen mit suizidaler Absicht durchführen. Daher ist eine genaue und sorgfältige Anamnese von Art, aber auch Intention der Selbstverletzung immer wieder notwendig, gerade auch in Hinblick auf die weitreichenden Unterschiede hinsichtlich der Einleitung entsprechender therapeutischer Interventionen.

Parasuizidalität. In diesem Zusammenhang spielt der Begriff »Parasuizid« häufig eine entscheidende Rolle. Parasuizid bezeichnet eine selbstschädigende Handlung mit nicht tödlichem Ausgang, welche aus unterschiedlichen Beweggründen und Intentionen vorgenommen werden kann. Dieser Begriff trägt somit der Problematik Rechnung, dass nicht nur selbstverletzendes Verhalten, sondern auch viele Suizidversuche im Jugendalter nicht ausschließlich die Absicht der Selbsttötung verfolgen, sondern aus unterschiedlichen Gründen vorgenommen werden (Baving, 2004; Pelz & Becker, 2008).

Fallbeispiel

Maria, 17 Jahre, Diagnose einer emotional-instabilen Persönlichkeitsstörung vom Borderline-Typ

Maria befand sich aufgrund von schweren selbstverletzenden Verhaltensweisen und intermittierenden suizidalen Krisen in akutpsychiatrischer stationärer Behandlung. Während die meisten ihrer Selbstverletzungen ohne suizidale Intention durchgeführt wurden, kam es in besonderen Krisensituationen immer wieder auch zu Suizidgedanken, teilweise mit konkreten Plänen. Es hatten auch schon Suizidversuche in der Vergangenheit stattgefunden.

An einem Wochenende wurde der Dienstarzt der Klinik vom Pflegeteam der Akutstation informiert, die Patientin habe – wahrscheinlich in suizidaler Absicht – mehrere aufgebrochene Rasierklingen verschluckt und sich jetzt an das Pflegeteam gewandt. Im persönlichen Gespräch berichtet Maria, sie habe vor ca. einer Stunde Rasierklingen, die ihr eine Mitpatientin auf die Station gebracht habe, aufgebrochen und verschluckt. Momentan tue es ihr im Hals ein wenig weh, sonst spüre sie aber nichts, habe auch keine Schmerzen. Auf die Frage, ob sie die Rasierklingen in suizidaler Absicht eingenommen habe, antwortete die Patientin wie folgt: »Nun, das kann man so nicht sagen. Ich würde eher sagen, ich habe die Rasierklingen geschluckt und würde den Tod in Kauf nehmen.« »Das heißt, du bist dir durchaus im Klaren darüber, dass das Schlucken dieser aufgebrochenen Rasierklingen im ungünstigsten Fall zu schweren Blutungen oder Perforationen führen können, die deinen Tod zur Folge haben?« »Das ist es ja gerade«, sagte Maria, »es gibt mir irgendwie einen bestimmten Kick, mich in dieser Gefahr zu befinden und nicht zu wissen, ob ich daran sterben werde oder es einfach problemlos überlebe.« Nach Rücksprache mit der Kinderklinik wurde die Patientin engmaschig überwacht, glücklicherweise passierten die Rasierklingen den Magen-Darm-Trakt, ohne weitere Schäden zu verursachen.

Dieses Fallbeispiel verdeutlicht, wie schwierig eine Abgrenzung zwischen Selbstverletzung und Suizidversuch bisweilen sein kann. Gerade Patienten, die zu schweren Selbstverletzungen neigen, nehmen dabei in einigen Fällen bewusst das Risiko in Kauf, an der Selbstverletzung zu versterben, obwohl hinter der Selbstverletzung eine andere Motivation steht als die Intention zu sterben.

Das Beispiel, aber auch die zuvor aufgeführten Ausführungen, zeigen daher erneut, dass die Intention konzeptualisiert als Kategorie zu kurz greift und daher eher als Kontinuum betrachtet werden sollte (Brunner et al., 2014).

2 Empirische Grundlagen

2.1 Phänomenologie

In diesem Kapitel werden verschiedene Formen selbstverletzenden Verhaltens, aber auch typische Abläufe von Selbstverletzungen näher beschrieben (→ Phänomenologie).

2.1.1 Methoden zur Selbstverletzung

Die typischste Form des selbstverletzenden Verhaltens ist die direkte Schädigung von Körpergewebe, in aller Regel der Haut. Typische Stellen für solche Verletzungen sind die Unterarme und Handgelenke auf Seiten der nicht dominanten Hand. Neben diesen Bereichen stellen auch Oberarme oder die Oberschenkel häufig genutzte Körperregionen zur Selbstverletzung dar (Nixon et al., 2002). Diese Körperteile sind für die Ausführung der Selbstverletzung leicht zu erreichen und lassen sich gut durch lange Kleidung oder Arm- bzw. Schweißbänder verstecken. Auch wenn ein Großteil der Patienten mit selbstverletzendem Verhalten diese Körperregionen bevorzugt, so gibt es auch im Jugendalter immer wieder Selbstverletzungen an anderen Körperregionen, wie z. B. im Gesicht, am Bauch, an der Brust oder sogar im Genitalbereich (Sornberger et al., 2012).

Dies ist für den Umgang mit sich selbstverletzenden Patienten aus zweierlei Hinsicht von besonderer Bedeutung. Zum einen sollte immer nach Selbstverletzungen an nicht unmittelbar sichtbaren Körperteilen gefragt werden, da gerade Patienten, die sich u. a. auch im Genitalbereich oder an der Brust verletzen, dies häufig nicht ohne weiteres im Anamnesegespräch erzählen und solche versteckten Verletzungen sonst unentdeckt bleiben können. Zum anderen geben Selbstverletzungen an Körperstellen wie der Brust oder dem Genitalbereich auch diagnostische Hinweise auf die besondere Schwere der zugrunde liegenden Störung, vielleicht sogar im Sinne einer schweren Traumatisierung (Alao et al., 1999). Eine selbstzugefügte Verletzung im Gesicht, die für jeden deutlich erkennbar ist, kann wiederum einen Hinweis für einen eher appellativen und identifikativen Charakter des selbstverletzenden Verhaltens darstellen. Darüber hinaus konnten Sornberger und Kollegen (2012) zeigen, dass die Lokalisation der Selbstverletzungen in einer Stichprobe von 11- bis 19-jährigen Schülern Geschlechtsunterschieden unterliegt. So verletzten sich weibliche Jugendliche häufiger an Armen und Beinen, wohingegen sich männliche Jugendliche eher an der Brust, im Genitalbereich und im Gesicht verletzten. Auch dieser Aspekt sollte im Umgang mit sich selbst verletzenden Jugendlichen berücksichtigt werden.

Ritzen. Die üblichste Verletzungsform, besonders unter Mädchen und jungen Frauen, ist das Schneiden der Haut. Hierbei kommen häufig Rasierklingen als Werkzeug zum Einsatz, jedoch auch Glasscherben, Zirkelspitzen, aufgeklappte Büroklammern oder andere spitze, beziehungsweise scharfe Gegenstände. Schwerere Selbstverletzungen entstehen teilweise auch mit Instrumenten wie Messern, Skalpellen oder spitzen Scheren. All diese Werkzeuge werden von den Jugendlichen oftmals gehortet und versteckt. Viele von ihnen haben dafür eigens gestaltete Kisten oder andere Unterbringungsvorrichtungen (Resch, 2001).

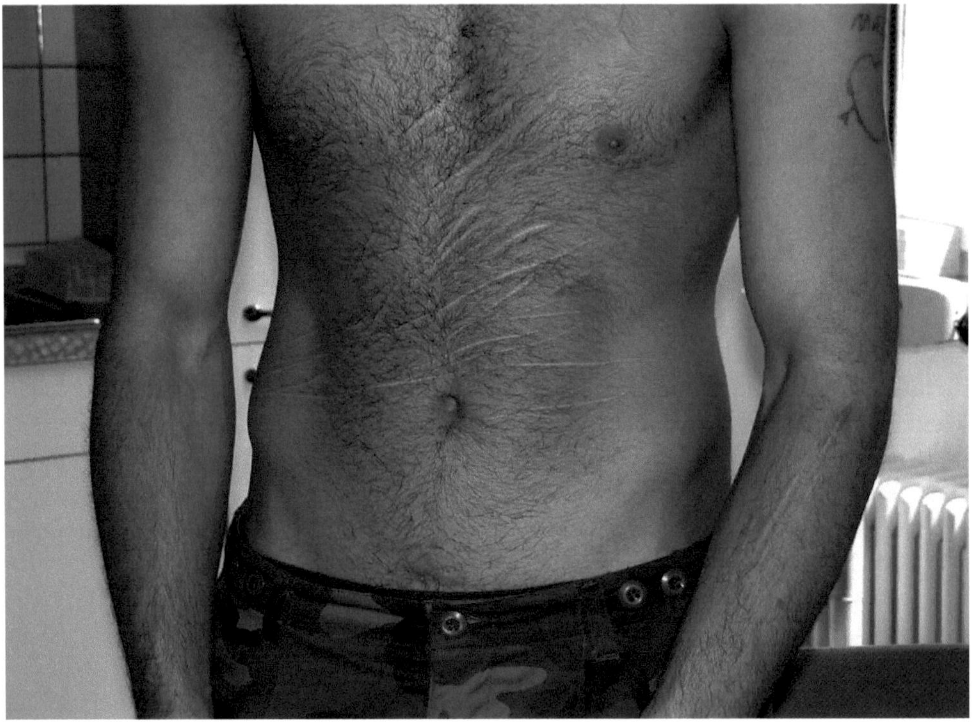

Schnittführung. Bei der hier beschriebenen nichtsuizidalen Selbstverletzung läuft die Schnittführung meist quer zur Längsachse des Unterarmes, wobei die verschiedenen Schnitte ein paralleles Verletzungsmuster aufweisen. Bei repetitiven Selbstverletzern sind häufig frische Verletzungen neben bereits verheilten oder inzwischen auch vernarbten Selbstverletzungswunden vorzufinden. Besonders zu beachten ist, dass bei tieferen Schnittverletzungen häufig auch die anatomischen Strukturen unter der Haut verletzt werden können. In schwerwiegenderen Fällen können daher das Kleben von leicht klaffenden Schnittwunden, aber auch chirurgische Haut- oder sogar Sehnennähte notwendig sein. Extreme Formen selbstverletzenden Verhaltens stellen selbst zugefügte Schnitte bis auf die → Muskelfaszie oder sogar den Knochen dar.

Weitere Methoden der Selbstverletzung sind z. B. das Zufügen von Brandwunden, oftmals mit glühenden Zigarettenstummeln, in schwerwiegenderen Fällen aber auch mit eigens hierfür erhitzten Metallgegenständen. Ein anderes, relativ weit verbreitetes Phänomen ist das Aufkratzen der Haut mit den Fingernägeln oder spitzen Gegenständen, die jedoch keine Schnittwunden erzeugen können. Unter den möglichen Formen selbstverletzenden Verhaltens finden sich auch das Schlagen des eigenen Kopfes entweder mit der Hand oder anderen Gegenständen. In einigen Fällen wird der Kopf auch gegen die Wand geschlagen oder es erfolgen Schläge auf die Extremitäten. Selten kommt es auch zu selbst beigebrachten Bissverletzungen.

Neben den frisch zugefügten Selbstverletzungen schädigen sich Patienten auch häufig durch die Manipulation von Wunden, die sich gerade im Heilungsprozess befinden. Dadurch kommt es zu einer Beeinflussung der Wundheilung, was die Infektionsgefahr drastisch erhöht und zu einer verstärkten Narbenbildung führen kann.

Schweregrad. Allgemein unterscheidet man selbstverletzendes Verhalten in die sogenannten leichten oder schweren Formen. Diese beziehen sich auf die für die Selbstschädigung genutzten Methoden und die Schwere der resultierenden Gewebsschäden. Demnach zählen zu den leichteren Formen der Selbstverletzung das oberflächliche Ritzen der Haut und das Kratzen oder Manipulieren von Wunden. Dagegen spricht man beim Zufügen von tiefen Schnittverletzungen oder Verbrennungen von schweren Formen der Selbstverletzung.

Methoden. Obwohl die meisten Individuen für ihre Selbstverletzung eine präferierte Methode haben, können sich diese Methoden über die Zeit verändern. Viele Betroffene repetitiver Selbstschädigung nutzen im Verlauf ihrer Störung verschiedene Methoden zur Selbstverletzung (Brunner et al., 2014).

Präsentation. Jugendliche mit selbstverletzendem Verhalten unterscheiden sich bisweilen auch in der äußeren Präsentation ihrer Selbstverletzungen. Während einige ihre Handlungen und deren Konsequenzen bereitwillig und offen präsentieren, sich mitunter sogar selbst eine Identität als »Cutter« oder »Ritzer« zuschreiben, gibt es auch eine große Anzahl an Jugendlichen, die sich für ihr selbstverletzendes Verhalten schämen und dieses daher im Verborgenen ausführen. Für diese Verheimlichungstendenz finden sich unterschiedliche Ausprägungen (Plener et al., 2010), die sich im zeitlichen Verlauf der Störung deutlich verändern können.

Fallbeispiel

Veronika, 17 Jahre, Diagnose einer emotional-instabilen Persönlichkeitsstörung vom Borderline-Typ sowie einer Bulimia nervosa

Nach initialer stationärer Behandlung befand sich Veronika über einen langen Zeitraum in ambulanter Psychotherapie. Bereits auf der Station hatte sie sich mit schweren Selbstverletzungen und intermittierenden Episoden von Suizidalität präsentiert. Gleichzeitig bestand eine ausgeprägte bulimische Symptomatik mit täglichem Erbrechen und → Laxantienabusus.

Noch während der stationären Behandlung sowie in der Anfangsphase der ambulanten Psychotherapie verletzte sich Veronika regelmäßig und ritualisiert mit hierzu eigens gekauften Rasierklingen, teilweise aber auch Glas-/Porzellanscherben oder anderen spitzen Gegenständen, wenn sie keine Rasierklingen zur Hand hatte. Da sie sich im Verlauf der Psychotherapie für eine Reduktion oder sogar ein Unterlassen des selbstverletzenden Verhaltens entschied, nahmen diese typischen selbstschädigenden Verhaltensweisen ab. Gleichzeitig berichtete die Patientin auf Nachfrage über andere Formen der Selbstschädigung, z. B. das ständige Kneifen der Haut oder das Schlagen des Kopfes gegen die Wand. Nachdem auch diese Verhaltensweisen im Rahmen der Therapie als Selbstverletzungen definiert wurden, zeigte sich bei der Patientin ein zunehmend ausgeprägtes Risikoverhalten im Sinne von »Binge-Drinking« sowie promiskuitivem sexuellem Verhalten. In langen, ausführlichen Gesprächen wurde deutlich, dass auch diese Verhaltensweisen die gleiche Funktion und einen ähnlichen Charakter wie das frühere Ritzen, nämlich die Selbstschädigung, aufwiesen.

»Wenn ich mich wieder einmal so sehr hasse und mich unbedingt bestrafen möchte, mich aber ja nicht mehr selbst verletzen darf, dann tue ich einfach andere Dinge, von denen ich weiß, dass sie mir nicht gut tun, wie z. B. mich hemmungslos betrinken oder mit einem Typen schlafen, den ich kaum kenne«, erklärte Veronika in einem der Therapiegespräche.

Etwa ein Jahr später hatte die Patientin ihren Schulabschluss absolviert und war als Auszubildende in einem Krankenhaus tätig. Inzwischen hatte sie sich deutlich stabilisiert, sie ritzte sich nicht mehr, schlug sich nicht mehr, hatte ihre Essstörung und den Substanzkonsum relativ gut im Griff und betrieb kaum noch sexuell promiskuitives Verhalten. Nach den ersten Wochen der Ausbildung erzählte sie im Therapiegespräch, sie übe derzeit sehr häufig mit Freunden Blutabnehmen und Zugänge-Legen, in den letzten Wochen habe sie es dann auch häufiger mal bei sich selbst versucht. Nach einer ausführlichen Verhaltensanalyse wurde klar: Auch dies war selbstverletzendes Verhalten.

Das Fallbeispiel verdeutlicht, wie vielfältig die unterschiedlichen Methoden der Selbstschädigung sein können, meist erfüllen sie jedoch für den Betroffenen immer eine ähnliche Funktion. Hier wird noch einmal klar, dass Patienten, die mit dem eigentlichen »Ritzen« aufhören, weiterhin gefährdet sind, andere selbstschädigende Verhaltensweisen im Sinne einer Symptomverschiebung zu betreiben. Hierauf sollte auch im therapeutischen Kontext unbedingt geachtet werden, diese Dinge sollten aktiv erfragt werden.

2.1.2 Ablauf der Selbstverletzung

Selbstverständlich gibt es bei der Durchführung, aber auch im Erleben der jeweiligen Selbstverletzung große interindividuelle Unterschiede bei den Betroffenen. Dennoch lassen sich gewisse Verhaltensmuster und Abläufe identifizieren, die den meisten

Selbstschädigungen gemein sind und somit als »typisch« für das Phänomen des selbstverletzenden Verhaltens angesehen werden können.

Insgesamt sind Selbstverletzungen, die nicht mit akuter Suizidalität einhergehen, häufig impulsiven Charakters, jedoch in ihrer Ausführung durchaus ritualisiert und geplant. Für die Durchführung der Selbstschädigung selbst besteht eine hohe Übereinstimmung in Bezug auf die phänomenologische Beschreibung der jeweiligen Situation und hinsichtlich des Kontextes der Betroffenen (Suyemoto, 1998). Resch (2001) beschreibt das Geschehen der Selbstverletzung in einem Spannungsbogen, in welchem der Akt der Selbstverletzung den Gipfel darstellt. Gewöhnlich gehen diesem Verhalten gewisse internale oder externale Stressoren voraus. Nicht selten sind das die subjektive Wahrnehmung eines interpersonellen Verlustes wie etwa im Rahmen eines Streits oder auch ein tatsächlicher Verlust einer wichtigen Bezugsperson. Patienten mit selbstverletzendem Verhalten sehen sich im Vorfeld von Selbstverletzungen häufig belastenden zwischenmenschlichen Ereignissen gegenüber, wobei diese sozialen Situationen einer stark subjektiv gefärbten Wahrnehmung unterliegen können.

Als Folge der Stressoren berichten die Betroffenen häufig von zunehmend ansteigenden und nicht mehr kontrollierbaren Emotionen wie Angst, Wut oder Verzweiflung. Patienten, die über Defizite in der Emotionswahrnehmung verfügen, beschreiben oft eine unerklärliche innere Anspannung, die im Vorfeld der Selbstverletzung kontinuierlich zunimmt. Im Zuge dieser Anspannung kommt es dann vielfach zu Entfremdungserleben oder → dissoziativen Zuständen. Diese beinhalten die Gefühle, sich selbst nicht mehr spüren zu können oder im wahrsten Sinne des Wortes neben sich zu stehen. Viele Patienten empfinden es auch, als ob sie die ganze Umwelt aus einer großen Distanz betrachten würden und gar nicht mehr an dieser beteiligt wären. Spätestens zu diesem Zeitpunkt sehen sich die Patienten von Außenstehenden und der gesamten Umwelt isoliert. Vor dem eigentlichen Akt der Selbstverletzung erfolgt dann meist auch die räumliche Isolation von außenstehenden Personen (Suyemoto, 1998).

Resch (2001) beschreibt den weiteren Verlauf der Selbstverletzung als eine subjektive, narzisstische Fehlregulation von Wutgefühlen, Angst, Gefühlen der Hilflosigkeit und Hoffnungslosigkeit. Die Bewältigung dieser widersprüchlichen und negativ gefärbten Affekte misslingt und der Betroffene wendet die Aggression schließlich gegen sich selbst. Der Wunsch, sich selbst zu verletzen und damit der Situation zu entkommen, wird dabei immer stärker und beherrscht das Bewusstsein.

Der Akt der Selbstverletzung selbst geschieht dann meist impulshaft und die Entscheidung dafür wird oftmals nur wenige Minuten zuvor getroffen (Skegg, 2005). Erstaunlicherweise ist die Selbstschädigung an sich trotz dieses zumeist impulsiven Charakters für gewöhnlich relativ kontrolliert. Die meisten Patienten bereiten in einem ritualisierten Handlungsablauf die entsprechenden Werkzeuge vor. Häufig sorgen sie auch schon für das Material zur anschließenden Wundversorgung. Viele Betroffene beschreiben in diesem Augenblick eine starke Einengung auf den Wunsch, sich selbst zu verletzen und eine Abwesenheit von Schmerz, sowie eine spätere Amnesie für den Vorgang der eigentlichen Selbstverletzung (Schmahl, Greffrath et al., 2004).

Die Selbstverletzung endet schließlich mit einer deutlichen Entlastung von der inneren Anspannung bzw. den negativen Affekten. Einige Patienten beschreiben das Rinnen des Blutes als den entlastenden Teil der Selbstverletzung, andere empfinden den Schmerz oder zumindest das »Irgendetwas-Spüren« als Erleichterung. Im weiteren Verlauf, häufig schon wenige Minuten nach der selbstverletzenden Handlung, stellen sich jedoch Gefühle des Ekels, der Scham oder Schuld ein. Hinzu kommen Ängste vor den entstellenden Narben oder anderen negativen Konsequenzen, wie z. B. der Verständnislosigkeit des Umfeldes oder disziplinarischen Maßnahmen. Es entsteht ein Teufelskreis, in dem das selbstverletzende Verhalten des Patienten eine negative Interaktion mit der Umwelt bewirkt. Diese führt wiederum zu den am Anfang des Abschnitts beschriebenen externalen und internalen Stressoren.

Eine 2017 veröffentlichte Studie an 107 Patientinnen und Patienten im Alter von 15 bis 25 Jahren mit einer emotional-instabilen Persönlichkeitsstörung vom Borderline-Typus konnte im Rahmen eines → Ecological Momentary Assessments (EMA) den Verlauf der Selbstverletzung inklusive der korrespondierenden Affektlage der Teilnehmer in vivo erfassen. Hierbei konnte gezeigt werden, dass die Teilnehmer vor der Selbstverletzung einen Anstieg negativer Emotionen und eine Abnahme positiver Emotionen zeigten. In Folge der Selbstverletzung konnte ein Anstieg positiver sowie eine Abnahme negativer Emotionen erfasst werden (Andrewes et al., 2017). Dieser Effekt konnte mit gleicher Methodik erstmals in einer 2011 veröffentlichten Studie an einer Stichprobe von Studenten nachgewiesen werden (Armey et al., 2011). Damit kann der oben beschriebene Spannungsbogen auch im Rahmen wissenschaftlicher Studien bestätigt werden.

Fallbeispiel

Kerstin, 16 Jahre, Diagnose einer kombinierten Persönlichkeitsstörung sowie einer schweren depressiven Episode ohne psychotische Symptome

Kerstin befand sich in stationärer kinder- und jugendpsychiatrischer Behandlung. Über die Abläufe ihrer Selbstverletzungen, die sie regelmäßig mehrmals die Woche durchführte, berichtete sie wie folgt: »Es ist ganz eigenartig«, erzählte sie, »häufig weiß ich schon Stunden vor der Selbstverletzung irgendwie, dass es heute noch passieren wird. Nichtsdestotrotz fällt die Entscheidung, mich selbst zu verletzen, dann meist innerhalb von Sekunden. Häufig habe ich vorher noch lange gegen den Druck, mich selbst zu verletzen, angekämpft. Manchmal hat sich aber auch einfach noch keine Gelegenheit zur Selbstverletzung geboten. Wenn ich mich dann entscheide, mich selbst zu verletzen, führt allein die Entscheidung schon zu einer deutlichen Entlastung meiner Anspannung. Ich werde dann plötzlich ganz ruhig und kann auch endlich wieder klar denken. Meist gehe ich dann in mein Zimmer und schließe ab. Unterm Bett habe ich eine kleine Truhe, in der sind meine Rasierklingen, Verbandsmaterial, Desinfektionsmittel und Tupfer und so ein paar Dinge, an denen mein Herz hängt, wie z. B. ein kleines Stofftier von meiner besten Freundin oder Fotos von Menschen, die mir wichtig sind. Ich hole dann also die Kiste unterm Bett hervor, packe die Sachen langsam aus und lege sie mir zurecht. Manchmal mache ich mir sogar noch eine Kerze an oder zünde die Räucherstäbchen an und starte eine Playlist mit trauriger Musik auf meinem Handy. In letzter Zeit habe ich mir sogar einige Male noch ein Glas Wein eingeschenkt, welches ich dann zu meiner Selbstverletzung getrunken habe. Es ist eigentlich immer das gleiche Ritual, mit dem ich die Selbstverletzung vorbereite und wie ich die Selbstverletzung dann auch ausführe. Nach der Selbstverletzung versorge ich dann meine Wunden, räume alles auf und gehe meist meinen weiteren Tagesaktivitäten nach. Leider ist es so, dass sich das Gefühl nach der Selbstverletzung häufig gar nicht mehr so toll anfühlt, wie ich es vorher erwartet habe. Am schönsten ist eigentlich die Zeit von der Entscheidung mich selbst zu verletzen bis hin zur Selbstverletzung.«

Dieses Fallbeispiel zeigt, wie ritualisiert Selbstverletzungen häufig stattfinden können, zugleich aber die Entscheidung zur Selbstverletzung oft auf sehr impulsive Weise und innerhalb kürzester Zeit getroffen wird. Eben dieser ritualisierte Charakter der Selbstverletzung gibt häufig zusätzlich Sicherheit und ist nicht selten essenzieller Bestandteil der Wirkung der Selbstverletzung. Daher sollten diese Rituale in der Therapie von Jugendlichen mit selbstverletzendem Verhalten besonders fokussiert werden.

2.2 Prävalenz

Selbstverletzendes Verhalten ist schon lange kein Phänomen oder Symptom mehr, welches ausschließlich in psychiatrischen Populationen zu finden ist. Es tritt mit zunehmender Häufigkeit in der Allgemeinbevölkerung und insbesondere unter Jugendlichen auf. Daher ist es in den letzten Jahren auch vermehrt in den Blickpunkt der Öffentlichkeit geraten und hat das Interesse der Medien sowie Politik geweckt.

Daten zur Prävalenz selbstverletzenden Verhaltens in der Allgemeinbevölkerung fallen – je nach Studie – häufig unterschiedlich aus. Dies liegt zum einen daran, dass sich die Stichproben unterscheiden (unterschiedliche Nationalität, soziale Schicht und Rekrutierung der Stichprobe). Darüber hinaus sind die verschiedenen Definitionen des selbstverletzenden Verhaltens sowie der Einsatz unterschiedlicher psychometrischer Instrumente zur Erfassung selbstverletzenden Verhaltens für die wenig eindeutige Datenlage verantwortlich.

Bisher gibt es in keinem Land ein Register oder eine Datenbank, mit deren Hilfe exakte Aussagen über die Prävalenzen selbstverletzenden Verhaltens in der Allgemeinbevölkerung getroffen werden könnten. Bei den bisher durchgeführten Studien an repräsentativen Stichproben innerhalb der Allgemeinbevölkerung handelt es sich also vielmehr um aussagekräftige Schätzwerte, nicht aber um exakte Prävalenzzahlen.

Eine viel zitierte Studie beschäftigte sich mit dem Problem heterogener Prävalenzschätzungen gerade in der Allgemeinbevölkerung und dem damit verbundenen Problem der fraglichen Reliabilität der Daten. Es konnte gezeigt werden, dass methodische Faktoren, wie oben beschrieben, über 50 Prozent zur Heterogenität der Prävalenzschätzungen beitragen. Nach Kontrolle dieser Faktoren, konnte eine Prävalenz von 17,2 Prozent bei Jugendlichen in der Allgemeinbevölkerung bezogen auf mindestens ein Vorkommnis selbstverletzenden Verhaltens berichtet werden (Swannell et al., 2014). Repetitive Formen werden von ca. 3–4 Prozent der Jugendlichen gezeigt (Plener et al., 2014). Im klinischen Kontext tritt selbstverletzendes Verhalten weitaus häufiger auf: So konnten bei 60 Prozent der im stationären Setting befindlichen Patienten nichtsuizidale Selbstverletzungen und bei 49,6 Prozent sogar repetitive Formen gefunden werden.

Eine 2016 veröffentlichte Prävalenzstudie von Plener, Allroggen und Kollegen untersuchte eine deutsche Stichprobe gezogen aus der Allgemeinbevölkerung (N= 2.509, Durchschnittsalter: 48,8 Jahre). Mindestens eine Selbstverletzung in ihrem Leben berichteten 3,1 Prozent der Befragten. Interessant ist, dass die Studie erstmals die DSM-5-Kriterien des Nichtsuizidalen selbstverletzenden Verhaltens für die Untersuchung einer repräsentativen Stichprobe zugrunde legte. Die DSM-5-Kriterien erfüllten 0,3 Prozent der Gesamtstichprobe. Jüngere Altersgruppen wiesen dabei deutlich höhere Raten auf. Alleine 1,4 Prozent in der Altersgruppe von 14–24 Jahren erfüllten die DSM-5-Kriterien und wiesen damit repetitive Selbstverletzungen auf.

Die Tabellen 2.1 und 2.2 geben eine Übersicht über die bisher erhobenen Prävalenzen selbstverletzenden Verhaltens in schulbasierten und klinischen Untersuchungen an Jugendlichen. Es werden hier nur Studien aufgeführt, denen eine spezifische Definition von selbstverletzendem Verhalten zugrunde lag. Wie in Tabelle 2.1 ersichtlich, rangieren die Werte für Prävalenzraten selbstverletzenden Verhaltens bei Jugendlichen innerhalb der Normalbevölkerung zwischen 3,0 Prozent und 52,0 Prozent.

Tabelle 2.1 Studien zu selbstverletzendem Verhalten in der Allgemeinbevölkerung (modifiziert nach Swannell et al., 2014)

Studie	Alter in Jahren oder Schulstufe	N	Prävalenz in %	Definition
Baetens et al. (2011)	12–18 Jahre	1.582	14,0 (Lebenszeit)	NSSI
Bjarehed & Lundh (2008)	14 Jahre	175	40,0 (6 Monate)	DSH
Borges et al. (2011)	9.–12. Klasse	962	8,0 (12 Monate)	DSI
Brausch & Gutierrez (2010)	M: 15,04 Jahre (SD=1.05)	4.022	14,0 (12 Monate)	NSSI
Brunner et al. (2007)*	9. Klasse	5.759	15,0 (12 Monate)	DSH
Cerutti et al. (2011)	13–22 Jahre	234	42,0 (Lebenszeit)	DSH
Claes et al. (2010)	M: 15,56 Jahre (SD = 2,00)	150	31,0 (Lebenszeit)	NSSI

Studie	Alter in Jahren oder Schulstufe	N	Prävalenz in %	Definition
Cwik et al. (2011)	10–14 Jahre	3.044	5,0 (2 Jahre)	NSSI
De Leo & Heller (2004)	10. und 11. Klasse	3.757	6,0 (12 Monate)	DSH
Garisch & Wilson (2010)	16–23 Jahre	325	12,0 (Lebenszeit)	DSH
Giletta et al. (2012)	14–19 Jahre	827	23,6 (12 Monate)	NSSI
Giletta et al. (2012)	14–19 Jahre	675	25,8 (12 Monate)	NSSI
Giletta et al. (2012)	14–19 Jahre	360	21,9 (6 Monate)	NSSI
Guan et al. (2012)	9. Klasse	399	29,6 (12 Monate)	NSSI
Hankin & Abela (2011)	11–14 Jahre	103	8,0 (12 Monate)	NSSI
Hasking et al. (2010)	13–18 Jahre	393	33,0 (12 Monate)	NSSI
Hawton et al. (2002)	15–16 Jahre	5.923	4,0 (12 Monate)	DSH
Hilt, Cha & Nolen-Hoeksema (2008)	10–14 Jahre	94	52,0 (Lebenszeit)	NSSI
Hilt, Nock et al. (2008)	10–14 Jahre	508	8,0 (12 Monate)	NSSI
Izutsu et al. (2006)	M: 14,16 Jahre (SD = 0,67)	486	25,0 (Lebenszeit)	DSH
Jutengren et al. (2011)	13–15 Jahre	880	34,0 (6 Monate)	DSH
Kirchner et al. (2011)	12–16 Jahre	1.748	8,0 (12 Monate)	DSH
Latzman et al. (2010)	6.–12. Klasse	2.638	14,0 (Lebenszeit)	SITB
Laukkanen et al. (2009)	13–18 Jahre	4.205	11,0 (Lebenszeit)	DSH
Lloyd-Richardson et al. (2007)	9.–12. Klasse	630	47,0 (12 Monate)	NSSI
Mikolajczak et al. (2009)	16–19 Jahre	490	27,0 (Lebenszeit)	DSH
Muehlenkamp et al. (2009)	Jugendliche	130	21,0 (Lebenszeit)	NSSI
Muehlenkamp et al. (2009)	Jugendliche	177	32,0 (Lebenszeit)	NSSI
Muehlenkamp et al. (2009)	Jugendliche	233	18,0 (Lebenszeit)	NSSI
Muehlenkamp et al. (2009)	Jugendliche	461	20,0 (Lebenszeit)	NSSI
Muehlenkamp et al. (2009)	Jugendliche	392	21,0 (Lebenszeit)	NSSI
Nixon et al. (2008)	14–21 Jahre	568	17,0 (Lebenszeit)	NSSI
Patton et al. (2007)	10–15 Jahre	1.623	4,0 (12 Monate)	DSH
Patton et al. (2007)	10–15 Jahre	1.709	6,0 (12 Monate)	DSH
Plener, Libal et al. (2009)*	14–17 Jahre	665	26,0 (Lebenszeit)	NSSI
Prinstein et al. (2010)	6.–8. Klasse	377	7,0 (12 Monate)	NSSI
Sornberger et al. (2012)	11–19 Jahre	7.126	24,5 (Lebenszeit)	NSSI
Tang et al. (2011)	10–24 Jahre	1.613	29,0 (12 Monate)	NSSI
Wan et al. (2011)	12–24 Jahre	17.622	17,0 (12 Monate)	DSH

Studie	Alter in Jahren oder Schulstufe	N	Prävalenz in %	Definition
Wichstrom (2009)	14–19 Jahre	2.924	3,0 (Lebenszeit)	NSSI
Yates et al. (2008)	9.–12. Klasse	1.281	35,0 (12 Monate)	NSSI
You et al. (2011)	Jugendliche	6.374	15,0 (2 Jahre)	NSSI

NSSI: Non-Suicidal Self-Injury (selbstverletzende Handlungen ohne suizidale Intention)
DSH: Deliberate Self-Harm (absichtliche Selbstbeschädigung)
DSI: Deliberate Self-Injury (absichtliche Selbstverletzung)
M: Mean (Mittelwert)
SD: Standard Deviation (Standardabweichung)
* Studie aus Deutschland

Tabelle 2.2 Studien zu selbstverletzendem Verhalten in kinder- und jugendpsychiatrischen bzw. psychosomatischen Inanspruchnahmepopulationen (modifiziert nach Plener, Schumacher et al., 2015)

Studie	Mittleres Alter in Jahren	N	Prävalenz in %	Definition
Asarnow et al. (2011)	M: 14,2 (SD = 1,2)	327	23,9 (Lebenszeit)	NSSI
Wilkinson et al. (2011)	M: 14,2 (SD = 1,2)	163	36,0 (1 Monat)	NSSI
Guerry & Prinstein (2009)	M: 13,51 (SD = 0,75)	143	67,9 (12 Monate)	NSSI
Prinstein et al. (2010)	M: 13,51 (SD = 0,75)	140	1,14 (12 Monate)	NSSI
Tuisku et al. (2014)	M: 16,5	139	32,4 (Lebenszeit)	NSSI

Heidelberger Schulstudie. Eine große und exakte Untersuchung zu selbstverletzendem Verhalten bei Jugendlichen, welche auf einer repräsentativen Bevölkerungsstichprobe basiert, stellt die Heidelberger Schulstudie dar. Hier befragten Brunner und Kollegen insgesamt 5.759 Schülerinnen und Schüler der 9. Klassenstufen des Rhein-Neckar-Kreises. Gelegentliche Selbstverletzungen (weniger als drei Selbstverletzungen) des vergangenen Jahres wurden hier von 630 (10,9 %) Schülern berichtet, wohingegen 229 (4 %) Schüler repetitive Formen selbstverletzenden Verhaltens (drei oder mehr Selbstverletzungen) angaben (Brunner et al., 2007). Diese Zahlen decken sich mit einigen anderen großen und methodisch exakten Prävalenzstudien der vergangenen Jahre (Swannell et al., 2014), sodass derzeit von einer Prävalenz selbstverletzenden Verhaltens um 10–20 Prozent bei Jugendlichen ausgegangen werden muss.

Verlauf selbstverletzenden Verhaltens bis ins Erwachsenenalter. Bisherige Untersuchungen zur Prävalenz selbstverletzenden Verhaltens im Jugendalter fokussierten fast ausschließlich den Querschnitt einer Population. Daher war bisher nur wenig über den Verlauf des selbstverletzenden Verhaltens bis ins Erwachsenenalter bekannt.

Eine erste epidemiologische Untersuchung, die eine Kohorte von 1.802 Jugendlichen (Durchschnittsalter in der ersten Untersuchung war 15,9 Jahre) bis ins Erwachsenenalter (Durchschnittsalter der letzten Untersuchung war 29,0 Jahre) nachverfolgen konnte, zeigte eine dramatische Abnahme selbstverletzenden Verhaltens in diesem Zeitraum. Während im Jugendalter ca. 8 Prozent selbstverletzendes Verhalten angaben, berichteten im Erwachsenenalter nur noch etwa 2,5 Prozent selbstverletzendes Verhalten (Moran et al., 2012).

Eine Überblicksarbeit, welche 32 Studien zum Verlauf selbstverletzenden Verhaltens untersuchte, konnte zeigen, dass selbstverletzendes Verhalten in jüngeren Populationen anstieg und in der späten Adoleszenz bzw. im jungen Erwachsenenalter wieder abnahm (Plener, Schumacher et al., 2015). Ein Höhepunkt des selbstverletzenden Verhaltens konnte zwischen dem 15. und 17. Lebensjahr verortet werden.

Diese Ergebnisse decken sich weitestgehend mit der klinischen Erfahrung sowie Untersuchungen zur Borderline-Persönlichkeitsstörung (Gunderson et al., 2011; Biskin, 2015). Aus eben diesen Untersuchungen ist jedoch auch bekannt, dass die Abnahme selbstverletzenden Verhaltens keinesfalls gleichbedeutend mit seelischer Gesundheit und einer guten psychosozialen Prognose sein muss.

So scheinen gerade Jugendliche mit repetitivem selbstverletzendem Verhalten ein hohes Risiko zu haben, auch weiterhin dysfunktionale Emotionsregulationsstrategien einzusetzen, selbst wenn das selbstverletzende Verhalten eingestellt wurde (Plener, Schumacher et al., 2015). Eine Studie aus der jüngeren Vergangenheit konnte zeigen, dass Jugendliche, die mit dem selbstverletzenden Verhalten aufhörten, mit hoher Wahrscheinlichkeit einen erhöhten Substanzmissbrauch aufwiesen (Nakar et al., 2016). Darüber hinaus stellt selbstverletzendes Verhalten einen bedeutenden Risikofaktor für Suizidversuche und Suizide dar (Koenig, Brunner, Fischer-Waldschmidt et al., 2017) und ein früher Beginn des selbstverletzenden Verhaltens war mit einem erhöhten Risiko verbunden, später im Leben eine Borderline-Persönlichkeitsstörung zu entwickeln (Groschwitz et al., 2015).

So weist das selbstverletzende Verhalten hohe klinische Implikationen aufgrund diverser assoziierter Langzeitrisiken auf, die nicht aufgrund des natürlichen Verlaufs unterschätzt werden dürfen.

2.3 Soziodemographische Variablen im Zusammenhang mit selbstverletzendem Verhalten

In Abschnitt 2.2 wurde die Häufigkeit selbstverletzenden Verhaltens in klinisch psychiatrischen Populationen, aber auch in der Allgemeinbevölkerung näher beleuchtet. Bei eingehender Betrachtung der Häufigkeiten zeigt sich jedoch schnell, dass das selbstverletzende Verhalten in der Gesamtpopulation von jungen Menschen nicht gleichmäßig verteilt ist. → Soziodemographische Variablen haben ebenfalls einen wesentlichen Einfluss auf die Auftretenswahrscheinlichkeit von selbstschädigendem Verhalten. Im Folgenden sollen nun die wichtigsten soziodemographischen Variablen dargestellt werden, für die ein Zusammenhang mit der Häufigkeit von selbstverletzendem Verhalten besteht.

Geschlecht und selbstverletzendes Verhalten

Die frühe Forschung rund um selbstverletzendes Verhalten konzentrierte sich auf das weibliche Geschlecht aufgrund der Annahme, dass dieses häufiger betroffen sei als das männliche (Coid et al., 1992; Favazza & Conterio, 1989).

Tatsächlich ergaben klinische Studien zur Häufigkeit selbstverletzenden Verhaltens eine erhöhte Prävalenz für das weibliche Geschlecht im Vergleich zum männlichen (Bresin & Schoenleber, 2015). Autoren wie Yates (2004) argumentieren jedoch, dass das weibliche Geschlecht überrepräsentiert ist, da diesen Prävalenzstudien psychiatrische Populationen zugrunde liegen, in welchen der Frauenanteil in nahezu allen Altersstufen deutlich höher ist. Dieser Umstand ist sicherlich auch auf Unterschiede im Hilfesuchverhalten über die Geschlechter hinweg zu attribuieren, insbesondere bezogen auf das Stigma, das ganz besonders Männer in Bezug auf das Aufsuchen psychischer Hilfsangebote erleben (Vogel et al., 2014). Entsprechend finden sich viele männliche Jugendliche, die zusätzlich zur Selbstverletzung häufig expansive Verhaltensweisen zeigen, in Justizvollzugsanstalten oder Jugendhilfeeinrichtungen wieder und werden durch die Untersuchung an psychiatrischen Populationen nicht erfasst. In der Tat konnte gezeigt werden, dass dieser Geschlechtsunterschied zu Ungunsten der Frauen in klinischen Populationen größer war als in Stichproben, die aus der Allgemeinbevölkerung gezogen wurden (Bresin & Schoenleber, 2015).

Nichtsdestotrotz konnten Brunner und Kollegen (2007) in ihrer Heidelberger Schulstudie an einer großen repräsentativen Stichprobe der Allgemeinbevölkerung auch einen Geschlechterunterschied zu (Un-)Gunsten des weiblichen Geschlechtes finden. Dieser lag beim gelegentlichen selbstverletzenden Verhalten bei 2:1; betrachtet man das repetitive, also wiederholte selbstverletzende Verhalten, so zeigte sich sogar ein Geschlechterverhältnis von 3:1 mit einer Mehrheit der weiblichen Jugendlichen. Ähnliche Ergebnisse konnten auch im Rahmen einer großen Übersichtsarbeit gefunden werden, die Studien mit sehr unterschiedlichen Stichproben, bezogen auf demographische Variablen, untersuchte (Bresin & Schoenleber, 2015). Diese Befunde sprechen deutlich dafür, dass die Geschlechtsdifferenzen beim selbstschädigenden Verhalten nicht nur auf einen Selektionseffekt der jeweiligen Stichprobe zurückzuführen sind.

Ursachen. Mögliche Gründe für diese Geschlechtsdifferenz – insbesondere im Jugendalter – sind vielfältig: Eaton und Kollegen (2012) argumentieren, dass beim weiblichen Geschlecht höhere Raten an Angst und Depressivität sowie ein Gesamtspektrum internalisierender Störungen zu finden sei, wohingegen das männliche Geschlecht eher externalisierende Störungen (z. B. antisoziale Persönlichkeitsmerkmale) aufweise. Dies sei nach Ansicht der Autoren ein wesentlicher Grund für das häufigere Auftreten selbstverletzenden Verhaltens. Andere Autoren wiederum sehen ein höheres Maß an interpersonellen Konflikten in der Phase der Adoleszenz als Ursache für die Geschlechtsdifferenzen. Zusätzlich wird häufig auch argumentiert, dass das weibliche Geschlecht – sei es aufgrund biologischer Veranlagung oder der gesellschaftlichen Sozialisierung – häufiger zu autoaggressiven Verhaltensweisen neige, während das männliche Geschlecht emotionale Probleme oder innere Anspannung häufig eher durch expansives, vielleicht fremdaggressives Verhalten zum Ausdruck bringe.

Zusammenfassend lässt sich sagen, dass Mädchen ein höheres Risiko für selbstverletzendes Verhalten im Jugendalter aufweisen. Die Gründe hierfür sind sicherlich vielfältig. Sie liegen zum einen in der eventuell vorhandenen biologischen Prädisposition des weiblichen Geschlechtes per se, zum anderen aber auch in der höheren Problembelastung von Mädchen im Jugendalter sowie im unterschiedlichen Umgang mit solchen Problemen. Dennoch erscheinen Jungen in vielen Studien unterrepräsentiert, was auf Selektionseffekte oder auch mangelnde Ehrlichkeit bezüglich solcher Verhaltensweisen in den Befragungen zurückzuführen sein könnte.

Wichtig

Auf keinen Fall sollte selbstverletzendes Verhalten als mädchentypische Problematik verstanden werden, es besteht im Gegenteil noch ein hoher Bedarf an der Klärung dieses Verhaltens beim männlichen Geschlecht.

Alter und selbstverletzendes Verhalten

Es ist unbestritten, dass das Jugendalter und weitergefasst die sogenannte → Adoleszenz mit der höchsten Auftretenswahrscheinlichkeit für selbstverletzendes Verhalten einhergeht.

Ein spannender Aspekt ist jedoch das Erstauftreten selbstverletzenden Verhaltens unter Jugendlichen. In einer großen Studie von Whitlock und Kollegen (2006) gaben immerhin 5 Prozent der Selbstverletzer an, sich zum ersten Mal vor dem 11. Lebensjahr selbstverletzt zu haben. Etwa ein Viertel der Probanden verletzte sich das erste Mal im Alter von 10–14 Jahren, 27 Prozent im Alter von 15–16 Jahren und 34 Prozent im Alter von 17–20 Jahren. Nur etwa 9 Prozent der Befragten hatte sich erst nach dem 20. Lebensjahr zum ersten Mal selbst verletzt. Folglich tritt selbstschädigendes Verhalten in den meisten Fällen zwischen dem 14. und 18. Lebensjahr das erste Mal auf. Eine kürzlich veröffentlichte Studie mit 957 US-amerikanischen Studenten zeigte ein durchschnittliches Erstauftreten des selbstverletzenden Verhalten im Alter von 13,9 Jahren (Ammerman et al., 2018).

Das Jugendalter kann demnach zweifellos als die → vulnerable Phase für selbstverletzendes Verhalten bezeichnet werden. Zu beachten ist, dass die soeben zitierten Studien retrospektive Erhebungen des Beginns der Selbstverletzung vornahmen, die getroffenen Aussagen repräsentieren also nicht den derzeitigen Stand unter den Jugendlichen. Der Häufigkeitsgipfel selbstverletzenden Verhaltens liegt zwischen dem 15. und 17. Lebensjahr (Plener, Schumacher et al., 2015). Im mittleren Erwachsenenalter nehmen die Raten sowohl in klinisch psychiatrischen Populationen als auch in der allgemeinen Bevölkerung schließlich wieder ab (Plener, Schumacher et al., 2015).

Sozioökonomischer Status und selbstverletzendes Verhalten

Eine 2014 veröffentlichte Studie konnte zeigen, dass der sozioökonomische Status eine Rolle hinsichtlich des selbstverletzenden Verhalten spielt: So wiesen Eltern von sich selbst verletzenden Kindern ein geringeres Bildungsniveau auf als solche Eltern, deren Kinder sich nicht selbst verletzten; darüber hinaus berichteten Eltern, deren Kinder sich selbst verletzen, signifikant häufiger, dass beide Elternteile keiner Arbeit nachgehen und zuletzt konnte ein Zusammenhang zwischen dem Familieneinkommen und dem selbstverletzenden Verhalten gefunden werden, wobei Familien mit sich selbst verletzenden Kindern ein geringes Einkommen angaben (Baetens et al., 2014). Eine aktuelle populationsbasierte schwedische Studie kommt zu einem ganz ähnlichen Schluss: Geringer sozioökonomischer Status der Eltern (Bildungsgrad der Eltern sowie Einkommen) war mit einer erhöhten Auftretenswahrscheinlichkeit selbstverletzenden Verhaltens bei den Jugendlichen assoziiert (Lodebo et al., 2017).

Diese Ergebnisse werden ebenfalls durch frühere Befunde gestützt: Jugendliche, die berichteten, dass die Familie Schwierigkeiten habe, die wesentlichen materiellen Bedürfnisse zu befriedigen, berichteten auch häufiger selbstverletzendes Verhalten (Nixon et al., 2008).

Zu etwas differenzierteren Ergebnissen kam die Heidelberger Schulstudie: Hier konnte gezeigt werden, dass zwar gelegentliches selbstverletzendes Verhalten mit niedrigeren akademischen Erfolgen bzw. Schulformen der Betroffenen einherging, für die repetitiven Selbstverletzungen traf dies jedoch nicht in statistisch signifikantem Ausmaß zu (Brunner et al., 2007). Brunner und Kollegen führten diese Ergebnisse darauf zurück, dass es womöglich zwei Typen selbstverletzenden Verhaltens gibt. Während das gelegentliche selbstverletzende Verhalten, welches Jugendliche in einzelnen Krisen oder in einer kurzen Phase ihres Lebens einmal ausprobieren, eher mit sozioökonomischem Status und familiären Problemen einhergeht, scheint für repetitives selbstverletzendes Verhalten vor allem eine manifeste → Psychopathologie von Bedeutung zu sein; diese zeigte sich jedoch weitgehend unabhängig vom sozioökonomischen Status. Tabelle 2.3 zeigt die Zusammenhänge zwischen selbstverletzendem Verhalten und Schultyp aus der Heidelberger Schulstudie.

Tabelle 2.3 Zusammenhänge von selbstverletzendem Verhalten und Schultyp in der Heidelberger Schulstudie (Brunner et al., 2007)

Selbstverletzendes Verhalten	Schultyp			
	Förderschule (n = 161)	Hauptschule (n = 1.661)	Realschule (n = 1.882)	Gymnasium (n = 2.055)
nie	77,6 %	80,1 %	85,1 %	89,6 %
1- bis 3-mal pro Jahr	18,0 %	15,1 %	10,6 %	7,4 %
> 3-mal pro Jahr	4,4 %	4,8 %	4,3 %	3,0 %
	100 %	100 %	100 %	100 %

Eine aktuelle Studie, die sich mit dem Risikofaktor Immigration befasste, konnte zeigen, dass Jugendliche, die nicht in Deutschland geboren wurden, ein erhöhtes Risiko für selbstverletzendes Verhalten sowie Suizidversuche im Vergleich zu Jugendlichen aufwiesen, die keinen Migrationshintergrund hatten (Plener et al., 2015). Grundsätzlich sollte jedoch beachtet werden, dass sich die Forschung rund um nichtsuizidales selbstverletzendes Verhalten vornehmlich auf kaukasische Stichproben in westlichen Ländern konzentriert, weshalb Aussagen bezüglich ethnischer Aspekte als schwierig zu bewerten sind.

Zusammenfassend gilt zu sagen, dass, auch wenn sich die Studienlage bezüglich eines Zusammenhangs zwischen sozioökonomischem Status und selbstverletzendem Verhalten in der jüngeren Vergangenheit vereinheitlichte, davor gewarnt werden soll, das selbstverletzende Verhalten vorwiegend in sozial schwächeren Gruppen zu vermuten. Weitere Studien sind notwendig, um die Zusammenhänge eingehender zu untersuchen.

2.4 Komorbidität

Obwohl selbstverletzendes Verhalten im Jugendalter nicht zwangsläufig und in jedem Fall mit einer psychischen Störung einhergehen muss (→ Komorbidität), so gibt es doch eine Reihe von psychischen Erkrankungen, die gehäuft in Verbindung mit Selbstschädigung zu beobachten sind. Auf diese Störungen und ihre Beziehung zu selbstverletzendem Verhalten soll nun im folgenden Abschnitt eingegangen werden.

2.4.1 Borderline-Störung

Eine psychische Erkrankung, die häufig mit selbstverletzenden Verhaltensweisen in Beziehung steht, ist die Borderline-Persönlichkeitsstörung (emotional instabile Persönlichkeitsstörung vom Borderline-Typ nach ICD-10).

Klassifikation. In der Allgemeinbevölkerung, aber auch der klinischen Praxis, wird Selbstverletzung häufig sofort mit dem Vorliegen einer Borderline-Störung assoziiert. Es ist jedoch ein weit verbreiteter Fehler bei einem Vorliegen von selbstverletzendem Verhalten direkt auf eine Borderline-Störung zu schließen. Obwohl selbstverletzendes Verhalten im Jugendalter in hohem Maße mit der Borderline-Störung assoziiert ist (Lieb et al., 2004; Nock et al., 2006), gibt es dennoch viele andere psychische Störungen oder Probleme, die im Jugendalter mit Selbstverletzungen einhergehen können. Nichtsdestotrotz gehört die Borderline-Störung sicherlich zu den wesentlichen Differentialdiagnosen, die im Rahmen selbstverletzenden Verhaltens näher beleuchtet werden sollten. Aktuelle Studien legen nahe, dass emotional-instabile Symptome dem selbstverletzenden Verhalten zugrunde liegen (Kaess et al., 2016).

Die Borderline-Störung zeichnet sich durch eine tiefgreifende Instabilität in Beziehungen, im Selbstbild, in den eigenen Gefühlen und durch massive Impulsivität aus. Die Störung tritt zumeist im frühen Erwachsenenalter erstmals auf und beeinträchtigt verschiedene Bereiche. So legen Betroffene häufig ein verzweifeltes Bemühen, tatsächliches oder vermutetes Verlassenwerden zu verhindern, an den Tag. Zwischenmenschliche Beziehungen sind darüber hinaus von einem steten Auf und Ab gekennzeichnet.

Weiterhin ist häufig eine massive Instabilität des Selbstbildes zu beobachten. Impulsivität in selbstschädigenden Bereichen stellt ebenfalls ein verbreitetes Symptom dar, sowie suizidale oder selbstverletzende Handlungen, Stimmungsschwankungen, ein Gefühl der Leere sowie ausgeprägte Wut und dissoziative Zustände.

Prävalenz. In der Allgemeinbevölkerung tritt die Borderline-Störung mit einer kumulierten Prävalenz von 0,9 Prozent mit 14 Jahren, von 1,4 Prozent mit 16 Jahren und 3,2 Prozent mit Anfang 20 häufig auf (Johnson et al., 2008). Im klinisch ambulanten Rahmen beträgt der Anteil der Borderline-Patienten ca. 10 Prozent, im stationären Setting werden weitaus höhere Zahlen von bis zu 50 Prozent berichtet (Kaess et al., 2014). Es besteht auch hier – wie bei der Selbstverletzung per se – ein deutliches Geschlechterverhältnis zu (Un)Gunsten des weiblichen Geschlechtes.

Diagnose im Jugendalter. Lange Zeit stellte die Vergabe der Diagnose Borderline-Störung im Jugendalter ein nicht unerhebliches Problem dar, trotz des allgemeinen Konsenses, dass der Ursprung von Persönlichkeitsstörungen in Kindheit und Jugend zu finden ist (Chanen & McCutcheon, 2008). Nach ICD-10 sollte die Diagnose einer Persönlichkeitsstörung nicht vor dem 16. bis 17. Lebensjahr vergeben werden. Das DSM-5 hingegen räumt ein, dass die Diagnose einer Persönlichkeitsstörung auch bei Jugendlichen und sogar Kindern vergeben werden kann, wenn bestimmte Persönlichkeitszüge pervasiv und persistent sind (Symptome müssen mindestens ein Jahr andauern). Die Diskussion über die Diagnosevergabe einer Borderline-Störung im Kindes- und Jugendalter dauert bereits lange an und in der Praxis existiert immer noch eine vorsichtige Zurückhaltung bei der Vergabe dieser Diagnose vor dem 18. Lebensjahr – obwohl wissenschaftliche Befunde eindeutig dafür sprechen, dass die Diagnose ebenso reliabel und valide im Jugend- wie im Erwachsenenalter ist (Kaess et al., 2014). Dabei spielen die folgenden Bedenken sicherlich eine erhebliche Rolle (Kaess et al., 2014):

(a) Die Diagnose ist im Jugendalter nicht valide, da typische Merkmale der Borderline-Persönlichkeitsstörung, wie die affektive Instabilität oder das gestörte Selbstbild, im Jugendalter normal sind.
(b) Die Entwicklung der Persönlichkeit ist noch im Wandel begriffen, was die Diagnosestellung verhindert.
(c) Bei vielen Behandlern besteht die Angst, Patienten durch die Vergabe der Diagnose Stigmatisierung und Vorurteilen auszusetzen.

Jedoch konnte gezeigt werden, dass sich die Punkte (a) und (b) als falsch erweisen und eine Aufklärung hierüber einen großen Einfluss auf Punkt (c) haben könnte (Kaess et al., 2014).

Es besteht zunehmend Evidenz, die sowohl die Diagnostik als auch die Behandlung der Borderline-Störung im Jugendalter befürwortet. Die Diagnose ist im Jugendalter ebenso reliabel und valide wie im Erwachsenenalter (Chanen & McCutcheon, 2008; Miller et al., 2008), und sie weist eine ähnliche Stabilität im Jugendalter wie im Erwachsenenalter auf (Chanen et al., 2004). Konsistent hierzu erbrachte eine aktuelle Metaanalyse, die 61 Studien einschloss, die Erkenntnis, dass die Diagnose der Borderline-Störung auch im Jugendalter als valide zu betrachten ist (Winsper et al., 2016). Außerdem erwiesen sich störungsspezifische Behandlungen sowie frühe Interventionen als wirksam (Chanen & McCutcheon, 2013).

Aus diesen Gründen bestätigten nationale Behandlungsrichtlinien, die Sektion 3 des DSM-5 sowie die ICD-11 die Legitimität der Borderline-Diagnose im Jugendalter (APA, 2013; National Health, 2012; National Collaborating Centre for Mental Health, 2009). Darüber hinaus konnte gezeigt werden, dass die Diagnose der Borderline-Persönlichkeitsstörung, egal ob voll (5 Kriterien) oder subsyndromal (3-4 Kriterien) erfüllt, mit einer ausgeprägteren Komorbidität sowohl auf Achse I als auch auf Achse II, ausgeprägterem Risikoverhalten sowie deutlich geringerer Lebensqualität im Vergleich zum reinen selbstverletzenden Verhalten einhergeht (Kaess et al., 2017). Unterstützt werden diese Ergebnisse hinsichtlich der schwereren Belastung der Patienten mit zusätzlicher Borderline-Störung durch Befunde im Rahmen eines Ecological Momentary Assessments (EMA), wobei gefunden wurde, dass die Anzahl der Borderline-Kriterien positiv mit der affektiven Instabilität korreliert war (Santangelo et al., 2017). Diese Befunde unterstreichen die Notwendigkeit einer frühen und damit rechtzeitigen Diagnosestellung, um adäquate Interventionen einleiten zu können.

Bereits frühere Arbeiten zu diesem Thema kamen zu einem ähnlichen Schluss: So sehen Kernberg und Kollegen (2001) Persönlichkeit als ein Konstrukt, das sich schon in der frühen Kindheit ausbildet und schon früh pathologische Formen annehmen kann. Außerdem weisen bereits frühere Untersuchungsergebnisse darauf hin, dass die Kriterien der Borderline-Störungen bei Erwachsenen und älteren Jugendlichen übereinstimmen (Brunner et al., 2001). In mehreren Arbeiten konnte zudem die Validität von Persönlichkeitskonstrukten im Jugendalter bestätigt werden (Levy et al., 1999; Westen et al., 2003). Auch beschreiben einige Autoren den Entwicklungsbeginn der Symptomatik meist in der frühen Adoleszenz und sehen erste Störungen sogar bereits im Grundschulalter (Zanarini, 2000).

Daher soll vor einer Angst vor der Diagnosestellung im Jugendalter gewarnt werden, da eine fehlende Diagnose die Einleitung von spezifischen und dringend notwendigen therapeutischen Maßnahmen gefährden könnte.

Unbestritten ist im Kindesalter eine besonders genaue und differenzierte Diagnostik bei Verdacht auf Borderline-(Entwicklungs-)Störungen notwendig. Es gilt zu unterscheiden, ob es sich bei den klinischen Symptomen des Patienten – hier ist die Selbstverletzung eines der wesentlichen Symptome – um eine passagere Adoleszentenkrise oder eine beginnende Borderline-Störung handelt (Brunner & Resch, 2008). Dies bleibt bei Symptomen wie instabilen Beziehungen, mangelnder Selbstreflexivität oder eingeschränkter Selbstregulation häufig im Ermessen des Untersuchers. Letztlich kann die Adoleszenz mit Zeichen fast sämtlicher Subformen der Borderline-Störung einhergehen (Giovacchini, 1978) und häufig findet sich auch eine alterstypische Identitätsdiffusion (Erikson, 1976), die von der pathologischen Identitätsdiffusion (Kernberg, 1978) abzugrenzen ist.

Nichtsdestotrotz ist die Diagnosestellung der Borderline-Störung im Jugendalter gerechtfertigt und sollte bei Vorliegen dieser gestellt werden, um eine Chronifizierung der Symptomatik sowie weitere negative Auswirkungen auf die Gesundheit zu vermeiden (Patel et al., 2007; McGorry et al., 2013).

Zusammenhang zwischen selbstverletzendem Verhalten und Borderline-Störung. Betrachten wir nun die oben stehenden Ausführungen über die Borderline-Störung, so wird sehr deutlich, dass selbstverletzendes Verhalten zwar nicht mit der Entwicklung einer Borderline-Störung einhergehen muss, jedoch häufig ein erster und deutlicher Indikator für ein mögliches Auftreten einer Borderline-Störung darstellt. Daher sollte – vor allem bei repetitivem, selbstverletzendem Verhalten – immer eine ausführliche und fachgerechte Diagnostik in Bezug auf diese Entwicklungsstörung der Persönlichkeit stattfinden. Es gibt inzwischen sehr gute, wirksame Therapiestrategien, welche die Symptomatik und vor allem auch die Prognose dieser Störung deutlich verbessern können. Daher sollte das Auftreten von ersten Symptomen im Kindes- und Jugendalter ernst genommen werden und die Patienten der dringend notwendigen psychotherapeutischen Behandlung zugeführt werden.

Fallbeispiel

Monika, 16 Jahre, stellte sich wegen rezidivierenden selbstverletzenden Verhaltens in einer Ambulanz für Kinder- und Jugendpsychiatrie vor

Seit ca. zwei Jahren verletze sie sich regelmäßig selbst. Angefangen habe das alles während der Scheidung ihrer Eltern, bei der es immer wieder zu massiven Konflikten zwischen den Eltern, aber auch mit ihr gekommen war. Nach einem initialen Anamnesegespräch wurde mit Monika ein semi-strukturiertes Interview zur Diagnose der Borderline-Störung (SKID-II) durchgeführt. Etwa im letzten Drittel des Interviews stiegen der Patientin Tränen in die Augen. Auf die Frage, ob ihr irgendeines der Themen momentan zu nahe ging, lächelte sie die untersuchende Psychologin an und sagte: »Es geht mir schon nahe, aber vor allem weine ich, weil es mich sehr berührt, dass Sie der erste Mensch sind, der genau die Dinge anspricht und so zielsicher benennt, die mich schon so lange quälen.«

Durch dieses Beispiel wird verdeutlicht, dass ein gezieltes Erfragen borderline-typischer Symptome, bisweilen aber auch die Diagnosestellung und Mitteilung dieser Diagnose, für Patienten eine entlastende Wirkung haben kann. Viele Patienten sind auf der Suche nach einer Erklärung für ihre Probleme, wollen sich verstanden fühlen, sehnen sich auch nach dem Gefühl, nicht alleine mit ihren Symptomen zu sein. Ähnliche Dinge verbalisierte in weiteren Gesprächen auch Monika, der letztlich auch die Diagnose einer Borderline-Störung mitgeteilt wurde.

2.4.2 Depression

Unumstritten ist, dass ein deutlicher Zusammenhang zwischen suizidalen Verhaltensweisen und Depression bzw. erhöhter Depressivität im Kindes- und Jugendalter besteht. Aber auch der Zusammenhang zwischen selbstverletzendem Verhalten und depressiven Symptomen konnte konsistent über verschiedene Studien hinweg gezeigt werden (Hankin & Abela, 2011; Marshall et al., 2013). Zu eben diesem Ergebnis kam bereits die Heidelberger Schulstudie (Haffner et al., 2006). In einer Übersichtsarbeit mit 32 Studien konnte die Depressivität sogar als wesentlicher Prädiktor für selbstverletzendes Verhalten identifiziert werden (Plener et al., 2015).

In Tabelle 2.4 werden die Zusammenhänge zwischen selbstverletzendem Verhalten und Angst sowie Depressivität aus der Heidelberger Schulstudie dargestellt.

Tabelle 2.4 Selbstverletzendes Verhalten und Angst/Depressivität, operationalisiert durch den Score der gleichnamigen Skala im Youth Self-Report (YSR), in der Heidelberger Schulstudie (Brunner et al., 2007)

Selbstverletzendes Verhalten	Angst/Depressivität	
	Mittelwert	Standardabweichung
Nie (n = 4.900)	4,9	4,0
1- bis 3-mal pro Jahr (n = 630)	8,5	5,2
> 3-mal pro Jahr (n = 229)	12,0	5,8
Gesamtstichprobe (n = 5.759)	5,6	4,5

Die Hauptkriterien der Depression bzw. der depressiven Episode sind die Niedergeschlagenheit/Traurigkeit, ein ausgeprägter Freud- und Interessensverlust sowie eine Störung des Antriebs. Hinzu kommen häufig Schlaf- und Appetitstörungen, Störungen der Konzentration sowie des Denkens und bei schwereren Verläufen oft auch Suizidgedanken. Kinder und Jugendliche mit Depressionen fallen zudem häufig durch psychosomatische Beschwerden oder neu auftretende Leistungsprobleme in der Schule auf. Gerade männliche Jugendliche zeigen nicht selten auch expansives und sogar delinquentes Verhalten. Selbstverletzendes Verhalten taucht auch in den neuen Klassifikationen (DSM-5 und ICD-11) *nicht* in den diagnostischen Kriterien zur Depression bzw. depressiven Episode auf. Speziell im Jugendalter könnte dieser Umstand jedoch überdacht werden, da selbstverletzendes Verhalten gerade bei Jugendlichen als Symptom und mögliche Manifestation einer depressiven Episode anerkannt ist.

2.4.3 Störung des Sozialverhaltens

Sowohl aus der klinischen Erfahrung als auch aus empirischen Studien gibt es Grund zu der Annahme, dass selbstverletzendes Verhalten gehäuft mit Problemen im Sozialverhalten einhergeht. Eine aktuelle Übersichtsarbeit, welche sich mit dem Zusammenhang zwischen selbstverletzendem Verhalten und externalisierenden Störungen befasste, kam zu dem Schluss, dass dieser Zusammenhang als evident betrachtet werden kann (Meszaros et al., 2017). Dies konnte bereits in früheren Arbeiten sowohl innerhalb von jugendpsychiatrischen Populationen (Salbach-Andrae et al., 2007) als auch in epidemiologischen Untersuchungen an der Allgemeinbevölkerung gezeigt werden. In der Heidelberger Schulstudie fand sich neben der oben beschriebenen Kategorie Angst/Depression als zweitstärkster Prädiktor für selbstverletzendes Verhalten im Jugendalter delinquentes Verhalten. Es scheint also eine deutliche Assoziation zwischen dissozialen und delinquenten sowie autoaggressiven Verhaltensweisen zu bestehen (Brunner et al., 2007). Tabelle 2.5 zeigt die Zusammenhänge zwischen delinquentem Verhalten und selbstverletzenden Verhaltensweisen, die in der Heidelberger Schulstudie gefunden wurden.

Tabelle 2.5 Selbstverletzendes Verhalten und Delinquenz, operationalisiert durch den Score der gleichnamigen Skala im Youth Self-Report (YSR), in der Heidelberger Schulstudie (Brunner et al., 2007)

Selbstverletzendes Verhalten	Delinquenz	
	Mittelwert	Standardabweichung
Nie (n = 4.900)	4,1	2,9
1- bis 3-mal pro Jahr (n = 630)	6,3	3,4
> 3-mal pro Jahr (n = 229)	8,5	2,9
Gesamtstichprobe (n = 5.759)	4,5	3,2

Selbstverständlich muss bei der sogenannten Störung des Sozialverhaltens beachtet werden, dass es sich hierbei um eine sehr heterogene Gruppe von Jugendlichen handelt. Sozialverhaltensstörungen können im Rahmen von emotionalen Problemen oder depressiven Symptomen auftreten. Immer wieder zeigen sich in Studien Korrelationen zwischen internalisierenden und externalisierenden Problemen. Eine weitere Gruppe von Jugendlichen, die zu Störungen des Sozialverhaltens und delinquentem Verhalten neigen, sind Jugendliche mit einer Störung in der Persönlichkeitsentwicklung. Gehäuft sind solche Verhaltensweisen z. B. bei Jugendlichen mit Entwicklung einer Borderline-Persönlichkeitsstörung zu beobachten, jedoch können Störungen des Sozialverhaltens auch im Zusammenhang mit anderen Persönlichkeitsentwicklungsstörungen wie z. B. einer dissozialen Entwicklung auftreten. Recht häufig sind auch hyperkinetische Störungen kombiniert mit delinquentem Verhalten unter Jugendlichen mit Sozialverhaltensstörungen zu finden. Um der häufigen Assoziation zwischen sogenannten Aufmerksamkeits- und Hyperaktivitätsstörungen und den Sozialverhaltensstörungen gerecht zu werden, besteht in der ICD-10 sogar eigens eine Diagnose, die hyperkinetische Störung des Sozialverhaltens für Kinder und Jugendliche. Ein weiterer Hinweis auf den Zusammenhang von Störungen des Sozialverhaltens und selbstverletzenden

Verhaltensweisen findet sich durch die Untersuchung von inhaftierten Jugendlichen und Erwachsenen. Eine aktuelle Studie zeigte, dass sich die Lebenszeitprävalenzraten des selbstverletzenden Verhaltens zwischen inhaftierten Jugendlichen und Jugendlichen in stationärer psychiatrischer Behandlung nicht unterschieden (Koenig, Brunner, Schmidt et al., 2017).

Fallbeispiel

Jonas, 15 Jahre, Diagnose einer hyperkinetischen Störung des Sozialverhaltens sowie Entwicklung einer emotional-instabilen Persönlichkeitsstörung vom Borderline-Typ

Jonas war aufgrund von zunehmender Schulverweigerung und Sozialverhaltensproblemen im schulischen und familiären Rahmen in die Ambulanz der Kinder- und Jugendpsychiatrie gekommen. Im Verlauf der ambulanten Behandlung zeigten sich bei Jonas zusätzlich ein massiver Konsum von Alkohol und anderen Drogen, delinquentes Verhalten im Sinne von Diebstählen und teilweise auch schwerwiegenderen Delikten wie Einbruch oder Hausfriedensbruch mit Sachbeschädigung. Neben den massiven Sozialverhaltensstörungen, die zum Teil auch auf dissoziale Persönlichkeitszüge zurückzuführen waren, zeigte der Patient außerdem immer wieder eine emotional instabile Seite mit schweren seelischen Krisen, repetitivem selbstverletzendem Verhalten und intermittierender Suizidalität. Besonders deutlich wurde in den Therapiegesprächen immer wieder die Unfähigkeit, Emotionen wahrzunehmen, zu differenzieren und zu regulieren. Die weitere Behandlung des Patienten gestaltete sich sehr schwierig, es kam immer wieder zu dringend indizierten stationären Kriseninterventionen bei akuter Eigengefährdung, jedoch konnte aufgrund der massiven Regelübertritte und Sozialverhaltensstörungen zu keinem Zeitpunkt ein langfristiger therapeutischer Aufenthalt erreicht werden. Nach etlichen Versuchen wurde letztlich die Unterbringung des Patienten in einer geschlossenen Jugendhilfeeinrichtung angestrebt.

Dieses Beispiel zeigt den – gerade bei männlichen Selbstverletzern – häufigen Zusammenhang zwischen dem selbstverletzenden Verhalten, der zugehörigen emotionalen und internalisierenden Symptomatik (Suizidalität, Depressivität, Stimmungsschwankungen) einerseits, sowie den schweren Sozialverhaltensstörungen und expansiven Symptomen andererseits. Diese Mischung erschwert die langfristige Therapie in besonderem Maße, da sowohl strengste Pädagogik als auch strukturierende Psychotherapie schnell an ihre Grenzen stoßen.

2.4.4 Substanzkonsum

Unter den Begriff Substanzkonsum fallen hier nicht nur der Konsum illegaler Drogen, wie zum Beispiel Marihuana, Kokain, Ecstasy oder Opioide. Vielmehr stellen gerade der übermäßige Konsum von Zigaretten und Alkohol ein Problem im Jugendalter dar. Substanzkonsum findet sich in einem Pool an Verhaltensweisen wieder, der inzwischen häufig unter dem Begriff Risikoverhalten zusammengefasst wird. Hierzu gehören zusätzlich ungeschützter Geschlechtsverkehr, riskante Teilnahme am Straßenverkehr oder andere gefährliche Aktivitäten sowie ungesunde Lebensweisen. In der Heidelberger Schulstudie konnten deutliche Zusammenhänge zwischen Rauchen, Alkoholkonsum sowie dem Konsum illegaler Drogen mit selbstverletzendem Verhalten aufgezeigt werden (s. a. Tab. 2.6). Ähnliche Ergebnisse finden sich auch in internationalen Studien (Brausch & Boone, 2015; Moran et al., 2015; Hawton et al., 2002; O'Connor et al., 2009).

Tabelle 2.6 Zusammenhänge von selbstverletzendem Verhalten und dem Konsum von Drogen, Alkohol und Tabak in der Heidelberger Schulstudie (Brunner et al., 2007)

Selbstverletzendes Verhalten	Konsum von Drogen				
	nie (n = 5.017)	gelegentlich (n = 515)	einmal pro Woche (n = 64)	mehrmals pro Woche (n = 57)	täglich (n = 77)
nie	88,1 %	64,1 %	67,2 %	49,1 %	70,1 %
1- bis 3-mal pro Jahr	9,4 %	23,5 %	18,8 %	21,1 %	16,9 %
> 3-mal pro Jahr	2,5 %	12, 4 %	14,1 %	29,8 %	13,0 %
	Konsum von Alkohol				
	nie (n = 1.747)	gelegentlich (n = 3.152)	einmal pro Woche (n = 570)	mehrmals pro Woche (n = 208)	täglich (n = 61)
nie	92,7 %	85,0 %	72,6 %	61,5 %	63,9 %
1- bis 3-mal pro Jahr	6,0 %	11,6 %	18,8 %	22,6 %	9,8 %
> 3-mal pro Jahr	1,3 %	3,4 %	8,6 %	15,9 %	26,2 %
	Rauchen				
	nie (n = 3.663)	gelegentlich (n = 856)	einmal pro Woche (n = 101)	mehrmals pro Woche (n = 188)	täglich (n = 926)
nie	92,6 %	82,0 %	80,2 %	62,2 %	63,3 %
1- bis 3-mal pro Jahr	6,0 %	13,7 %	15,8 %	27,7 %	24,3 %
> 3-mal pro Jahr	1,4 %	4,3 %	4,0 %	10,1 %	12,4 %
	100 %	100 %	100 %	100 %	100 %

Ein wesentlicher Grund für die hohe Korrelation von Substanzkonsum, anderen Risikoverhaltensweisen und selbstverletzendem Verhalten ist vermutlich der gemeinsame, sehr deutliche Zusammenhang mit emotionalen Problemen. Sowohl Selbstverletzung als auch Substanzkonsum können Ausdruck von emotionalen Problemen sein, die im Zusammenhang mit der Familie, der → Peer-Gruppe oder auch der Schule bestehen. Näher betrachtet können beide Verhaltensweisen in vielen Fällen als dysfunktionale Coping-Strategien bezeichnet werden, die Jugendliche einsetzen, um mit ihren Problemen und den damit verbundenen aversiven emotionalen Zuständen umzugehen.

Der Zusammenhang von selbstverletzendem Verhalten mit Substanzkonsum und anderen Risikoverhaltensweisen legt daher nahe, diese assoziierten Themen bei Patienten mit selbstverletzendem Verhalten explizit anzusprechen und zu erfassen, zumal gezeigt werden konnte, dass selbstverletzendes Verhalten einen wesentlichen Prädiktor für diverse Substanzabhängigkeiten im jungen Erwachsenenalter darstellt (Moran et al., 2015).

Exkurs: Pathologische Internetnutzung

Im Zuge der voranschreitenden Digitalisierung stellt die pathologische Internetnutzung (auch Internetabhängigkeit genannt) im Zusammenhang mit dem Thema Substanzkonsum eine wichtige Komponente dar.

Ähnlich wie beim Konsum einer Droge können auch bestimmte Verhaltensweisen beim Menschen suchtartigen Charakter entwickeln. Im Erwachsenenalter ist dies bereits lange bekannt, ein Beispiel stellt das pathologische Spielen (Glücksspielsucht) dar. Aufgrund der dramatischen Zunahme der Internetnutzung in den letzten Jahrzehnten, insbesondere bei Jugendlichen (Bremer, 2005), stellt die pathologische Internetnutzung ein prävalentes Problem im Jugendbereich dar (Kuss et al., 2014). Kriterien der pathologischen Internetnutzung orientieren sich an den Kriterien des pathologischen Spielens und beinhalten: Einengung des Verhaltensspielraums, Toleranzentwicklung, Kontrollverlust, Entzugserscheinungen sowie negative Konsequenzen im Leistungs- und sozialen Bereich (Hahn & Jerusalem, 2001). Im DSM-5 in der Sektion 3 (APA, 2013) findet sich nun die Internet Gaming Disorder, die weiterer Forschung bedarf. Hier wird jedoch nicht die allgemeine Nutzung des Internets, sondern der Internetgebrauch zum Zweck des Online-Spielens fokussiert. Auch in die ICD-11 wurde die Online-Spielsucht integriert.

Untersuchungen zum Zusammenhang zwischen pathologischer Internetnutzung und selbstverletzendem Verhalten im Jugendalter gab es lange Zeit nicht, jedoch konnte unsere Arbeitsgruppe signifikante Korrelationen zwischen beiden Phänomenen aufzeigen (Fischer et al., 2012). Auch weitere Studien konnten einen Zusammenhang zwischen selbstverletzendem Verhalten und pathologischer Internetnutzung finden (Liu et al., 2017). Schlussfolgernd sollte also auch der Internetkonsum bei Jugendlichen mit selbstverletzendem Verhalten erfragt werden.

Interessant ist in diesem Zusammenhang auch die Nutzung des Internets als Plattform für sich selbstverletzende Jugendliche. Eine aktuelle Überblicksarbeit gelangt in diesem Zusammenhang zu einem uneindeutigen Schluss: Es konnten eindeutig gefährliche Komponenten des Internets in Zusammenhang mit selbstverletzendem Verhalten benannt werden, wie beispielsweise, dass das Verhalten online verherrlicht oder bagatellisiert wird, sowie die Verbreitung von triggerndem, also Schneidedruck auslösendem, Material. Gleichzeitig wurden die Chancen, welche das Medium Internet bietet, herausgearbeitet. Dabei wurde u. a. die Unterstützung durch andere Betroffene und eine Senkung der Schwelle für Hilfesuchverhalten aufgeführt (Marchant et al., 2017). Tatsächlich bestehen bereits Bestrebungen, das Potenzial, welches das Internet bietet, im therapeutischen Bereich einzusetzen. Erste Online-Interventionen im Bereich psychischer Störungen werden bereits angeboten (allen voraus im Bereich der Depression).

2.4.5 Essstörungen

Bereits seit längerem ist ein Zusammenhang zwischen gestörtem Essverhalten und selbstverletzendem Verhalten bekannt (Herpertz & Sass, 1997). Bezüglich der Verbindung von selbstverletzendem Verhalten und Essstörungen muss zunächst einmal auf die verschiedenen Formen der Essstörungen eingegangen werden. Grundsätzlich lassen sich bei den Essstörungen zwei wesentliche Formen unterscheiden, die Anorexia nervosa (F50.0 nach ICD-10, 6B80 nach ICD-11) und die Bulimia nervosa (F50.2 nach ICD-10, 6B81 nach ICD-11).

Hinweis: Die ICD-11 differenziert die Anorexia nervosa noch genauer:

- die Anorexia Nervosa mit bedeutend geringem Körpergewicht (6B80.0), wobei ein BMI zwischen 14,0 kg/m2 und 18,5 kg/m2 bei Erwachsenen oder ein Gewicht zwischen dem 5. und 0,3. Perzentil des altersentsprechenden Gewichts bei Kindern und Jugendlichen vorliegen muss,
- die Anorexia Nervosa mit gefährlich niedrigem Körpergewicht (6B80.1), welcher ein BMI unter 14,0 kg/m2 bei Erwachsenen oder ein Gewicht unter dem 0,3. Perzentil des altersentsprechenden BMIs bei Kindern und Jugendlichen zugrunde liegen muss.

Bulimia nervosa

Die deutlichsten Befunde für Zusammenhänge von selbstverletzendem Verhalten und Essstörungen liegen für die Bulimia nervosa vor (Ruuska et al., 2005, Kostro et al., 2014; Cucchi et al., 2016). Die Bulimia nervosa ist gekennzeichnet durch zahlreiche Episoden von unkontrollierbaren Essattacken, meist gefolgt von Maßnahmen zur Gewichtsregulierung. Die häufigste Maßnahme ist das selbstinduzierte Erbrechen, jedoch finden sich bei dieser Erkrankung auch oftmals der Gebrauch von Abführmitteln, Diuretika und Appetitzüglern, intermittierende Fastenperioden und exzessive körperliche Tätigkeit als Begleitsymptome zur Gewichtsregulation. Kennzeichnend für diese Form der Essstörung sind zusätzlich eine andauernde Beschäftigung mit dem Thema Essen sowie eine oft unwiderstehliche Gier nach Essen. Gleichzeitig herrscht eine krankhafte Furcht vor der Gewichtszunahme im Zuge eines gestörten Körperbildes. Aufgrund der

Essattacken und der gegenregulierenden Maßnahmen sind die Patienten, in Abgrenzung zur Anorexia nervosa, meist normalgewichtig.

Eine Ursache für den Zusammenhang von bulimischer Symptomatik und selbstverletzendem Verhalten könnte das hohe Maß an Impulsivität sowie der Nutzen dieser Symptome zur Affektregulation sein, welche beiden Handlungsweisen zugrunde liegen. So finden sich beide Verhaltensweisen auch gehäuft im Rahmen der Borderline-Persönlichkeitsstörung wieder. Nicht selten zeigen sich bei den Betroffenen richtiggehende Symptomshifts von Selbstverletzungen hin zu Ess-/Brechanfällen oder umgekehrt, da beide Symptome ähnliche Funktionen erfüllen und sie sich so gegenseitig ersetzen können.

Anorexia nervosa

Auch im Rahmen der Anorexia nervosa finden sich Zusammenhänge mit selbstverletzendem Verhalten, auch wenn dieser Zusammenhang geringer ausfällt als der zur Bulimia nervosa (Cucchi et al., 2016). Die Hypothese, dass ein ausgeprägterer Zusammenhang zwischen Essstörungstypen mit Binge- und Purge-Komponenten und selbstverletzendem Verhalten besteht, lässt sich nicht eindeutig beantworten. Es gibt sowohl Hinweise, die für diese Hypothese sprechen (Kostro et al., 2014), als auch Ergebnisse, welche diese Hypothese nicht eindeutig bestätigen (Cucchi et al., 2016).

Die Anorexia nervosa ist gekennzeichnet durch einen selbst herbeigeführten Gewichtsverlust oder eine fehlende Gewichtszunahme bei Kindern sowie ein Körpergewicht von mindestens 15 Prozent unter dem normalen oder dem für das Alter und die Körpergröße erwarteten Gewicht. Hinzu kommen die Vermeidung von hochkalorischen Speisen, die Körperschemastörung mit einer ausgeprägten Selbstwahrnehmung als »zu fett« und häufig mit zunehmendem Gewichtsverlust einhergehende endokrine Störungen.

- Der sogenannte »restriktive Typ« (F50.00 nach ICD-10, 6B80.00 oder 6B80.10 nach ICD-11) zeichnet sich hier durch fehlende zusätzliche Maßnahmen zur Gewichtsregulation aus, d.h., die Patienten führen die Gewichtsabnahme durch diszipliniertes Fasten herbei.
- Der »Purging-Typ« (F50.01 nach ICD-10, 6B80.01 oder 6B80.11 nach ICD-11) hingegen beinhaltet sogenanntes Purgingverhalten, also Erbrechen, den Gebrauch von Abführmitteln, Diuretika und Appetitzüglern, intermittierende Fastenperioden und exzessive körperliche Tätigkeit, und weist somit, analog zur Bulimia nervosa, ähnlich impulsive Verhaltensweisen auf.

In der Heidelberger Schulstudie konnten innerhalb einer populationsbasierten Stichprobe keine Zusammenhänge mit Diagnosen einer Essstörung untersucht werden, jedoch fanden sich unter den Jugendlichen mit selbstverletzendem Verhalten deutlich mehr Jugendliche mit bereits mehreren Diäten in der Anamnese, was zumindest hinweisend auf ein gestörtes Körperbild und Essverhalten sein könnte (Brunner et al., 2007). Interessant ist, dass sich die Jugendlichen mit selbstverletzendem Verhalten hinsichtlich ihres Body Mass Index (BMI) nicht von den anderen Jugendlichen unterscheiden, was wiederum den Zusammenhang mit vorherrschend bulimischer oder Purging-Symptomatik nahelegt. Tabelle 2.7 zeigt die genauen Zusammenhänge zwischen BMI, Diätverhalten und selbstverletzendem Verhalten in der Heidelberger Schulstudie.

Tabelle 2.7 Zusammenhänge von selbstverletzendem Verhalten und dem BMI sowie Diätverhalten von Jugendlichen in der Heidelberger Schulstudie (Brunner et al., 2007)

Selbstverletzendes Verhalten	Body Mass Index (BMI)		
	Mittelwert	Standardabweichung	
Nie (n = 4.719)	20,9	3,6	
1- bis 3-mal pro Jahr (n = 600)	21,1	3,3	
> 3-mal pro Jahr (n = 218)	21,0	3,4	
Gesamtstichprobe (n = 5.537)	20,9	3,6	
	Versuchte Diäten		
	nie (n = 3.540)	einmal (n = 1.266)	mehrmals (n = 893)
nie	89,5 %	81,8 %	72,2 %
1- bis 3-mal pro Jahr	8,2 %	14,5 %	16,9 %
> 3-mal pro Jahr	2,3 %	3,6 %	10,9 %
	100 %	100 %	100 %

Fallbeispiel

Lisa, 16 Jahre, Diagnose einer Anorexia nervosa vom Purging-Typ sowie Entwicklung einer emotional-instabilen Persönlichkeitsstörung vom Borderline-Typ

Lisa befand sich aufgrund von rezidivierendem selbstverletzendem Verhalten und intermittierender Suizidalität in ambulanter Kinder- und Jugendlichenpsychotherapie. Zusätzlich bestand bei der Patientin bereits seit längerem eine ausgeprägte Essstörung mit verschiedenen Purging-Verhaltensweisen, wie z. B. Erbrechen, Missbrauch von Abführmitteln und exzessivem Sport. Im Laufe der ambulanten Psychotherapie kam es zu zunehmenden familiären Schwierigkeiten, in deren Rahmen es auch zu Handgreiflichkeiten unter den Eltern und einem zwischenzeitlichen Auszug der Kindsmutter gekommen war. Bereits vorher war der ältere Bruder, der eine stützende Person dargestellt hatte, aus dem gemeinsamen Elternhaus ausgezogen. Im Zuge der gesamten Destabilisierung des Umfeldes verlor Lisa innerhalb weniger Wochen über 10 kg an Gewicht und wies schließlich einen BMI von ungefähr 14 auf. In einem Gespräch über die zunehmende Exazerbation ihrer Essstörung sagte die Patientin: »Meine Essstörung ist das Einzige, auf das ich mich momentan verlassen kann. Bei all dem Chaos um mich herum, auf das ich auch keinerlei Einfluss habe, habe ich hierüber momentan die völlige Kontrolle. Das ist ein gutes Gefühl und das sorgt dafür, dass ich mich nicht noch tiefer ritze oder mir schon längst das Leben genommen habe. Daher werde ich im Augenblick auch sicherlich nicht zunehmen oder in irgendeiner Form an meiner Essstörung arbeiten.« Lisa wurde letztlich gegen ihren Willen auf eine kinder- und jugendpsychiatrische Akutstation aufgenommen, da sie noch weiter an Gewicht verlor.

Dieser Fall verdeutlicht, in welcher Weise die Symptomatik einer Essstörung, vor allem hier die Kontrolle über das eigene Essverhalten und Gewicht, für die Patienten einen stabilisierenden Faktor darstellen kann. Gerade bei Patienten, die im Rahmen einer beginnenden Borderline-Störung mit Instabilitäten in allen Bereichen zu kämpfen haben, dient die Symptomatik der Essstörung häufig als »Fels in der Brandung«.

2.4.6 Belastungs- sowie Anpassungsstörungen

Häufig wird in der Klinik, aber auch in der Wissenschaft diskutiert, ob selbstverletzendes Verhalten grundsätzlich Symptom einer psychischen bzw. psychiatrischen Erkrankung ist. Demgegenüber steht die Annahme, dass Selbstverletzung und andere selbstschädigende Verhaltensweisen auch im Rahmen einer sogenannten »Adoleszentenkrise« bei Jugendlichen in Erscheinung treten können, wodurch ein Bezug zu einer manifesten und schweren → Psychopathologie nicht unbedingt notwendig wäre.

Adoleszentenkrise

Insgesamt ist es sehr schwierig, die sogenannte Adoleszentenkrise, also eine krisenhafte Zuspitzung der ohnehin typischen Probleme dieser Lebensphase, von der Entwicklung manifester psychiatrischer Erkrankungen bei Jugendlichen abzugrenzen (Brunner & Resch, 2008). Die Häufigkeit krisenhafter Entwicklungen in der Adoleszenz mit zum Teil ähnlichen Symptomen wie bei einer Depression oder einer Borderline-Störung hat immer wieder zu dem Versuch geführt, einen solchen Begriff der Adoleszentenkrise zu definieren (Remschmidt, 1992; du Bois & Resch, 2005). Der Begriff der Adoleszentenkrise sollte dazu dienen, eine allzu voreilige Pathologisierung problematischen Erlebens (Selbstwert- sowie Identitätsprobleme oder Schuldgefühle) und Verhaltens (Protesthaltung, Weglaufen, Selbstverletzung) bei Jugendlichen zu vermeiden (Brunner & Resch 2008). Da bis heute jedoch eine einheitliche Definition wie auch diagnostische Kriterien fehlen, gibt es auch keine empirischen Studien zur möglichen Genese oder dem Verlauf solcher Krisen im Jugendalter (Brunner & Resch, 2008). Die Prognose einer solchen Adoleszentenkrise ist somit nur schwer einzuschätzen.

Auf der einen Seite ist ein Übergang von einem substanziellen Anteil von Adoleszentenkrisen in umschriebene oder komplexe psychiatrische Krankheitsbilder beobachtet worden (Remschmidt, 1992). Auf der anderen Seite setzen sich solche krisenhaften

Risikoverhaltensweisen und psychischen Auffälligkeiten (wie auch selbstverletzendes Verhalten) häufig nicht ins Erwachsenenalter fort. Daher muss auf die pubertäre Entwicklung an sich noch weiter eingegangen werden und diese als Ursache für solche Krisen und deren Symptome in Erwägung gezogen werden. Nach Resch (1997) werden Risikoverhaltensweisen, wie zum Beispiel die Selbstverletzung, bei Jugendlichen als Ausdruck einer Nichtbewältigung von Entwicklungsaufgaben verstanden. Zu den zentralen Entwicklungsaufgaben gehören hierbei:

- Identitätsentwicklung
- Selbstwertregulation und Selbstbehauptung
- Individuation und Autonomie
- Intimität und Sexualität
- Körperselbst
- soziales Selbst
- Lernfähigkeit und Emotionsregulation

Insgesamt gibt es deutliche Hinweise dafür, dass selbstverletzendes Verhalten im Rahmen von Adoleszentenkrisen vorkommen kann und auch häufig Symptom einer solchen Krise ist. Dies ist insbesondere bei Mädchen der Fall. In der klinischen Praxis werden solche Krisen meist als Belastungs- oder Anpassungsstörungen klassifiziert. Gerade einmaliges oder nur gelegentliches selbstverletzendes Verhalten kann im Jugendalter ein Indiz für das Vorliegen einer solchen Problematik sein. So konnte in der Heidelberger Schulstudie gezeigt werden, dass gelegentliches selbstverletzendes Verhalten in deutlicher Beziehung zu schulischen oder familiären Problemen stand, während diese Zusammenhänge für repetitives selbstverletzendes Verhalten keine Rolle spielten. Hinsichtlich repetitiver Selbstverletzung zeigte sich dafür ein deutlicher Zusammenhang zu aktueller Psychopathologie, welcher bei den gelegentlichen Selbstverletzern nur gering ausgeprägt war. Eine aktuelle Studie untersuchte ebenfalls die Unterschiede zwischen gelegentlichem (höchstens einmalige Selbstverletzung pro Jahr) und repetitivem selbstverletzendem Verhalten (mindestens zweimalige Selbstverletzung pro Jahr). Auch hier konnte gezeigt werden, dass repetitive Selbstverletzer ein deutlich höheres Risiko für Psychopathologie aufwiesen als Jugendliche, die sich lediglich sporadisch selbst verletzten (Wilkinson et al., 2018).

Insgesamt sprechen diese Ergebnisse dafür, dass eine Differenzierung von gelegentlichem und repetitivem selbstverletzenden Verhalten sinnvoll ist. Gerade gelegentliches selbstverletzendes Verhalten scheint häufig Ausdruck einer Adoleszentenkrise aufgrund von verschiedenen Problemen in dieser vulnerablen Entwicklungsphase zu sein.

Belastungs- und Anpassungsstörungen

In einer Stichprobe von kinder- und jugendpsychiatrischen Patienten einer Universitätsklinik konnte kein Zusammenhang zwischen Belastungs- und Anpassungsstörungen und selbstverletzendem Verhalten gefunden werden (Salbach-Andrae et al., 2007), die Patienten mit solchen Diagnosen zeigten sogar weniger selbstverletzendes Verhalten. Dies wiederum würde dafür sprechen, dass selbstverletzendes Verhalten doch eher ein Zeichen für das Vorliegen einer schwerwiegenderen psychischen Störung ist, wobei diese Schlussfolgerung nicht anhand einer solch selektiven Stichprobe gezogen werden kann. Aufgrund dieser Selektivität ist es durchaus möglich, dass Selbstverletzer innerhalb einer kinder- und jugendpsychiatrischen Inanspruchnahmepopulation eher ein hohes Maß an Psychopathologie aufzeigen, während gelegentliche Selbstverletzung in der Allgemeinbevölkerung durchaus im Zusammenhang mit Belastungs- oder Anpassungsstörungen stehen könnte.

Zusammenfassend lässt sich sagen, dass selbstverletzendes Verhalten im Rahmen von Adoleszentenkrisen auftreten kann und nicht notwendigerweise Symptom einer manifesten Psychopathologie sein muss. Dennoch muss auch die Adoleszentenkrise – häufig dann klassifiziert als Belastungs- oder Anpassungsstörung – kinder- und jugendpsychiatrisch betreut oder zumindest diagnostiziert und eine Verharmlosung der Symptomatik unter allen Umständen vermieden werden. Dieser Prozess könnte durch die Bestrebungen, das nichtsuizidale selbstverletzende Verhalten als eigenständige Diagnose zu etablieren (DSM-5, APA, 2013) erleichtert werden. Eine weitere, teilweise behelfsmäßig eingesetzte Diagnose, wäre dann nicht länger notwendig, um eine adäquate Behandlung einleiten zu können.

2.5 Ätiologie

Bei der Entstehung von selbstverletzendem Verhalten bei Jugendlichen wird, wie bei anderen psychischen Störungen, von einer multifaktoriellen Genese ausgegangen. Die verschiedenen Faktoren reichen von einer wahrscheinlich vorhandenen genetischen → Vulnerabilität über Funktionsstörungen verschiedener Neurotransmittersysteme (→ Neurotransmitter) bis hin zu traumatischen Kindheitserlebnissen oder einem invalidierenden Erziehungsstil mit emotionaler Vernachlässigung. Hinzu kommen häufig aktuelle Probleme oder soziale Konflikte sowie das Fehlen von geeigneten Problembewältigungsstrategien (Petermann & Winkel, 2007). In diesem Abschnitt sollen die einzelnen Faktoren, die an der komplexen Entstehung selbstverletzenden Verhaltens im Jugendalter mitbeteiligt sein können, näher beleuchtet werden.

2.5.1 Neurobiologie

Ein empirisch gesicherter Nachweis für das Vorliegen einer genetischen Prädisposition für selbstverletzendes Verhalten steht bisher noch aus.

Da es für verschiedene, mit selbstverletzendem Verhalten einhergehende Störungen eine genetische Mitbeteiligung zu geben scheint (Depressionen, Suizidalität, Persönlichkeitsstörungen), ist jedoch davon auszugehen, dass zumindest ein unspezifisches genetisches Risiko für das Auftreten von Selbstverletzung im Jugendalter besteht. Es ist allerdings fraglich, ob es eine spezifische genetische Prädisposition für selbstverletzendes Verhalten gibt oder ob das erhöhte genetische Risiko nicht eher im Rahmen einer allgemeineren Vulnerabilität für emotionale Probleme und deren Folgen zu sehen ist.

Die Borderline-Persönlichkeitsstörung ist erblich (Kaess et al., 2014). Ergebnisse aus Familien- und Zwillingsstudien zeigen Heritabilitäten von ca. 40 Prozent (Amadt et al., 2014). Dennoch konnten noch keine spezifischen Gene identifiziert werden (Chanen & Kaess, 2012). Die genetische Vulnerabilität ist wahrscheinlich eher mit bestimmten Temperamentsfaktoren assoziiert, wie z. B. negativer Emotionalität, Impulsivität sowie Introversion (Kendler et al., 2008). Eine entsprechende Erblichkeit ist daher auch für selbstverletzendes Verhalten denkbar.

Hinsichtlich der Entstehung und Aufrechterhaltung selbstverletzenden Verhaltens werden derzeit in der Literatur drei verschiedene Neurotransmittersysteme diskutiert:

- das serotonerge System (mit dem Botenstoff Serotonin)
- das dopaminerge System (mit dem Botenstoff Dopamin)
- das opioide System (mit verschiedenen endogenen Morphinen = Endorphine)

Serotonerges System

Das serotonerge System beeinflusst im zentralen Nervensystem unmittelbar oder mittelbar fast alle Gehirnfunktionen. Serotonin kann die Blut-Hirn-Schranke nicht überwinden und muss daher vor Ort gebildet werden. Zu den wichtigsten Funktionen des Transmitters zählen die Steuerung oder Beeinflussung der Wahrnehmung, der Sensorik, der Schmerzempfindung und -verarbeitung, der Temperaturregulation, des Schlafs, des Appetits, des Sexualverhaltens und der Hormonsekretion. Serotonin fungiert dabei einerseits als Neurotransmitter im synaptischen Spalt und wird andererseits diffus über freie Nervenendigungen ausgeschüttet. Zu den bekanntesten Wirkungen des Serotonins auf das Zentralnervensystem zählen seine Auswirkungen auf die Stimmungslage, den Antrieb und auch die Affektregulation. Ein erhöhter Serotoninspiegel im Gehirn kann zu gesteigerter Unruhe oder ausgeprägter Euphorie führen. Im Zusammenhang mit depressiven Verstimmungen lässt sich neurochemisch häufig ein Mangel an Serotonin oder seiner Vorstufe, der Aminosäure Tryptophan, feststellen. Auch Angst und impulsive Aggressionen können auf einen Serotoninmangel zurückgeführt werden. Serotonin wird aufgrund seiner Wirkungen auf die Stimmungslage im Volksmund oft als »Glückshormon« bezeichnet, in der Pharmakotherapie werden selektive Serotonin-Wiederaufnahmehemmer, welche die Konzentration von Serotonin im synaptischen Spalt erhöhen, zur antidepressiven Therapie eingesetzt.

Veränderte Funktionen des serotonergen Systems sind im Rahmen selbstverletzenden Verhaltens wiederholt beschrieben worden (Stanley et al., 1992; Pies & Popli, 1995; Roberts, 2003; Plener et al., 2010; Groschwitz & Plener, 2012). Ein Zusammenhang zu selbstverletzendem Verhalten kann hier über verschiedene Wege erklärt werden. Zum einen korrelieren, wie bereits oben beschrieben, niedrige Serotoninspiegel mit depressiven und ängstlichen Stimmungslagen, was wiederum ein erhöhtes Risiko für selbstverletzendes Verhalten erklären könnte. Zum anderen, und derzeit in der Wissenschaft ausführlich untersucht, scheint eine gestörte Serotoninfunktion auch mit einer gesteigerten Impulsivität einherzugehen (Coccaro et al., 1989; Herpertz et al., 1995; Tomson et al., 2016). Auch in Verbindung mit suizidalem Verhalten wurde bereits in mehreren Studien eine erniedrigte serotonerge Neurotransmission beschrieben (Bronisch, 2009; Pawlak et al., 2016). Eine Studie an 41 Jugendlichen zeigte einen deutlichen Zusammenhang zwischen konflikthaften Eltern-Kind-Beziehungen, niedrigen peripheren Serotoninspiegeln und selbstverletzenden Verhaltensweisen (Crowell et al., 2008). Hierdurch gibt es erste Hinweise darauf, dass das serotonerge System einen möglichen Mediator zwischen einer invalidierenden Beziehung von Jugendlichen und Eltern und dem selbstverletzenden Verhalten darstellen könnte.

Dopaminerges System

Das dopaminerge System erfüllt ebenfalls eine Vielzahl an Funktionen im gesamten Körper, vor allem aber auch im zentralen Nervensystem. Hier reguliert es unter anderem das → extrapyramidalmotorische System (daher besteht auch ein Zusammenhang mit der Parkinsonschen Erkrankung). Ebenso steht der Dopaminhaushalt im Zusammenhang mit neurobiologischen Aspekten von Psychosen und verschiedenen anderen psychischen Störungen, wie zum Beispiel der Entwicklung von Suchtverhalten.

Da auch selbstverletzendes Verhalten teilweise suchtartigen Charakter annehmen kann (Resch et al., 1993; Nixon et al., 2002; Blasco-Fontecilla et al., 2016), ist ein Zusammenhang mit diesem Neurotransmittersystem durchaus naheliegend. Jedoch gibt es nur vereinzelte empirische Nachweise, Hinweise auf eine Beteiligung des dopaminergen Systems bei selbstverletzendem Verhalten beruhen vor allem auf Untersuchungen am Tiermodell (Plener et al., 2010). So konnten im Tierexperiment sowohl bei Ratten als auch bei Rhesusaffen selbstverletzende Handlungen (sich selbst beißen) nach Gabe von Dopaminagonisten, also nach einer Stimulation des dopaminergen Systems, beobachtet werden (Osuch & Payne, 2009). Eine Fallstudie am Menschen (N = 3) kam zu dem Ergebnis, dass die Gabe von Dopaminantagonisten eine Reduktion des selbstverletzenden Verhaltens bewirke (Wollweber et al., 2015). Eine Übersichtsarbeit konnte zeigen, dass eine medikamentöse Therapie, welche das dopaminerge System fokussiert, bei selbstverletzendem Verhalten wirksam sein kann (Turner et al., 2014).

Darüber hinaus ergaben Studien zu Selbstverletzungen bei genetisch bedingten schweren Erkrankungen mit geistiger Behinderung wie dem → Lesch-Nyhan-Syndrom einen Zusammenhang der massiven Selbstverletzungen mit einer Störung der dopaminergen Transmission (Saito & Takashima, 2000).

Opioides System

Das opioide System besteht aus körpereigenen, sogenannten endogenen Opioiden. Diese endogenen Opioide werden vor allem im Rahmen der Stressantwort des Organismus (also der Reaktion des Körpers auf starke Belastungen) ausgeschüttet und können hierbei zum Beispiel der akuten Schmerz- und Hungerunterdrückung dienen. Zudem sind sie auch an der Entstehung von Euphorie beteiligt. Weiterhin haben endogene Opioide eine Reihe von regulatorischen Funktionen, zum Beispiel im Magen-Darm-Trakt, bei der Atmung sowie im Rahmen der Thermoregulation und Immunreaktionen. Sie werden sowohl bei Verletzungen als auch durch emotionale Stimuli und UV-Licht ausgeschüttet. Darüber hinaus ist ihre Sekretion bei Übergewicht, psychischen Störungen, aber auch der Gabe von Opioiden verändert. Das Opioidsystem ist überaus kompliziert und in seiner gesamten Komplexität und Vielzahl an Funktionen noch nicht ausreichend verstanden.

Da jedoch endogene Opioide sowohl bei der Schmerzwahrnehmung und -verarbeitung als auch, wie das bereits oben beschriebene Dopamin, bei der Entwicklung von Suchtverhalten nachgewiesene Bedeutung haben, wurde auch für dieses Neurotransmittersystem wiederholt ein Zusammenhang mit selbstverletzendem Verhalten postuliert (Karwautz et al., 1996; Bresin & Gordon, 2013b). Dennoch muss beachtet werden, dass die meisten Studien zu selbstverletzendem Verhalten und endogenen Opioiden mit psychiatrischen Patienten durchgeführt wurden, welche die Kriterien für eine Borderline-Persönlichkeitsstörung erfüllten. Daher können die Ergebnisse nicht direkt auf das reine selbstverletzende Verhalten übertragen werden (Kirtley et al., 2015). Abgesehen hiervon sehen jedoch einige Autoren den suchtartigen Charakter selbstverletzenden Verhaltens als Hinweis für eine Beteiligung des opioiden Systems an der Entstehung und Aufrechterhaltung regelmäßiger Selbstverletzungen (Nixon et al., 2002; Osuch & Payne, 2009; Bunderla & Gregorič Kumperščak, 2015; Blasco-Fontecilla et al., 2016).

Schmerzwahrnehmung

Ein bereits eingehender untersuchtes Phänomen, das im Zusammenhang mit selbstverletzendem Verhalten, vor allem aber im Rahmen von Borderline-Persönlichkeitsstörungen, beobachtet und untersucht wurde, stellt die → Hypo- oder → Analgesie dar. Fast 80 Prozent aller Patienten mit Borderline-Störungen geben an, während ihrer selbstverletzenden Handlungen fast oder überhaupt keinen Schmerz zu spüren (Schmahl, Greffrath et al., 2004). Experimentelle Studien konnten zeigen, dass sich Patienten mit Borderline-Störungen in der Wahrnehmung der Schmerzintensität und der Höhe ihrer Schmerzschwelle von gesunden Kontrollprobanden deutlich unterscheiden (Schmahl et al., 2006; Ludäscher et al., 2015). Eine aktuelle Übersichtsarbeit, die selbstverletzendes Verhalten ohne das gleichzeitige Vorliegen einer diagnostizierten Persönlichkeitsstörung fokussierte, kam zu einem ähnlichen Schluss: Sich selbst verletzende Probanden wiesen eine erhöhte Schmerztoleranz im Vergleich zu sich nicht selbst verletzenden Jugendlichen auf (Bunderla & Gregorič Kumperščak, 2015). Darüber hinaus zeigte eine Untersuchung an 24 Patientinnen mit einer Borderline-Persönlichkeitsstörung, dass die Schmerzsensitivität bei denjenigen, die bereits kein selbstverletzendes Verhalten mehr zeigten, wieder signifikant höher war als bei den sich noch selbstverletzenden Patientinnen (Ludascher et al., 2009), was für eine Normalisierung der Schmerztoleranz sprechen würde. Ergebnisse einer aktuellen longitudinalen Studie sprechen jedoch dagegen: Je größer die Reduktion des selbstverletzenden Verhaltens war, desto höher war die Schmerztoleranz, was gegen deren Normalisierung spricht (Koenig, Rinnewitz et al., 2017). Die Autoren diskutieren, dass das selbstverletzende Verhalten möglicherweise in Folge der zu hoch gewordenen

Schmerztoleranz und dem damit verbundenen »Effektivitätsverlust« des selbstverletzenden Verhaltens aufgegeben wird.

Zusätzlich konnte gezeigt werden, dass die neuronale Schmerzleitung bei Patienten mit selbstverletzendem Verhalten dennoch intakt ist, sodass es sich hierbei am ehesten um eine unterschiedliche Schmerzverarbeitung auf affektiv-kognitiver Ebene handelt (Schmahl et al., 2006; Ludäscher et al., 2015; Kuniss et al., 2018). Für die Ursachen dieses Phänomens liegen diverse Hypothesen vor.

Ursachen. Aufgrund von angeborenen Unterschieden in der Schmerzverarbeitung könnte hier eine Vorselektion im Sinne einer angeborenen → Vulnerabilität für selbstverletzendes Verhalten geschehen. Die erniedrigte Schmerzwahrnehmung könnte aber auch innerhalb der Entwicklung psychischer Störungen, zum Beispiel unter Beteiligung des opioiden Systems, entstehen. So konnte stressinduzierte Analgesie bei der Untersuchung der Schmerzwahrnehmung bei erwachsenen Borderline-Patienten festgestellt werden (Bohus et al., 2000). Eine weitere Möglichkeit wäre die Entwicklung der niedrigeren Schmerzsensitivität als Folge einer Adaptation und → Habituation an die wiederkehrenden Schmerzen im Rahmen der Selbstverletzungen. Dagegen sprechen jedoch die Befunde von Koenig und Kollegen, die zeigen konnten, dass die Schmerztoleranz selbst nach einer Beendigung des selbstverletzenden Verhaltens weiterhin erhöht blieb (Koenig, Rinnewitz et al., 2017). Betrachten wir jedoch speziell Patienten mit einer Borderline-Persönlichkeitsstörung, so könnte die reduzierte Schmerzsensitivität auch Folge eines chronischen Stresserlebens sein, ausgelöst durch die symptomatische emotionale Hypersensitivität und nicht durch einen adaptiven Effekt als Konsequenz des selbstverletzenden Verhaltens (Ludäscher et al., 2015).

Insgesamt bleibt also unklar, ob und in welchem Ausmaß dieses Phänomen Ursache oder Folge bzw. Begleiterscheinung des eigentlichen Problems bei selbstverletzendem Verhalten ist (Ludäscher et al., 2015). Weitere Studien zur Klärung dieser Frage werden notwendig sein, wobei speziell Untersuchungen an Jugendlichen mit selbstverletzendem Verhalten (ohne Diagnose einer Borderline-Persönlichkeitsstörung) wünschenswert wären.

Auch bildgebende Verfahren haben in den letzten Jahren zu einem Erkenntnisgewinn hinsichtlich der neurobiologischen Vorgänge bei Patienten mit selbstverletzendem Verhalten geführt. In der strukturellen Bildgebung zeigen sich als konsistente Befunde bei Patienten mit Borderline-Persönlichkeitsstörungen verminderte Volumina in den fronto-limbischen Gehirnregionen wie Hippocampus, Amygdala und anteriorem cingulären Kortex (Schmahl & Bremner, 2006; Schulze et al., 2016). In der funktionellen Bildgebung zeigten sich bisher ebenfalls hauptsächlich Veränderungen in fronto-limbischen Hirnregionen, hier vor allem in der Amygdala (van Zutphen et al., 2015). Bereits frühere Studien konnten eine verstärkte Aktivierung der Amygdala als mögliches zerebrales Korrelat von intensiven und langsam abflachenden Emotionen aufzeigen (Herpertz et al., 2001; Donegan et al., 2003). Konsistent hierzu konnte eine aktuelle Studie zeigen, dass affektive Instabilität zu einer verstärkten Amygdala-Aktivität auf aversive Stimuli bei Patienten mit einer Borderline-Persönlichkeitsstörung führte (Silvers et al., 2016). Auch im Vergleich zu gesunden Kontrollprobanden wurde eine erhöhte Aktivität in amygdalären sowie hippocampalen Bereichen bei emotional-instabilen Patienten nachgewiesen (Schulze et al., 2016). Einen wesentlichen Aspekt in weiteren Untersuchungen zur emotionalen Reagibilität bei Patienten mit Borderline-Persönlichkeitsstörungen stellen die häufig komorbiden traumatischen oder traumatisch verarbeiteten Erlebnisse dar. In Abhängigkeit der Diagnose einer Borderline-Persönlichkeitsstörung und dem Vorliegen traumatischer oder traumatisch verarbeiteter Erfahrungen sowie Symptomen einer posttraumatischen Belastungsstörung zeigten sich in mehreren Studien funktionelle Veränderungen in den frontalen sowie limbischen Hirnregionen, hier vor allem im dorsolateralen präfrontalen Kortex, im anterioren Cingulum und erneut in der Amygdala (Schmahl et al., 2003, Schmahl, Vermetten et al., 2004; Driessen et al., 2004; Vollm et al., 2004; Schnell et al., 2007; Ahmed-Leitao et al., 2016).

Die bisherigen Befunde sprechen dafür, dass der gestörten Affektregulation wahrscheinlich Dysfunktionen in frontolimbischen Hirnstrukturen zugrunde liegen, während die Störung der Impulskontrolle eher mit Veränderungen im anterioren cingulären Kortex sowie dem orbitofrontalen Kortex in Verbindung gebracht wird (Valerius & Schmahl, 2008; Mortensen et al., 2016; Golchert et al., 2017).

Aktuelle Studien, die speziell selbstverletzendes Verhalten fokussieren, deuten auf reduzierte Volumina im anterioren cingulären Kortex sowie der Insula hin (Ando et al., 2018). Interessanterweise war das Volumen des anterioren cingulären Kortex bei Jugendlichen, die zusätzlich zu selbstverletzendem Verhalten Suizidversuche in der Anamnese aufwiesen, noch geringer als bei Jugendlichen, die neben dem selbstverletzenden Verhalten keine Suizidversuche in der Vergangenheit berichteten (Ando et al., 2018). Dieser Umstand könnte ein neurobiologisches Kontinuum von selbstverletzendem zu suizidalem Verhalten bedeuten (Ando et al., 2018).

Hypothalamus-Hypophysen-Nebennierenrinden-Achse

Ein weiteres neurobiologisches System, welches in Zusammenhang mit der Entstehung selbstverletzenden Verhaltens stehen könnte, ist die Hypothalamus-Hypophysen-Nebennierenrinden-Achse (HHNA). Die HHNA spielt eine entscheidende Rolle in der physiologischen Stressantwort des menschlichen Körpers auf emotionalen oder physischen Stress. Wirkungen entfalten sich hierbei zum Beispiel als Erhöhung des kardiovaskulären Tonus, die Suppression des Immunsystems oder die Unterdrückung anaboler Prozesse. In Tierversuchen konnte schon früh gezeigt werden, dass eine Aktivierung der HHNA stress- und angstabhängige Verhaltensweisen, wie zum Beispiel erhöhte motorische Aktivität und Muskelanspannung, verstärkten Rückzug, verstärkte emotionale Reaktivität und verminderte soziale Interaktionen hervorrufen kann (Dunn & Berridge, 1990). Da Selbstverletzungen als charakteristische dysfunktionale Regulationsstrategien hinsichtlich einer überschießenden Stressreaktion angesehen werden können (Kleindienst et al., 2008), liegt eine Fehlregulation des zugrunde liegenden Stresssystems durchaus nahe.

Das Phänomen der Dysregulation der HHNA ist vielfach im Tiermodell an Ratten (Plotsky & Meaney, 1993; Ladd et al., 1996) und auch Rhesus-Affen (Suomi, 1991; Yehuda, 2001) untersucht worden: Tiere, die unter ungünstigen Bedingungen wie mütterlicher Deprivation aufwachsen, zeigen im Erwachsenenalter neben Verhaltensauffälligkeiten, wie zum Beispiel Selbstverletzung, eine veränderte Aktivität der HHNA.

Studien zu selbstverletzendem Verhalten beim Menschen legen nahe, dass dieses mit einer verringerten Reaktivität der HHNA auf Stress einhergeht. Unsere Arbeitsgruppe veröffentlichte 2011 eine erste Studie zur Reagibilität der HHNA auf psychosozialen Stress bei Patienten mit selbstverletzendem Verhalten (Kaess et al., 2011). Hier zeigte sich eine signifikant erniedrigte Kortisolausschüttung in Reaktion auf experimentell induzierten psychosozialen Stress verglichen mit gesunden Jugendlichen. Eine aktuelle Studie, welche depressive Jugendliche mit und ohne selbstverletzendem Verhalten verglich, postulierte, konsistent zu den Ergebnissen unserer Arbeitsgruppe, dass die sich selbst verletzenden Jugendlichen eine deutlich geringere Kortisolausschüttung im Rahmen psychosozialen Stresses aufwiesen als Jugendliche, die sich nicht selbst verletzten (Klimes-Dougan et al., 2018). Ähnliche Ergebnisse wurden auch schon zuvor bei erwachsenen Patienten mit Diagnose einer Borderline-Persönlichkeitsstörung gefunden (Nater et al., 2010). Auch bezüglich suizidaler Verhaltensweisen schien die Induktion psychosozialen Stresses suizidales Verhalten bei denjenigen Jugendlichen mit verringerter Kortisolreaktivität zu triggern, jedoch nicht bei solchen Jugendlichen, die keine verringerte Kortisolausschüttung aufwiesen (Eisenlohr-Moul et al., 2018). Da Kortisol in der akuten Stressantwort eventuell eine affektregulatorische Funktion einnimmt (Putman & Roelofs, 2011), könnte diese erniedrigte Stressantwort der HHNA eine wesentliche Rolle in der Entwicklung stark aversiver Affektlagen und damit auch in der Entstehung selbstverletzenden Verhaltens bei Jugendlichen spielen.

Insgesamt hat die neurobiologische Forschung in den letzten Jahren erstaunliche Erkenntnisse über die verschiedensten Phänomene und Korrelate von selbstverletzendem Verhalten sowie komorbider Störungen gewonnen. Auch weiterhin wird auf diesem Gebiet ein enormer Erkenntniszuwachs möglich sowie notwendig sein, um bisheriges Wissen zu vertiefen. Wichtig erscheint hierbei, dass sich die neurobiologische Forschung noch intensiver damit beschäftigt, theoretische und psychologische Konzepte zur Entstehung selbstverletzenden Verhaltens hypothesengeleitet zu überprüfen, um so einem integrativen Modell von Psychologie und Neurobiologie näher zu kommen und nicht ausschließlich begleitende Phänomene zu untersuchen.

2.5.2 Negative Kindheitserlebnisse und Traumatisierung

Negative und traumatische Kindheitserlebnisse werden bereits seit langer Zeit im Zusammenhang mit selbstverletzendem Verhalten gesehen. Im folgenden Abschnitt sollen relevante Kindheitserfahrungen beschrieben und deren Stellenwert für die Entwicklung von selbstverletzendem Verhalten erläutert werden.

Sexueller Missbrauch

Noch zu Beginn dieses Jahrhunderts waren viele Kliniker, aber auch Forscher der Meinung, dass selbstverletzendes Verhalten von Patienten typischerweise auf sexuellen Missbrauch zurückzuführen sei. So beschrieb zum Beispiel Cavanaugh (2002, S. 1) das Phänomen der Selbstverletzung als eine »Manifestation des sexuellen Missbrauchs«, während Noll und Kollegen (2003) die Meinung vertraten, die Selbstverletzung reinszeniere die den Patienten früher zugefügten Missbrauchserfahrungen. In der Tat korrelierte selbstverletzendes Verhalten in den vielen Studien bisher deutlich mit sexuellen Missbrauchserfahrungen in der Kindheit (Romans et al., 1995; Dube et al., 2001; Gladstone et al., 2004; Gómez, 2018). Eine aktuelle, breit angelegte australische Studie konnte zeigen, dass sexueller Missbrauch einen Risikofaktor für selbstverletzendes Verhalten darstellt. Es konnte sogar eine »Hochrisikogruppe« identifiziert werden unter jenen Jugendlichen, die kürzlich stattgefundene sexuelle Übergriffe oder Missbrauch berichteten (Tatnell et al., 2017).

Jedoch konnte eine Übersichtsarbeit von Klonsky und Moyer (2008), die insgesamt 43 Studien zu diesem Thema berücksichtigte, nur einen moderaten Zusammenhang zwischen sexuellem Missbrauch und selbstverletzendem Verhalten finden. Sie kamen vielmehr zu dem Schluss, dass sexueller Missbrauch für selbstverletzendes Verhalten eher einen sogenannten »Proxy-Risikofaktor« darstellt. Mit anderen Worten, Erfahrungen von sexuellem Missbrauch stehen vor allem deshalb in einem Zusammenhang mit selbstverletzendem Verhalten, weil sie mit den gleichen psychosozialen Risikofaktoren korrelieren. Auch weitere Studien zeigten zwar, dass sexueller Missbrauch eine Rolle in der Ätiologie selbstverletzenden Verhaltens spielt, dass dieser Einfluss jedoch vielmehr einen indirekten als einen direkten darstellt (Maniglio, 2011; Brown et al., 2018).

Sex as self-injury (SASI). Eine jedoch spezifische Assoziation besteht zwischen sexuellem Missbrauch und einer ganz neuen, noch wenig beforschten und ebenso wenig konzeptualisierten Form selbstverletzenden Verhaltens: sex as self-injury (SASI), also die Idee, dass sexuelles Verhalten in der Absicht eingesetzt wird, sich selbst zu schädigen. In diesem Begriff wird die Theorie der Reinszenierung oder Wiederholung des sexuellen Missbrauchs, beschrieben durch Noll und Kollegen (2003), erneut aufgegriffen. In einer aktuellen Studie wurde eine große Stichprobe schwedischer Schüler bezüglich selbstschädigenden Verhaltens, entweder in Form von SASI oder direktem selbstverletzendem Verhalten, untersucht. Die Studie konnte zeigen, dass eine spezifische Assoziation zwischen penetrativem sexuellem Missbrauch und SASI zu finden war, wobei mehr Jugendliche, die SASI zeigten, penetrativen sexuellen Missbrauch erlebten als solche, die sich ausschließlich »klassisch« selbst verletzten (Zetterqvist et al., 2018).

Das heißt selbstverständlich nicht, dass es nicht auch eine Gruppe von Patienten mit selbstverletzendem Verhalten gibt, die sexuell missbraucht wurden und, wie von Noll und Kollegen beschrieben, ihre Missbrauchserfahrungen durch die Selbstschädigung reinszenieren. Es heißt auch nicht, dass Erfahrungen sexuellen Missbrauchs keinen Risikofaktor für selbstverletzendes Verhalten im Jugendalter darstellen, im Gegenteil, sexueller Missbrauch, vor allem im familiären Rahmen, ist ein wichtiger Risikofaktor für die spätere Entwicklung von selbstverletzenden Verhaltensweisen. Es ist jedoch eine Tatsache, dass viele Opfer sexuellen Missbrauchs sich nicht selbst verletzen und viele Patienten mit selbstverletzendem Verhalten nicht sexuell missbraucht worden sind.

Fallbeispiel

Tina, 16 Jahre, schwere posttraumatische Belastungsstörung mit Entwicklung einer emotional-instabilen Persönlichkeitsstörung vom Borderline-Typ

Tina war in stationärer kinder- und jugendpsychiatrischer Behandlung, nachdem mehrere Aufenthalte in diversen Jugendhilfeeinrichtungen gescheitert waren. Zwischen dem 4. und 11. Lebensjahr war die Patientin durch den Stiefvater regelmäßig sexuell missbraucht worden. Der Stiefvater hatte sie hierbei sowohl zu oralem als auch zu genitalem Geschlechtsverkehr gezwungen, zusätzlich hatte er Tina immer damit gedroht, er würde das Gleiche auch mit ihrem jüngeren Bruder machen, falls sie sich wehre oder mit irgendjemandem darüber spreche.
Mit 13 Jahren war die Patientin dann aufgrund schwerster Selbstverletzungen und depressiver Entgleisungen zum ersten Mal in die Kinder- und Jugendpsychiatrie und von dort in die stationäre Jugendhilfe gekommen. Im Alter von 16 Jahren litt sie immer noch unter den Nachwirkungen dieser schweren sexuellen Traumatisierung. Mehrmals täglich geriet sie, ausgelöst durch verschiedenste → Trigger, in schwere → dissoziative Zustände mit heftigen Intrusionen und massiven Anspannungszuständen. »Wenn mich diese Erinnerungen überkommen, habe ich oft das Gefühl, ich bin wieder im Schlafzimmer meines Stiefvaters. Manchmal sehe ich ihn sogar, wie er nackt vor mir steht. Ich bin dann wie gelähmt, fühle mich taub und stehe völlig neben mir. Irgendwann habe ich gemerkt, dass Schmerzen und Selbstverletzungen mir helfen, aus diesem Albtraum zurück in die Realität zu gelangen.«

Dieses Beispiel verdeutlicht den bei Patienten mit selbstverletzendem Verhalten nicht zwangsläufig vorhandenen, aber doch möglichen Zusammenhang mit schweren sexuell-traumatischen Erfahrungen. Selbstverletzung muss hierbei jedoch nicht automatisch als Reinszenierung des Traumas dienen, sie kann – wie in diesem Falle – auch zur Unterbrechung von schweren dissoziativen Zuständen mit heftigen Intrusionen genutzt werden.

Negative Kindheitserlebnisse

Studien zeigen zunehmend, dass nahezu alle negativen Kindheitserlebnisse stark interkorrelieren (Skegg, 2005) und häufig auch mehrfach bei Betroffenen vorhanden sind. Somit sind sie im Einzelnen oft kaum voneinander zu trennen und wirken als Risikofaktor wahrscheinlich sogar additiv bezüglich der Ausbildung von psychischen Problemen und auch selbstverletzendem Verhalten. Eine aktuelle Übersichtsarbeit, welche 26 Arbeiten zum Zusammenhang zwischen negativen Kindheitserlebenissen und selbstverletzendem Verhalten beinhaltet, nimmt hierauf Bezug und nutzt den Begriff »Childhood Maltreatment«, also die Misshandlung in der Kindheit, um verschiedene Phänomene zu subsumieren. Hierunter fallen: physische Misshandlung, emotionaler Missbrauch, sexueller Missbrauch, emotionale Vernachlässigung sowie physische Vernachlässigung (Serafini et al., 2017). Die Autoren konnten zeigen, dass eben diese negativen Kindheitserlebnisse entweder einen direkten oder indirekten Einfluss auf das Risiko für selbstverletzendes Verhalten hatten (Serafini et al., 2017). Auch unsere Arbeitsgruppe konnte einen signifikanten Zusammenhang zwischen negativen Kindheitserlebnissen und selbstverletzendem Verhalten aufzeigen, wobei der größte Zusammenhang zu mütterlicher Antipathie und Vernachlässigung bestand (Kaess et al., 2013). Der additive Charakter der negativen Kindheitserlebnisse konnte in einer aktuellen Studie an stationär behandelten sich selbst verletzenden Patienten gezeigt werden: Patienten, die vier oder mehr negative Kindheitserlebnisse berichteten, zeigten signifikant häufiger repetitive Formen selbstverletzenden Verhaltens als Patienten mit drei oder weniger negativen Kindheitserlebnissen (Cleare et al., 2018).

Bereits seit vielen Jahren theoretisch bekannt und auch anerkannt ist die sogenannte »biosoziale Theorie« zur Entstehung der Borderline-Störung, die Marsha Linehan bereits in den 1990er-Jahren eingeführt hatte (Linehan, 1993). Diese Theorie steht in engem Zusammenhang mit dem Konzept der »affektiven Vulnerabilität«, durch welches Linehan die Probleme in der Emotionsregulation als Kerndefizit der Borderline-Störung beschreibt, welches letztlich in dysfunktionalen Kompensationsmaßnahmen, wie zum Beispiel der Selbstverletzung resultiert. Linehan nutzt den Begriff der »Invalidierung« zur Beschreibung von Vorgängen und Situationen, in denen Menschen einem ungünstigen Klima von mangelndem Einfühlungsvermögen bis hin zu Missbrauchserfahrungen ausgeliefert sind. So können, laut Linehan, bei den Betroffenen dysfunktionale Strategien entstehen und Schwierigkeiten im Umgang mit Gefühlen die Folge sein. »Invalidierung« erfolgt also, wenn die Gefühle der Heranwachsenden dauerhaft nicht ausreichend gewürdigt, ernst genommen, missachtet oder verdreht werden (Linehan, 1993).

Besonders interessant ist vor diesem Hintergrund die Tatsache, dass wesentliche Risikofaktoren, wie zum Beispiel ein schwieriges Familienklima, eine unsichere Bindung zu den Eltern oder übermäßig kritische bzw. emotional wenig verfügbare Eltern erst in den letzten Jahren in den Fokus der wissenschaftlichen Untersuchungen zu selbstverletzendem Verhalten gerückt sind. So zeigen Studien, dass nahezu 80 Prozent aller Jugendlichen mit selbstverletzendem Verhalten über familiäre Schwierigkeiten berichten (Hawton & Harriss, 2008). Besonders deutliche Befunde wurden zu Zusammenhängen von massiver elterlicher Kritik und Selbstverletzung gefunden (Wedig & Nock, 2007). Yates und Kollegen sehen in übermäßiger elterlicher Kritik sogar eine Schlüsselkomponente auf dem Weg in die Entwicklung selbstverletzenden Verhaltens (Yates et al., 2008). Der Einfluss elterlicher Kritik auf das selbstverletzende Verhalten der Jugendlichen konnte konsistent auch in aktuelleren Studien gefunden werden (Cassels & Wilkinson, 2016).

Vor diesem Hintergrund kann das bereits oben erwähnte Ergebnis unserer Arbeitsgruppe, nämlich mütterliche Antipathie sowie Vernachlässigung als stärkstes Korrelat zu selbstverletzendem Verhalten, theoretisch gut eingebettet werden (Kaess et al., 2013). Tschan und Kollegen kommen zu einem ganz ähnlichen Ergebnis: Jugendliche mit selbstverletzendem Verhalten berichteten eine signifikant geringere mütterliche Wärme und Unterstützung als gesunde Kontrollprobanden (Tschan et al., 2015). Entsprechend konnte eine repräsentative Studie zeigen, dass familiäre Unterstützung einen wichtigen Schutzfaktor vor selbstverletzendem Verhalten darstellt (Tatnell et al., 2014).

Interessant ist in diesem Zusammenhang aber auch der Einfluss des selbstverletzenden Verhaltens des Jugendlichen auf die Eltern. So konnte eine aktuelle Übersichtsarbeit zeigen, dass selbstverletzendes Verhalten auf Seiten der Jugendlichen einen direkten Einfluss auf das Erziehungsverhalten und das Wohlbefinden der Eltern hatte, was wiederum die Fähigkeit der Eltern beeinflusste, ihre Kinder zu unterstützen (Arbuthnott & Lewis, 2015; Whitlock et al., 2018). Hier kann also durchaus eine bidirektionale Assoziation zwischen selbstverletzendem Verhalten und dem elterlichen Erziehungs- und Unterstützungsverhalten gesehen werden.

Fallbeispiel

Ronja, 18 Jahre, Diagnose einer emotional-instabilen Persönlichkeitsstörung vom Borderline-Typ

Ronja befindet sich seit vielen Jahren in ambulanter Kinder- und Jugendlichenpsychotherapie. Inzwischen ist sie volljährig und bereitet sich gerade auf ihr Abitur vor. »Ich bin nie missbraucht worden, noch nicht einmal geschlagen worden«, sagt die Patientin, wenn sie inzwischen sehr differenziert und aufgeklärt über ihre Vergangenheit spricht. »Daher habe ich auch lange Zeit gedacht, dass ich gar kein Recht habe, solche psychischen Probleme zu haben und mich so schlecht zu fühlen. Erst viel später habe ich verstanden, dass es auch andere Kindheitserfahrungen gibt, die schwer auszuhalten sind und sicherlich zu meiner Erkrankung beigetragen haben. Seit ich mich erinnern kann, war ich bis zum Eintritt in die Pubertät immer brav gewesen, habe bereits früh meiner Mutter im Haushalt geholfen und mich um sie gekümmert (es ging ihr häufig psychisch nicht so gut) und war immer eine der Besten in der Schule gewesen. Ich kann mich nicht daran erinnern, mal ein Lob dafür bekommen zu haben, vielmehr hatte ich immer wieder das Gefühl, bei allen Bemühungen doch immer irgendetwas falsch zu machen. Meine Mutter sagte zwar immer zu mir, ich solle mit ihr über meine Probleme sprechen. Wenn ich es dann aber versuchte, habe ich es anschließend meistens bereut. Gerade als meine Probleme im Alter von zwölf Jahren anfingen, habe ich manchmal versucht, mich meiner Mutter anzuvertrauen. Als ich ihr das erste Mal weinend erzählte, dass mir alles zu viel sei, dass ich in der Schule und Zuhause unter großem Druck stehe und dass ich mich auch schon selbst verletzt hätte, erwiderte meine Mutter, wie ich nur so undankbar sein und so etwas machen könne, obwohl sie doch immer alles für mich getan habe und ich überhaupt keinen Grund hätte, mich in irgendeiner Weise schlecht zu fühlen. Ich habe das damals so angenommen und mich wirklich geschämt. Abends im Bett habe ich mir vorgenommen, mich jetzt zusammenzureißen und eine bessere Tochter zu sein. Am nächsten Morgen sprach mich meine Mutter noch einmal auf die Geschehnisse vom Abend an und meinte, sie sei mir jetzt gar nicht mehr böse, denn sie wisse ja, ich könne aufgrund meines Alters und meiner Pubertät im Augenblick gar nicht richtig beurteilen, wie es mir eigentlich gehe.«

Die Erzählungen dieser Patientin verdeutlichen, wie nicht nur klassische Missbrauchs- und Vernachlässigungserfahrungen, sondern auch überkritisches und invalidierendes Verhalten zur Entwicklung von selbstverletzendem Verhalten im Jugendalter und langfristig auch von Persönlichkeitsstörungen führen können. Das von der Patientin genannte Beispiel findet sich in ähnlicher Form in der Anamnese vieler anderer Patientinnen mit selbstverletzendem Verhalten wieder.

Insgesamt konnte in den letzten Jahren gezeigt werden, dass klassische Missbrauchserfahrungen, wie sexueller oder körperlicher Missbrauch, sehr wohl im Zusammenhang mit selbstverletzendem Verhalten stehen. Diese Missbrauchserfahrungen stehen jedoch wiederum vielmehr im Zusammenhang mit einem oft kalten, vernachlässigenden, übermäßig kritischen und invalidierenden Familienklima. Daher sollte sich nicht nur die zukünftige Forschung, sondern auch die klinische Arbeit (von der Anamneseerhebung bis hin zu einzeltherapeutischen und umfeldorientierten Maßnahmen) mehr auf die Eltern-Kind-Beziehung und das Familienklima konzentrieren, anstatt nach erlebten Missbrauchserfahrungen zu suchen, wie es in der Praxis noch häufig der Fall ist.

2.5.3 Aktuelle Ereignisse

Auch wenn in der komplexen und meist durch multiple Faktoren bedingten Entstehung selbstverletzenden Verhaltens sowohl biologische als auch psychosoziale Komponenten beteiligt sind, so sind es doch häufig aktuelle, belastende Lebensereignisse oder -umstände, die letztendlich Auslöser zur selbstverletzenden Handlung oder für das »Hineingeraten« in diese dysfunktionalen Verhaltensweisen verantwortlich sind.

Sowohl aus der klinischen Erfahrung als auch aus Studien geht eindeutig hervor, dass neben der Prädisposition und problematischen Krankengeschichte auch aktuelle Schwierigkeiten zur Entstehung selbstverletzenden Verhaltens vorhanden sein müssen, da Jugendliche und auch andere Menschen in der Regel nicht aus einem Zustand seelischen Wohlbefindens heraus zu solchen Maßnahmen greifen. Tabelle 2.8 stellt das Ausmaß der subjektiv empfundenen Sorgen von Schülerinnen und Schülern mit und ohne selbstverletzendem Verhalten aus der Heidelberger Schulstudie dar. Betrachtet man speziell das Jugendalter, die Phase der Adoleszenz, so lassen sich drei Kernbereiche identifizieren, in denen es häufig zu akuten Problemen und Belastungssituationen kommen kann:

(1) das familiäre Umfeld
(2) die Peer-Gruppe
(3) die Schule bzw. der Ausbildungsplatz

Während im vorherigen Abschnitt Kindheitserlebnisse und frühe familiäre Probleme als Risikofaktoren für selbstverletzendes Verhalten beleuchtet wurden, soll hier auf aktuelle Probleme und insbesondere akute familiäre Konfliktsituationen eingegangen werden. Diese stehen besonders häufig mit psychischen Problemen und damit auch mit selbstverletzendem Verhalten in Verbindung (Brunner et al., 2007).

Tabelle 2.8 Zusammenhänge von selbstverletzendem Verhalten und subjektiv empfundenen Sorgen/Problemen in der Heidelberger Schulstudie (Brunner et al., 2007)

Selbstverletzendes Verhalten	Subjektiv empfundene Sorgen/Probleme		
	keine (n = 2.536)	einige (n = 2.499)	viele (n = 624)
nie	92,6 %	83,8 %	59,9 %
1- bis 3-mal pro Jahr	6,6 %	12,4 %	22,9 %
> 3-mal pro Jahr	0,9 %	3,8 %	17,2 %
	100 %	100 %	100 %

Familiäres Umfeld

Besonders einschneidende Situationen, die zu schweren seelischen Krisen bei Jugendlichen führen können, sind massive Beziehungskonflikte der Kindeseltern. Ebenso belastend ist schließlich die Trennung der Eltern, der oftmals eine lange Phase von häuslichen Streitigkeiten oder angespannter Atmosphäre vorausgeht.

Gerade im Jugendalter gehen Eltern häufig davon aus, dass der Sohn oder die Tochter Ehekonflikte oder eine Trennung nun besser verkraften könnten. Nicht selten werden Jugendliche, die meist schon für fast erwachsen gehalten werden, sogar sehr intensiv in die Konflikte und die Trennungsproblematik miteinbezogen. Dadurch kommt es häufig zu massiven Loyalitätskonflikten der Jugendlichen. Dies passiert insbesondere, wenn beide Elternteile versuchen, die Jugendlichen auf ihre Seite zu ziehen, oder die Eltern ihre Kinder dazu bringen, Verantwortung für sie zu übernehmen.

Im Zuge einer aktuellen oder früheren Trennung der Kindseltern ergibt sich häufig ein weiterer möglicher Konfliktherd mit den Jugendlichen, nämlich potenzielle neue Partner der Eltern. Während Kinder die neuen Partner teilweise noch relativ unbefangen und schnell annehmen, fällt es gerade den Jugendlichen schwer, sich noch einmal an neue Bezugspersonen im Haushalt zu gewöhnen oder sogar deren Regeln oder auch nur Gewohnheiten zu akzeptieren. Hier entsteht häufig ein enormes zwischenmenschliches Konfliktpotenzial.

Fallbeispiel

Sarah, 14 Jahre, Diagnose einer Störung des Sozialverhaltens mit depressiver Störung

Sarah wurde auf Drängen ihrer Mutter in der Ambulanz einer kinder- und jugendpsychiatrischen Klinik vorgestellt. In den letzten Monaten habe sie begonnen sich selbst zu verletzen, schließe sich dafür immer häufiger im Bad oder in ihrem Zimmer ein und verschließe sich emotional zunehmend vor ihr und auch dem Vater. Im Einzelgespräch erzählt Sarah, ihre Eltern hätten sich vor ca. einem halben Jahr getrennt. Der Vater sei dann relativ schnell ausgezogen, er habe nämlich bereits eine neue Freundin. Ganz besonders schwierig sei es noch mit der älteren Schwester, sie hasse den Vater seitdem und rede nicht mehr mit ihm. Sie selbst könne nicht sagen, dass sie einen ihrer beiden Elternteile hasse, sie könne auch ihre Schwester verstehen, würde aber selbst nicht so empfinden. Vielmehr habe sie ständig große Angst, die Familie werde irgendwann gänzlich auseinanderbrechen und alle würden sie verlassen, sodass sie letztlich allein dastehe. Diese Angst führe dann häufig zu einem unerträglichen inneren Druck, sich selbst verletzen zu müssen. Dadurch werde die Angst zwar nicht weniger, die Anspannung und der Druck gingen aber deutlich zurück. In der weiteren Exploration zeigte Sarah zwar noch deutlich oppositionelles Verhalten gegenüber ihrer Mutter sowie leichte Sozialverhaltensstörungen im schulischen Rahmen, die Kriterien einer Borderline-Störung oder einer schweren depressiven Episode waren aber nicht erfüllt.

Dieses Beispiel zeigt, dass familiäre Konflikte, gerade schwierige Trennungssituationen, eine entscheidende Rolle bei der Ausbildung selbstverletzenden Verhaltens im Jugendalter spielen können.

Weitere familiäre Probleme, die im Jugendalter verstärkt mit psychischer Beeinträchtigung und daher auch selbstverletzendem Verhalten einhergehen können sind gesundheitliche oder psychische Probleme der Eltern (Gromatsky et al., 2017), finanzielle Schwierigkeiten oder auch Wohnungsprobleme (Robinson et al., 2017). Der Zusammenhang dieser verschiedenen Problembereiche im familiären Umfeld mit Selbstverletzung ist in Tabelle 2.9 dargestellt.

Nicht zuletzt soll noch einmal betont werden, dass die Phase der Adoleszenz mit ihrer Vielzahl an Entwicklungsaufgaben und der zunehmenden Ablösung von den Eltern ohnehin erheblich Potenzial für familiäre Konflikte bietet, auch bei gesunden Eltern mit intakter Beziehung. Meist stehen hier Themen wie Hausaufgaben, schulische Leistungen, Ordnung und Sauberkeit, Hilfe im Haushalt, generell das Einhalten von Regeln, gutes Benehmen, unterschiedliche Ansichten über Kleidung und Körperschmuck, Ausgehzeiten und die »richtigen« Freunde im Vordergrund, an welchen sich in kürzester Zeit Streitigkeiten entzünden.

Tabelle 2.9 Zusammenhänge von selbstverletzendem Verhalten und familiären Problembereichen in der Heidelberger Schulstudie (Brunner et al., 2007)

Selbstverletzendes Verhalten	Gesundheitliche Probleme in der Familie			
	keine (n = 3.705)	keine größeren (n = 1.306)	größere (n = 373)	sehr große (n = 118)
nie	87,5 %	82,3 %	80,7 %	66,1 %
1- bis 3-mal pro Jahr	9,1 %	13,6 %	13,9 %	21,2 %
> 3-mal pro Jahr	3,4 %	4,1 %	5,4 %	12,7 %
	Probleme anderer Kinder in der Familie			
	keine (n = 3.814)	keine größeren (n = 1.360)	größere (n = 285)	sehr große (n = 57)
nie	88,2 %	80,3 %	76,5 %	54,4 %
1- bis 3-mal pro Jahr	8,6 %	14,9 %	17,5 %	28,1 %
> 3-mal pro Jahr	3,2 %	4,9 %	6,0 %	17,5 %
	Psychische Probleme der Eltern			
	keine (n = 4.648)	keine größeren (n = 569)	größere (n = 202)	sehr große (n = 73)
nie	87,6 %	78,2 %	63,9 %	53,4 %
1- bis 3-mal pro Jahr	9,5 %	14,6 %	23,8 %	23,3 %
> 3-mal pro Jahr	2,9 %	7,2 %	12,4 %	23,3 %
	Finanzielle Probleme der Familie			
	keine (n = 3.388)	keine größeren (n = 1.538)	größere (n = 453)	sehr große (n = 142)
nie	88,6 %	83,5 %	73,5 %	63,4 %
1- bis 3-mal pro Jahr	8,4 %	12,7 %	18,3 %	22,5 %
> 3-mal pro Jahr	3,0 %	3,8 %	8,2 %	14,1 %
	Beziehungsprobleme der Eltern			
	keine (n = 3.968)	keine größeren (n = 894)	größere (n = 386)	sehr große (n = 288)
nie	87,9 %	82,0 %	77,5 %	69,1 %
1- bis 3-mal pro Jahr	9,2 %	13,9 %	14,5 %	18,8 %
> 3-mal pro Jahr	3,0 %	3,1 %	8,0 %	12,2 %

Probleme mit Peers

Besonders charakteristisch für das Jugendalter ist die zunehmende Orientierung des Jugendlichen hin zur sogenannten → Peer-Gruppe und die damit verbundene Distanzierung zur Kernfamilie.

Als Peer-Gruppe wird eine Gruppe gleichaltriger Jugendlicher bezeichnet, die dem Individuum als Bezugsgruppe dient und zur sozialen Orientierung des Jugendlichen beiträgt. Die Peer-Gruppe hat meist eigene Werte, Einstellungen und Verhaltensweisen, die durch eine starke Unabhängigkeit von den Ansichten und Erwartungen der Erwachsenen geprägt ist. Peer-Gruppen weisen jedoch auch häufig eine starke Konformität gegenüber den Verhaltensnormen der eigenen Gruppe auf. Da diese Gruppe von Gleichaltrigen für die Identitätsbildung und das Selbstwertgefühl der Jugendlichen von entscheidender Bedeutung ist, können Konflikte innerhalb dieser Gruppen manifeste seelische Krisen zur Folge haben.

Fallbeispiel

Lucas, 15 Jahre, Diagnose einer mittelgradigen depressiven Episode sowie einer beginnenden sozialen Phobie

Lucas stellt sich in Begleitung seiner Eltern in einer Ambulanz der Kinder- und Jugendpsychiatrie vor. Er berichtet, er habe in den letzten Monaten zunehmende Schulfehlzeiten gehabt, sodass er nun wahrscheinlich dieses Schuljahr wiederholen müsse. Dies läge hauptsächlich an unterschiedlichen körperlichen Beschwerden, vor allem Kopf- oder Bauchschmerzen, die ihn am Schulbesuch hindern würden. Die Eltern berichten, sie hätten ebenfalls das Gefühl, dass es ihrem Sohn gar nicht gut gehe. Einmal habe die Mutter so seltsame Narben an Lucas' Unterarm gesehen und ihn darauf angesprochen. Er habe darauf aber nicht geantwortet und sei gleich in sein Zimmer verschwunden, seitdem trage er nur noch lange Sachen, obwohl es in den letzten Wochen meistens sehr warm gewesen sei. Im Laufe der anschließenden tagesklinischen Behandlung wird deutlich, dass Lucas bereits seit mehreren Jahren eine Außenseiterposition in seiner Klasse eingenommen hat. Im letzten halben Jahr seien jedoch immer mehr Hänseleien und teilweise massive Beleidigungen sowie Drohungen hinzugekommen. »In die Schule zu gehen war für mich die Hölle«, erzählte Lucas. »Meine Eltern, denen ich die Wahrheit nicht erzählen konnte, hatten natürlich kein Verständnis dafür, dass ich ständig zu Hause bleiben wollte und immer häufiger Kopf- und Bauchschmerzen vorschob. Als ich letztendlich auch zu Hause nur noch Stress hatte, habe ich immer häufiger Zustände gehabt, in denen ich plötzlich unglaublich traurig wurde und mich selbst hasste. Da habe ich angefangen, mich das erste Mal zu ›ritzen‹.«

Mobbingerfahrungen in der Schule, so zeigt auch dieses Beispiel, sind in vielen Fällen für die Entwicklung psychischer Probleme – so auch des selbstverletzenden Verhaltens – bei Jugendlichen verantwortlich oder kommen zumindest im Kontext einer solchen Entwicklung vor.

Zu den klassischen Konflikten innerhalb der Peer-Gruppe, die für Jugendliche oft schwere Auswirkungen auf ihr seelisches Wohlbefinden haben, gehören Erfahrungen der Ausgrenzung oder gar des sogenannten »Mobbings«. Eine aktuelle Übersichtsarbeit mit 22 Originalarbeiten zu diesem Thema konnte zeigen, dass zwischen Mobbing in der Schule und selbstverletzendem Verhalten durchweg ein positiver Zusammenhang bestand (Karanikola et al., 2018).

Eine gute soziale Integration innerhalb der Peer-Gruppe wird dahingegen häufig als protektiver Faktor beschrieben. Tabelle 2.10 stellt die Zusammenhänge von Mobbingerfahrungen, Freundschaften und dem Verhältnis zu Mitschülern mit selbstverletzendem Verhalten dar.

Tabelle 2.10 Zusammenhänge von selbstverletzendem Verhalten und Mobbingerfahrungen sowie Verhältnis zu Mitschülern in der Heidelberger Schulstudie (Brunner et al., 2007)

Selbstverletzendes Verhalten	Mobbingerfahrungen				
	nie (n = 4.532)	selten (n = 1.074)	oft (n = 133)		
nie	85,9 %	83,2 %	75,2 %		
1- bis 3-mal pro Jahr	10,4 %	12,8 %	13,5 %		
> 3-mal pro Jahr	3,7 %	4,1 %	11,3 %		
	100 %	100 %	100 %		
	Kommt mit Mitschülern zurecht				
	sehr gut (n = 2.103)	gut (n = 3.067)	mittel (n = 498)	schlecht (n = 62)	gar nicht (n = 12)
nie	86,3 %	85,6 %	79,5 %	75,8 %	41,7 %
1- bis 3-mal pro Jahr	10,1 %	11,0 %	13,1 %	14,5 %	33,3 %
> 3-mal pro Jahr	3,6 %	3,5 %	7,4 %	9,7 %	25,0 %
	100 %	100 %	100 %	100 %	100 %

Andererseits kann natürlich auch die Zugehörigkeit zu einer bestimmten Peer-Gruppe ein Risikofaktor für selbstverletzendes Verhalten darstellen. Eine Studie, die sich mit alternativen Gruppen befasste, konnte einen Zusammenhang zwischen dieser »alternativen« Identität und selbstverletzendem Verhalten aufzeigen. Dabei scheint das selbstverletzende Verhalten zwar eine untergeordnete, aber dennoch signifikante Rolle bei der Formung der Gruppenidentität zu spielen (Young et al., 2014).

Ein weiterer Risikofaktor für die Entwicklung selbstverletzenden Verhaltens, der ebenfalls im Jugendalter einen hohen Stellenwert einnimmt, ist die Entwicklung einer sexuellen Identität, sowie die Ausrichtung einer bestimmten sexuellen Orientierung. So findet sich in der Literatur ein erhöhtes Selbstverletzungsrisiko für homo- oder bisexuell orientierte Individuen (Batejan et al., 2015; Muehlenkamp et al., 2015; Fox et al., 2018). Eine mögliche Erklärung für diesen Umstand bietet das »Minority Stress Model« (Brooks, 1981; Meyer, 2003). Es postuliert, dass u. a. die Diskriminierung ein feindliches soziales Umfeld erzeugt, welches die Vulnerabilität für psychische Probleme, wie auch selbstverletzendes Verhalten, bei Minoritäten, inklusive Menschen, die sich als sexuelle Minderheit erleben, erhöhen kann.

Schule und Ausbildung

Der dritte potenzielle Konfliktherd im Leben von Jugendlichen ist oftmals die Schule oder der Ausbildungsplatz. Schlechte schulische Leistungen, die Wiederholung einer Klasse oder der Abbruch einer Ausbildung sowie die Unzufriedenheit mit den eigenen Leistungen können das seelische Wohlbefinden von Jugendlichen deutlich beeinträchtigen. Mediator hierfür ist oftmals das eigene Selbstwertgefühl, welches durch die persönlichen Versagensängste gemindert wird. Auch resultieren aus schulischen Schwierigkeiten häufig Konflikte mit Eltern oder auch Lehrkräften.

Steigt aufgrund dauerhafter schlechter Leistungen in Schule oder Ausbildung der Druck von innen und außen, so kann sich dies in autoaggressiven Verhaltensweisen, wie beispielsweise selbstverletzenden Handlungen, manifestieren. Tabelle 2.11 stellt die Zusammenhänge von schulischen Leistungen, der eigenen Zufriedenheit mit den Leistungen und dem Verhältnis zu den Lehrkräften mit selbstverletzendem Verhalten dar.

Tabelle 2.11 Zusammenhang zwischen selbstverletzendem Verhalten und den Schulnoten, der Zufriedenheit mit den schulischen Leistungen sowie dem Verhältnis zu Lehrkräften in der Heidelberger Schulstudie (Brunner et al., 2007; Haffner et al., 2006)

Selbstverletzendes Verhalten	Deutschnote	
	Mittelwert	Standardabweichung
nie	2,95	0,80
1- bis 3-mal pro Jahr	3,02	0,78
> 3-mal pro Jahr	3,01	0,82
Gesamt	2,96	0,80
	Mathenote	
	Mittelwert	Standardabweichung
nie	3,00	0,96
1- bis 3-mal pro Jahr	3,34	0,97
> 3-mal pro Jahr	3,38	0,87
Gesamt	3,05	0,96

Selbstverletzendes Verhalten	Zufriedenheit mit schulischen Leistungen		
	nein (n = 607)	teils/teils (n = 3.862)	ja (n = 1.275)
nie	75,5 %	84,5 %	91,5 %
1- bis 3-mal pro Jahr	15,7 %	11,7 %	6,3 %
> 3-mal pro Jahr	8,9 %	3,8 %	2,3 %
	100 %	100 %	100 %

Selbstverletzendes Verhalten	Verhältnis zu Lehrkräften				
	sehr gut (n = 852)	gut (n = 3.248)	mittel (n = 1.471)	schlecht (n = 124)	gar nicht (n = 39)
nie	89,1 %	87,4 %	79,7 %	67,7 %	69,2 %
1- bis 3-mal pro Jahr	8,0 %	10,1 %	13,8 %	16,9 %	10,3 %
> 3-mal pro Jahr	2,9 %	2,5 %	6,5 %	15,3 %	20,5 %
	100 %	100 %	100 %	100 %	100 %

Allgemein findet sich im Jugendalter eine Vielzahl an möglichen Bereichen, in denen aktuelle und belastende Zustände für Jugendliche auftreten können. Selbstverständlich sind diese Situationen in der Regel nicht die alleinige Ursache für selbstverletzendes Verhalten. Der Großteil der Jugendlichen ist schließlich in der Lage, derartige Situationen ohne die Entwicklung dysfunktionaler Verhaltensweisen zu bewältigen. Dennoch ist es im Umgang und bei der Behandlung von Patienten, die sich selbst verletzen, wichtig ein Verständnis für deren aktuelle Belastungen zu entwickeln. In Abstimmung mit dem Patienten können dann sowohl individuelle als auch auf die Situation angepasste Coping-Strategien erarbeitet werden.

2.6 Funktionen und Erklärungsmodelle

Für Außenstehende, vor allem Angehörige und Freunde, aber auch professionelle Helfer wie zum Beispiel Lehrer, Erzieher oder auch behandelnde Ärzte, stellt sich selbstverletzendes Verhalten meist als unverständlich, ja sogar unsinnig dar. Selbstverletzung erzeugt häufig Hilflosigkeit, die sich nicht selten in Verärgerung und Wut beim Gegenüber äußert. Daher ist ein gutes Verständnis für die Ursachen und Beweggründe dieser Verhaltensweisen für Patienten und deren Umfeld von entscheidender Bedeutung. Nur durch umfassende Informationen und Aufklärung über die Motivation zur Selbstverletzung und deren Funktion können Angehörige, Freunde und Helfer dem selbstverletzenden Verhalten mit weniger Angst und besserem Verständnis begegnen. Dies kommt letztlich auch den Betroffenen zugute, da sich diese von ihrem Umfeld meist unverstanden und teilweise sogar stigmatisiert fühlen.

Natürlich ist die Kenntnis der verschiedenen und teilweise sehr individuell unterschiedlichen Funktionen des selbstverletzenden Verhaltens auch für die individuelle Diagnostik und Therapie von großer Relevanz. Daher sollen im folgenden Abschnitt zwei etablierte Modelle zu den Funktionen des selbstverletzenden Verhaltens eingehend beschrieben werden.

2.6.1 Die sieben Funktionen selbstverletzenden Verhaltens nach Klonsky

David Klonsky trug in einer Übersichtsarbeit die verschiedenen Funktionen des selbstverletzenden Verhaltens zusammen, die sich aus empirischen Studien ableiten ließen (Klonsky, 2007). Er beschrieb insgesamt sieben Funktionen selbstverletzenden Verhaltens, welche in Tabelle 2.12 zusammengefasst sind.

Tabelle 2.12 Sieben Funktionen der Selbstverletzung nach Klonsky (2007)

Funktion	Beschreibung
(1) Affektregulation	Selbstverletzendes Verhalten zur Erleichterung einer akut negativen Affektlage oder Spannungsreduktion
(2) Selbstbestrafung	Selbstverletzendes Verhalten, um sich selbst abzuwerten oder Wut gegen sich selbst auszudrücken
(3) Interpersonelle Beeinflussung	Selbstverletzendes Verhalten, um andere zu manipulieren oder bei anderen Hilfe zu suchen
(4) Interpersonelle Beziehungen	Selbstverletzendes Verhalten, um seine Autonomie zu behaupten und sich gegenüber anderen abzugrenzen
(5) Anti-Dissoziation	Selbstverletzendes Verhalten, um dissoziatives Erleben oder Depersonalisationen zu beenden
(6) Anti-Suizid	Selbstverletzendes Verhalten, um einen suizidalen Impuls zu vermeiden oder zu ersetzen
(7) Sensation Seeking	Selbstverletzendes Verhalten, um Aufregung zu schaffen oder sich selbst aufzuheitern

Die Funktionalität selbstverletzenden Verhaltens wurde immer wieder Gegenstand der Forschung, weshalb sich diese teilweise in neuem Gewand wieder findet. In einer aktuellen Übersichtsarbeit zum Thema bedienen sich Taylor und Kollegen (2018) eines Zwei-Faktoren-Modells und kategorisieren die Funktionen in intrapersonelle sowie interpersonelle. Zu den intrapersonellen Funktionen zählen sie die Emotionsregulation sowie die Selbstbestrafung, wobei die Funktion der Emotionsregulation in zwei weitere Zustände ausdifferenziert wird: (a) die Flucht aus einem negativen Zustand und (b) die Herstellung eines gewünschten Zustands. Den interpersonellen Funktionen ordnen sie folgende Funktionen zu: den Aspekt der Kommunikation, wobei selbstverletzendes Verhalten dabei helfen soll, auszudrücken wie schlecht es dem Betroffenen geht; darüber hinaus die Beeinflussung sowie die Bestrafung anderer Personen (Taylor et al., 2018). Im Kern finden sich hier also alle wichtigen, bereits postulierten Funktionen selbstverletzenden Verhaltens wieder, weshalb im weiteren Verlauf die sieben Funktionen nach Klonsky (2007) beschrieben werden sollen, da diese einen umfassenderen Blick auf die Funktionalität selbstverletzenden Verhaltens bieten.

(1) Affektregulation

Die am besten untersuchte und wahrscheinlich auch häufigste Funktion des selbstverletzenden Verhaltens ist die Affektregulation. Hierbei dient die Selbstverletzung der Erleichterung von einer akut intensiven negativen Stimmungslage oder der Spannungsreduktion. Patienten, die selbstverletzendes Verhalten zu diesem Zweck einsetzen, leiden häufig unter intensiven und für sie schwer kontrollierbaren Stimmungseinbrüchen.

Diese stark negativen Affekte können entweder im Rahmen von akuten Lebensereignissen, aber auch durch psychische Erkrankungen wie Depressionen und insbesondere die Borderline-Störung entstehen. Patienten, die selbstverletzendes Verhalten in diesem Zusammenhang einsetzen, weisen meist deutliche Defizite in der Emotionsregulation auf (Linehan, 1993; Brausch & Woods, 2018).

Selbstschädigung kann also durchaus als → maladaptive Strategie zur Emotionsregulation angesehen werden. Im weiteren Sinne kann dieses Verhalten sogar als eine Art paradoxe Selbstfürsorge betrachtet werden, die kurzfristig zu einer Linderung des Leidens und einer Stabilisierung der Stimmung führt, jedoch im Sinne eines Teufelskreises langfristig das Problem verstärkt. Erschreckenderweise deutet eine aktuelle Studie jedoch auch auf einen entgegengesetzten Zusammenhang hin. So waren gering ausgeprägte Emotionsregulationsstrategien nicht nur mit künftigem selbstverletzendem Verhalten assoziiert, sondern selbstverletzendes Verhalten hing ebenfalls mit einer Verringerung der Fähigkeit, die eigenen Emotionen zu regulieren, zusammen (Robinson et al., 2018). Die Autoren diskutieren drei mögliche Erklärungen hierfür: (a) das selbstverletzende Verhalten bietet schnelle Erleichterung und ist aufgrund dieser schnellen Wirkung hoch verstärkend, weshalb nicht auf andere Emotionsregulationsstrategien zurückgegriffen wird; (b) das selbstverletzende Verhalten beeinflusst die Selbstwirksamkeit sowie den Glauben an die eigenen Emotionsregulationsfähigkeiten negativ. Der Betroffene sieht sich also gar nicht mehr in der Lage, sich anders zu helfen als sich selbst zu verletzen; (c) durch das selbstverletzende Verhalten verringert sich die soziale Unterstützung durch andere, weshalb der Betroffene weniger Möglichkeiten hat, von anderen im Rahmen des Modelllernens adäquate Emotionsregulationsstrategien zu erlernen (Robinson et al., 2018).

Die Selbstverletzung führt über verschiedene Wege zur Reduktion negativer Affekte. Die Untersuchung biologischer Mechanismen deutet beispielsweise darauf hin, dass ein verringertes Stresslevel sowie eine reduzierte Amygdala-Aktivität in Folge des selbstverletzenden Verhaltens eintritt (Reitz et al., 2015).

Aber auch die Untersuchung psychologischer Mechanismen gibt Hinweise auf die Funktionsweise des selbstverletzenden Verhaltens in Bezug auf die Emotionsregulation. Die Ergebnisse diesbezüglich können jedoch als noch uneinheitlich betrachtet werden. Fox und Kollegen (2018) untersuchten prominente kognitive Theorien, die erklären sollen, warum selbstverletzendes Verhalten eine effektive Emotionsregulation bewirkt. So wurde in der Vergangenheit postuliert, dass Schmerz eine starke Ablenkung bewirke und andere, weniger intensive Stimuli nicht in der Lage seien die Aufmerksamkeit derart zu lenken und somit die Stimmung zu verbessern (Selby et al., 2008). Fox und Kollegen konnten diese Annahme im Rahmen ihrer Studie jedoch widerlegen.

Eine weitere, bereits viel beforschte Hypothese besteht darin, dass die Wegnahme oder Beendigung von Schmerz zu emotionaler Erleichterung führe (Franklin et al., 2013; Bresin & Gordon, 2013a; Schoenleber et al., 2014). Dieses Phänomen scheint jedoch nicht spezifisch für Betroffene zu sein und konnte durch die Autoren nur teilweise bestätigt werden.

Insgesamt kann also festgehalten werden, dass es noch weiterer differenzierter Forschung zu diesem Thema bedarf. Fest steht jedoch, dass die Affektregulation eine wichtige Funktion selbstverletzenden Verhaltens darstellt.

Fallbeispiel

Katja, 16 Jahre, befand sich in stationärer Behandlung einer kinder- und jugendpsychiatrischen Klinik

Auf die Frage ihres Therapeuten, warum sie sich selbst verletze, antwortete Katja wie folgt: »Ich weiß nicht, wie das kommt, aber ich neige ohnehin zu extremen Emotionen. Manchmal werde ich ganz plötzlich unglaublich traurig oder ich bekomme ganz große Angst. Manchmal sind meine Gefühle so stark, dass ich gar nicht mehr weiß, was ich eigentlich fühle, es fühlt sich einfach nur noch an wie ein großes Chaos. Wenn Sie so einen Zustand schon einmal erlebt hätten, dann wüssten Sie, dass das wirklich schwer auszuhalten ist. Ich weiß, alle glauben immer, man könne sich da zusammenreißen, ich schaffe es aber meistens nicht. Wenn ich mich dann ›ritze‹ und das Blut fließen sehe, dann ist es, als ob ich ein Ventil aufgedreht hätte. Die schlechten Gefühle sind dann nicht ganz weg, aber sie sind lange nicht mehr so stark und irgendwie fühle ich mich, als hätte ich dann eine viel größere Distanz dazu. Man könnte sagen, es ist eine wirkliche Erleichterung, die sich dann einstellt.«

Diese Aussage verdeutlicht, wie selbstverletzendes Verhalten zur Reduktion negativer emotionaler Zustände oder innerer Anspannung eingesetzt wird. Da die Affektregulation eine der häufigsten Funktionen selbstverletzenden Verhaltens darstellt, sind solche oder ähnliche Aussagen zur Begründung der Selbstverletzung häufig.

(2) Selbstbestrafung

Oftmals wird selbstverletzendes Verhalten auch zur Selbstbestrafung eingesetzt. Gefühle von Schuld und Wut auf sich selbst stehen dabei häufig im Vordergrund. Konsistent hierzu konnte eine aktuelle Studie zeigen, dass der Schmerz die Stimmung bei Betroffenen mit einem hohen Maß an Selbstkritik verbesserte, wohingegen die gewünschte Emotionsregulation bei Betroffenen mit einem geringen Ausmaß an Selbstkritik nicht einsetzte (Fox et al., 2018). Auch frühere Forschung konnte einen Zusammenhang zwischen Selbstkritik und Selbstbestrafungsmotiven hinsichtlich des selbstverletzenden Verhaltens aufzeigen (Glassman et al., 2007).

Konsistent hierzu konnten Studien zeigen, dass gegen sich selbst gerichtete Wut, Selbstabwertung und ein niedriges Selbstwertgefühl besondere Charaktermerkmale von Selbstverletzern darstellen (Soloff et al., 1994; Herpertz et al., 1997; Klonsky et al., 2003; Lundh et al., 2007). Gerade bei Opfern von Missbrauchserfahrungen oder extremer Invalidierung in der Kindheit zeigt sich häufig, dass die Selbstbestrafung vom Umfeld erlernt wurde und dann im Jugendalter als gewohnte und → ich-syntone Stressbewältigungsmaßnahme empfunden wird (Klonsky, 2007).

Fallbeispiel

Mara, 16 Jahre, befand sich in ambulanter Behandlung nach Dialektisch-behavioraler Therapie für Jugendliche (DBT-A)

Im Rahmen einer Verhaltensanalyse, die Mara zu einer stattgefundenen schweren Selbstverletzung beschrieben hatte, wurde mit dem Therapeuten auch über die Funktion dieser Selbstverletzung gesprochen. Mara berichtete hierzu Folgendes: »Manchmal komme ich in diese Zustände, in denen ich mich so schuldig fühle und mich so unglaublich schäme, dass ich das Gefühl hab', mich unbedingt selbst bestrafen zu müssen. Erst wenn ich mir dann irgendetwas angetan habe, ist die Rechnung wieder ausgeglichen.«

Schuld- und Schamgefühle spielen bei selbstverletzendem Verhalten häufig eine Rolle, besonders vor dem Hintergrund von Missbrauchserfahrungen oder elterlicher Invalidierung (Mahtani et al., 2018). Ein äußerst interessanter Aspekt dieses Falles war, dass die Patientin die Selbstverletzungen und andere Schädigungen nutzte, um im Sinne einer Sühne ihre Schuld wieder auszugleichen. Dies ließ sich, so konnte es im weiteren Verlauf der Therapie heraus gearbeitet werden, auch auf ihre kindlichen Missbrauchserfahrungen zurückführen.

(3) Interpersonelle Beeinflussung

Ein weiterer bedeutender Aspekt der Selbstverletzung ist die soziale Beeinflussung des Umfeldes von Jugendlichen. So können durch selbstverletzendes Verhalten Aufmerksamkeit und Unterstützung anderer eingefordert, Freunde gebunden und ungewollte Situationen (Klassenarbeit, Strafe durch Eltern oder Lehrer) vermieden werden (Podovall, 1969; Chowanec et al., 1991).

Diese Funktion selbstverletzenden Verhaltens ist mit den Betroffenen meist erst in einer vertrauensvollen Beziehung zu erarbeiten, da sie zunächst oft schambesetzt ist und daher von den Patienten vor sich selbst und anderen gegenüber verleugnet wird. Interessanterweise sieht besonders das Umfeld der Patienten (Familie, Peer-Gruppe) den Grund für die Selbstverletzungen in der sozialen Manipulation, was oftmals zu Wut und Ärger bei diesen führt. Selbst Lehrer und medizinisches Personal äußerten diese negativen Gefühle gegenüber sich selbst verletzenden Jugendlichen (Heath et al., 2011; Saunders et al., 2012).

Fallbeispiel

Jaqueline, 15 Jahre, befand sich in ambulanter psychotherapeutischer Behandlung aufgrund der Diagnose einer emotional-instabilen Persönlichkeitsstörung

Ebenfalls im Rahmen einer Verhaltensanalyse nach DBT-A berichtete Jaqueline über folgende Situation, einschließend ihrer Gefühle und Gedanken, die zu einer stattgefundenen Selbstverletzung geführt hatten: »Ich hatte mich mal wieder mit meinem Freund gestritten, so wie es bei uns ja in letzter Zeit andauernd läuft. Plötzlich hat er mir gesagt, dass er sich manchmal frage, ob das hier alles noch Sinn mache. Er nahm seine Jacke und meinte, er bräuchte jetzt erst einmal Abstand und wolle einige Tage mal nichts mit mir unternehmen, sondern darüber nachdenken, ob er noch mit mir zusammen sein wolle. In diesem Moment habe ich eine unglaubliche Panik bekommen. Ich wollte auf keinen Fall, dass er geht und entschuldigte mich sofort bei ihm und flehte ihn an, doch dazubleiben. Er wiederum entgegnete, dass er eigentlich gerne gehen wolle und sich das jetzt überlege. Dann ging er erst einmal auf die Terrasse zum Rauchen. In dem Moment kam mir die Idee, mich selbst zu verletzen und ich ging sofort ins Bad, baute meinen Rasierer auseinander und ›ritzte‹ mich mit zwei, drei Schnitten in den linken Unterarm. Auch ein wenig absichtlich habe ich die Schnittwunden nicht verbunden, sondern das Blut leicht durch den dünnen Pullover sickern lassen. Als mein Freund dann wieder von der Terrasse zurückkam, wollte er eigentlich gehen, sah dann aber meinen blutenden Unterarm. Ich glaube, er war schon auch wütend, aber vor allem hatte er Angst, ich könnte mir heute noch mehr antun und blieb da. Er kümmerte sich sogar ganz lieb um mich und in der Nacht haben wir noch miteinander geschlafen. Am nächsten Morgen war dann alles in Ordnung und von Trennung keine Rede mehr.«

Dieses Beispiel verdeutlicht, inwiefern selbstverletzendes Verhalten auch zur interpersonellen Beeinflussung genutzt wird. Gerade um tatsächliches oder erwartetes Verlassenwerden zu vermeiden, kann selbstverletzendes Verhalten ein Mittel darstellen, andere aus Sorge an sich zu binden. Dass die Patientin diesen Sachverhalt so offen in ihrer Verhaltensanalyse beschreiben kann, zeugt jedoch von einer hohen Reflexionsfähigkeit, welche sie sich im Rahmen der längeren psychotherapeutischen Behandlung erworben hatte.

Die Forschung der letzten Jahre weist jedoch darauf hin, dass die interpersonelle Funktion selbstverletzenden Verhaltens eher selten ein Motiv für die Selbstverletzungen darstellt und dass eher die intrapersonellen Funktionen (v.a. die Affektregulation) im Vordergrund stehen (Vega et al., 2017). Selbstverständlich sollte hier auch der Einfluss der sozialen Erwünschtheit beachtet werden, der Studienteilnehmer dazu bewegt möglichst angepasst und erwünscht zu antworten bzw. die Tatsache, dass die Funktion der Beeinflussung anderer, wie im Fallbeispiel beschrieben, erst im Rahmen eines vertrauensvollen Settings berichtet werden kann.

(4) Interpersonelle Beziehungen

Selbstverletzung kann in einigen Peer-Gruppen ein Mittel der gemeinsamen Bindung und der Identitätsstiftung darstellen. Es ist bekannt, dass selbstverletzendes Verhalten innerhalb der Peer-Gruppe durchaus ansteckenden Charakter haben kann. Nicht selten gibt es in Klassen oder Schulen ganze Cliquen, die dieses Verhalten praktizieren und hierüber einen gewissen Zusammenhalt auf der Basis von gegenseitigem Verständnis und Erfahrungsaustausch erzielen.

Emo- und Gothic-Szene. Eine Subgruppe, die immer wieder mit selbstverletzendem Verhalten in Verbindung gebracht wurde, stellt die sogenannte Emo-Szene dar. Emo (Emotional Hardcore) bezeichnet ursprünglich ein Subgenre des Hardcore-Punk, auch Emocore genannt, das sich durch das stärkere Betonen von Gefühlen wie Verzweiflung und Trauer sowie durch die Beschäftigung mit gesellschaftlichen, politischen und zwischenmenschlichen Themen auszeichnet. Ungefähr seit dem Jahr 2000 wird mit Emo auch ein jugendkulturelles Modephänomen bezeichnet. Basierend auf der Musikrichtung Emocore, hat sich eine neue Jugendbewegung in unserer Gesellschaft etabliert: das »EMO-sein«. Die jugendlichen Emos haben die Musik Emocore für sich entdeckt, die moralische Einstellung teilweise adaptiert und mit neuen modischen Elementen ergänzt. Interessant ist, dass sich die Macher des musikalischen Emocore, also sämtliche ursprünglichen Bands, von dieser Kultur distanzieren und sie als Eigenläufer bezeichnen (vgl. Suchbegriff »Emo« bei Wikipedia). Letztlich ist es nicht die Musik oder der Kleidungsstil, die im Zusammenhang mit selbstverletzendem Verhalten stehen oder dafür verantwortlich sind. Es ist jedoch möglich, dass die besondere Betonung negativer Emotionen diese Stilrichtung bzw. Jugendkultur für Jugendliche mit einer höheren → Vulnerabilität für Selbstverletzung attraktiver macht. In der Emo-Szene dürften sich Jugendliche, welche die in Verbindung mit selbstverletzendem Verhalten typischen Charakteristika aufweisen, besser angenommen und verstanden fühlen, was zu einer Aggregation von jugendlichen Selbstverletzern in dieser Gruppe führen könnte.

Eine aktuellere Studie, die sich mit selbstverletzendem Verhalten in der Subkultur »Gothic« beschäftigte, konnte zeigen, dass sich Jugendliche, die sich dieser Subkultur zugehörig fühlten, ein höheres Risiko für selbstverletzendes Verhalten aufwiesen. Jedoch merken die Autoren kritisch an, dass diesem Phänomen wohl eher Ansteckungsprozesse zugrunde liegen und nicht per se gesagt werden kann, dass das Gothic-Sein das Risiko für selbstverletzendes Verhalten erhöht (Bowes et al., 2015). Ähnlich wie in der Emo-Szene könnte natürlich auch hier die Betonung bestimmter Themen (in der Gothic Szene vornehmlich Tod und Vergänglichkeit; für nähere Informationen vgl. Suchbegriff »Gothic« bei Wikipedia) gerade auf Jugendliche mit einer erhöhten Vulnerabilität für selbstschädigendes Verhalten anziehend wirken, dennoch sollte der Effekt der Ansteckung, der sich in vielen Peer-Gruppen zeigt, auch bei solchen Subkulturen nicht außer Acht gelassen werden.

Abgrenzung. Manche Jugendlichen betreiben Selbstverletzung zur Abgrenzung gegenüber ihren Mitmenschen. Dieses Verhalten und die daraus resultierenden sichtbaren Narben unterscheiden sie von anderen und geben ihnen ein Gefühl von Unabhängigkeit und Autonomie.

(5) Anti-dissoziativer Effekt

Besonders im Rahmen posttraumatischer Erkrankungen oder bei der Borderline-Persönlichkeitsstörung wird für selbstverletzendes Verhalten auch ein anti-dissoziativer Effekt beschrieben. Nach DSM-5 wird unter Dissoziation eine fehlende Integration wichtiger Einheiten, wie z. B. Gedächtnis, Verhalten und Identität, verstanden (APA, 2013). Die Dissoziation kann also als ein Defekt der mentalen Integration verstanden werden, bei dem verschiedene mentale Funktionen vom Bewusstsein getrennt werden und unabhängig voneinander ablaufen können (Fragmentierung des Bewusstseins) (Janet, 1889). Bei der Dissoziation handelt es sich um ein vielgestaltiges Phänomen, bei dem es zu einem teilweisen oder völligen Verlust von psychischen Funktionen kommen kann. Mögliche betroffene Bereiche sind das Erinnerungsvermögen, eigene Gefühle oder Empfindungen (Schmerz, Angst, Hunger, Durst, ...), die Wahrnehmung der eigenen Person und/oder der Umgebung sowie die Kontrolle von Körperbewegungen. Gunderson (1984) beschrieb ausgeprägte und langandauernde dissoziative Episoden bei Patienten, wenn sie sich einsam fühlen, weil zum Beispiel Angehörige und Freunde nicht anwesend waren. Insgesamt treten diese Zustände häufig als Folge von intensiven negativen Emotionen auf, die für die Patienten subjektiv als nicht mehr aushaltbar empfunden werden. Die Dissoziation stellt dabei lediglich einen natürlichen Schutzmechanismus des Menschen dar, um Extremzustände besser ertragen zu können. Nicht selten gehen dissoziative Zustände daher mit sogenannten → Nachhallerinnerungen an traumatische Erlebnisse einher, womit der Zusammenhang mit traumatischen Erfahrungen oder zumindest subjektiv empfundenen Belastungen deutlich wird. Dissoziatives Erleben (bei sich selbstverletzenden Jugendlichen handelt es sich häufig um ein sich fremd fühlen oder gar nichts mehr spüren) wird häufig als sehr unangenehm erlebt und durch den Akt der Selbstverletzung soll dieser Zustand beendet werden. Hierbei können Schmerz oder das Fließen von Blut dazu dienen, den dissoziativen Zustand zu durchbrechen (Simpson, 1975; Gunderson, 1984) und die Patienten wieder in das »Hier und Jetzt« zurückzuholen. Patienten geben häufig an, durch die Selbstverletzung wenigstens etwas zu spüren, auch wenn es in diesem Falle Schmerz ist.

Auch aktuelle Studien weisen auf einen deutlichen Zusammenhang zwischen dissoziativen Zuständen und selbstverletzendem Verhalten hin (Franzke et al., 2015).

Fallbeispiel

Regina, 15 Jahre, wurde aufgrund der Diagnose einer emotional-instabilen Persönlichkeitsstörung vom Borderline-Typ bei komplexer Traumatisierung über Monate stationär behandelt

Die für sie typischen Geschehnisse im Vorfeld einer Selbstverletzung beschrieb Regina ihrem Therapeuten wie folgt: »Manchmal sind es Kleinigkeiten, manchmal auch größere Schwierigkeiten, manchmal kommt es auch aus dem Nichts. Dann ist es so, als ob ich meinen Körper gar nicht mehr spüre, ja als ob ich gar nicht mehr Teil meines Körpers bin. Der Körper ist sozusagen eine leere Hülle und ich bin ganz woanders. Seltsamerweise ist das Gefühl, das mit diesem Zustand verbunden ist, nicht immer das gleiche. Manchmal empfinde ich es als angenehm nichts zu spüren, weil es vorher so unglaublich wehgetan hat. Manchmal aber finde ich es auch ganz schrecklich, ich fühle mich in diesem Zustand gefangen und hilflos und komme von allein nicht mehr hinaus. Dann greife ich meist zur Rasierklinge und ›ritze‹ mich. Es tut meistens nicht weh, aber wenigstens spüre ich es. Je schwerer dieser Zustand, je weniger ich meinen Körper spüre, desto tiefer muss ich mich meist schneiden, um wieder in meinen Körper zurückzugelangen.«

Dieses Beispiel verdeutlicht eine typische Situation, in der schwere dissoziative Zustände durch die Anwendung von selbstverletzendem Verhalten durchbrochen werden. Der Schmerz als starker Sinnesreiz stellt hierbei den Aspekt dar, der die Patienten aus der Dissoziation heraus ins »Hier und Jetzt« zurückholen kann.

(6) Suizidalität

Wie bereits in Abschnitt 1.3 beschrieben, besteht eine hohe → Komorbidität zwischen selbstverletzendem Verhalten und Suizidalität (Brunner et al., 2007; Resch, Parzer & Brunner, 2008; Resch, Parzer, Haffner et al., 2008), wobei selbstverletzendes Verhalten einen wichtigen Prädiktor für Suizidalität darstellt (Koenig et al., 2017). Von suizidalen Patienten wird selbstverletzendes Verhalten gelegentlich sogar eingesetzt, um Suizidgedanken zu beenden. Hier spricht man von einem antisuizidalen Effekt der Selbstverletzung (Klonsky & Muehlenkamp, 2007).

(7) Sensation Seeking

Ein weiterer Grund für selbstverletzende Handlungen, der von einigen Patienten beschrieben wird, ist das sogenannte »Sensation Seeking«. In diesem Zusammenhang wird versucht, mithilfe von Selbstverletzung Aufregung und Hochgefühle im Sinne eines »Kicks« zu generieren. Die Motive für das selbstverletzende Verhalten sind also ähnlich zu gewissen Risikoverhaltensweisen, wie zum Beispiel dem S-Bahn-Surfen. Konsistent hierzu zeigen Forschungsergebnisse einen Zusammenhang zwischen Sensation Seeking und selbstverletzendem Verhalten auf (Jenkins et al., 2011; Knorr et al., 2013).

2.6.2 Das 4-Funktionen-Modell der nichtsuizidalen Selbstverletzung nach Nock

Matthew Nock entwickelte ein Modell, welches vier Funktionen im Rahmen der Entstehung und der Aufrechterhaltung von selbstverletzendem Verhalten beschreibt. Nock unterscheidet dabei eine positive und eine negative Verstärkung selbstverletzenden Verhaltens. Zudem grenzt er »automatische« (intrapersonale) und »soziale« (interpersonale) Funktionen der Selbstverletzung voneinander ab (Nock & Prinstein, 2004). Die sich dadurch ergebenden vier Funktionen selbstverletzenden Verhaltens sind in Tabelle 2.13 zusammenfassend dargestellt.

Tabelle 2.13 Die vier Verstärker selbstverletzenden Verhaltens (modifiziert nach Nock et al., 2007)

	Automatisch	Sozial
Positive Verstärkung	APR: Erreichung positiv erlebter Zustände	SPR: Auftretenswahrscheinlichkeit eines externen Ereignisses erhöhen
Negative Verstärkung	ANR: Milderung aversiv erlebter Zustände	SNR: Beeinflussung aversiver externer Umstände

Die intrapersonalen Funktionen zeichnen sich durch zwei wesentliche Aspekte aus.

(1) Durch die Selbstverletzung können innere emotionale Zustände beeinflusst werden, entweder um, im Sinne einer negativen Verstärkung, intensive negative Gefühlszustände zu beenden (automatic negative reinforcement; ANR) oder um, im Sinne einer positiven Verstärkung, einen inneren positiven Gefühlszustand zu generieren (automatic positive reinforcement; APR).

(2) Andererseits erlaubt die soziale Funktion selbstverletzenden Verhaltens den Patienten sich unangenehmen Situationen zu entziehen (social negative reinforcement; SNR) oder andere Mitmenschen zu positiven Reaktionen wie zum Beispiel Mitleid oder Zuwendung zu bewegen (social positive reinforcement; SPR). Auch hier gelten wieder die einfachen Prinzipien der negativen und positiven Verstärkung.

Durch das Modell von Nock wird noch einmal deutlich, wie wichtig es ist, sich im psychotherapeutischen Kontext mit den jeweils individuellen Funktionen der Selbstverletzung eingehend zu beschäftigen. Es zeigt klar, dass selbstverletzendes Verhalten im Erleben der jeweiligen Individuen Sinn ergibt und sich in gewisser Weise für die Betroffenen sogar als notwendige oder zumindest geeignete Strategie zur Befriedigung individueller Bedürfnisse darstellt. Nur durch die genaue Kenntnis der Funktionen und somit der verstärkenden und aufrechterhaltenden Faktoren des selbstverletzenden Verhaltens können individuelle Behandlungsschritte eingeleitet werden.

3 Diagnostik

In diesem Kapitel sollen zunächst Hinweise und Warnsignale besprochen werden, anhand derer Eltern, Freunde oder auch andere Bezugspersonen wie Lehrer oder Betreuer in Vereinen, sogenannte → Gatekeeper, selbstverletzendes Verhalten erkennen können. Im weiteren Verlauf wird dann im Einzelnen auf die klinische Diagnostik bei Jugendlichen mit selbstverletzendem Verhalten eingegangen und schließlich werden auch die bisher vorliegenden psychometrischen Instrumente zur klinischen oder auch wissenschaftlichen Diagnostik der Selbstverletzungen vorgestellt.

3.1 Erkennung selbstverletzenden Verhaltens durch Eltern, Peer-Gruppe oder Gatekeeper

Das Erkennen selbstverletzenden Verhaltens durch Eltern, Freunde oder andere Personen im Umfeld des Jugendlichen ist von besonderer Wichtigkeit. Es stellt oft den ersten Schritt dar, den Jugendlichen zu einer professionellen Diagnostik zu bewegen und dementsprechende Hilfe und Behandlungsangebote einzuleiten. Auch zeigt die klinische Erfahrung, dass Jugendliche meist erleichtert sind, wenn sie ihre Selbstverletzungen und die damit verbundenen Probleme sowie die daraus resultierende Scham nicht mehr alleine mit sich herumtragen müssen. Jedoch zeigen beispielsweise Ergebnisse der Heidelberger Schulstudie, dass nur ein geringer Prozentsatz der Eltern über die Selbstverletzungen ihrer Kinder Bescheid weiß. Ähnliches gilt im Übrigen auch für Suizidalität und den Konsum von Tabak, Alkohol und Drogen. Tabelle 3.1 zeigt die unterschiedlichen Angaben von Jugendlichen und deren Eltern über diese Verhaltensweisen in der Heidelberger Schulstudie.

Tabelle 3.1 Vergleichende Aussagen der Schüler sowie deren Eltern über selbstverletzendes Verhalten, Suizidalität, Drogen- und Alkoholkonsum sowie Rauchen in der Heidelberger Schulstudie (Brunner et al., 2007; Haffner et al., 2006)

Selbstverletzendes Verhalten	Angaben der Schüler		Angaben der Eltern	
nie	n = 4.900	85,1 %	n = 3.275	96,4 %
1- bis 3-mal pro Jahr	n = 630	10,9 %	n = 104	3,1 %
> 3-mal pro Jahr	n = 229	4,0 %	n = 19	0,6 %
gesamt	n = 5.759	100,0 %	n = 3.398	100,0 %
Suizidversuch	**Angaben der Schüler**		**Angaben der Eltern**	
nein	n = 5.308	92,0 %	n = 3.364	99,0 %
einmal	n = 339	5,9 %	n = 24	0,7 %
2- bis 3-mal	n = 80	1,4 %	n = 5	0,2 %
> 3-mal	n = 42	0,7 %	n = 5	0,2 %
gesamt	n = 5.759	100,0 %	n = 3.398	100,0 %

Konsum von Drogen	Angaben der Schüler		Angaben der Eltern	
nie	n = 5.058	87,5 %	n = 3.349	98,7 %
gelegentlich	n = 522	9,0 %	n = 34	1,0 %
einmal pro Woche	n = 64	1,1 %	n = 4	0,1 %
mehrmals pro Woche	n = 57	1,0 %	n = 2	0,1 %
täglich	n = 78	1,4 %	n = 5	0,2 %
gesamt	n = 5.779	100,0 %	n = 3.394	100,0 %
Konsum von Alkohol	**Angaben der Schüler**		**Angaben der Eltern**	
nie	n = 1.764	30,5 %	n = 2.266	66,8 %
gelegentlich	n = 3179	54,9 %	n = 1064	31,4 %
einmal pro Woche	n = 575	9,9 %	n = 48	1,4 %
mehrmals pro Woche	n = 210	3,6 %	n = 10	0,3 %
täglich	n = 62	1,1 %	n = 3	0,1 %
gesamt	n = 5.790	100,0 %	n = 3.391	100,0 %
Rauchen	**Angaben der Schüler**		**Angaben der Eltern**	
nie	n = 3.693	63,8 %	n = 2.843	83,9 %
gelegentlich	n = 860	14,9 %	n = 276	8,1 %
einmal pro Woche	n = 103	1,8 %	n = 15	0,4 %
mehrmals pro Woche	n = 190	3,3 %	n = 55	1,6 %
täglich	n = 939	16,2 %	n = 200	5,9 %
gesamt	n = 5.785	100,0 %	n = 3.389	100,0 %

Diese Verheimlichungstendenzen von Jugendlichen mit selbstverletzenden Verhaltensweisen gelten zweifelsohne nicht für alle Patienten in dieser Gruppe. Eine Untergruppe von ihnen präsentiert ihre Selbstverletzungen sogar bereitwillig, teils provokativ offen und schafft sich dadurch eine Identität als sogenannte »Cutter«. Andere Jugendliche wiederum verheimlichen das selbstverletzende Verhalten eher selektiv gegenüber erwachsenen Autoritätspersonen, gehen aber innerhalb der → Peer-Gruppe offen damit um. Eine kleine Gruppe von jugendlichen Selbstverletzern kommuniziert ihre Selbstverletzungen offen gegenüber Erwachsenen, wie zum Beispiel Eltern oder Lehrern, verheimlicht sie aber unter allen Umständen vor Gleichaltrigen. Ungeachtet dieser verschiedenen Möglichkeiten kann es für Menschen im Umfeld von Jugendlichen mit selbstverletzenden Verhaltensweisen sehr sinnvoll sein, bestimmte Alarmsignale und Hinweise zu kennen. Solche Anhaltspunkte, die auch in den aktuellen S2k-Leitlinien zu nichtsuizidalem selbstverletzendem Verhalten im Kindes- und Jugendalter zu finden sind, sind im Folgenden ausführlich beschrieben (Plener, 2010a; Petermann & Nitkowski, 2016).

Wunden bzw. Narben. Klare Zeichen für selbstverletzendes Verhalten sind das häufige und erneute Auftreten von Narben als Folge von Schnitten oder Verbrennungen sowie frische oder heilende Wunden in unterschiedlichen Stadien der Abheilung, aber auch Wunden, die lange nicht abheilen. Diese zeigen sich zumeist an den Armen. Die Beine und der Bauch sind jedoch ebenfalls typische Stellen für solche Wunden bzw. Narben, da sie dort weniger sichtbar und besser zu verstecken sind. Besonders klassisch für selbst zugefügte Schnittverletzungen (welche am häufigsten vorkommen) sind mehrere, parallel geführte Schnitte am linken Unterarm (bei Rechtshändern).

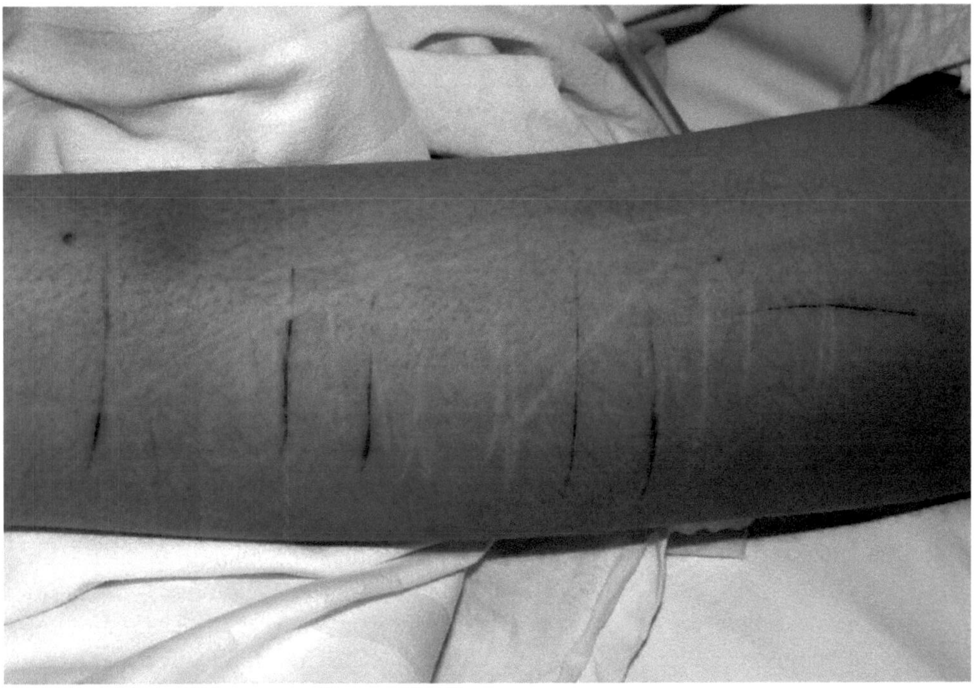

Scharfe Gegenstände. Ein weiterer deutlicher Hinweis kann das Auffinden von versteckten Rasierklingen, Messern oder anderen scharfen Gegenständen sein. Wie bereits erwähnt haben Jugendliche mit selbstverletzendem Verhalten hierfür häufig kleine Kästchen oder andere Behältnisse, in denen sich sogar Verbandsmaterial oder Desinfektionsspray befinden. Auffällig ist auch, wenn die Jugendlichen lange Zeit in abgeschlossenen Räumen wie zum Beispiel dem Bad oder auch dem eigenen Zimmer verbringen. Auch das Tragen von unangemessen warmer Kleidung (lange Ärmel im Hochsommer, Handgelenksbänder oder -stulpen) kann ein Hinweis auf das Vorliegen von selbstverletzendem Verhalten sein.

Rückzugsverhalten. Andere wichtige Warnsignale, die nicht unmittelbar in Zusammenhang mit selbstschädigenden Handlungen stehen müssen, jedoch ebenfalls gehäuft mit einem solchen Verhalten auftreten können, sind beispielsweise körperlicher und emotionaler Rückzug. Vor allem aber der über einen längeren Zeitraum andauernde soziale Rückzug von den Eltern oder auch von Freunden sowie die Verweigerung von Aktivitäten wie Sport oder Schwimmen sollte zum Anlass genommen werden, verstärkt auf die Jugendlichen einzugehen und sich wertschätzend dafür zu interessieren, warum dies gerade geschieht.

Nachlassende Leistungen. Ähnlich sollte auch ein plötzliches Nachlassen der schulischen Leistungen Eltern und Lehrkräfte dazu anregen, sich Gedanken um das psychische Wohlbefinden der Kinder/Schüler zu machen und die Jugendlichen direkt auf diese möglichen Probleme anzusprechen, ohne dabei vorwurfsvoll vorzugehen und den Fokus ausschließlich auf den schulischen Leistungseinbruch zu legen.

Fallbeispiel

Matthias, 16 Jahre, kam mit seinen Eltern in eine Psychologische Beratungsstelle

»Ich weiß überhaupt nicht, was ich hier soll«, stellte Matthias gleich zu Beginn des Gesprächs dar. Die Eltern jedoch berichteten, ihr Sohn habe sich im letzten Jahr massiv in der Schule verschlechtert. Er gehe aufs Gymnasium und habe dort immer gute Noten geschrieben, jetzt bringe er fast nur noch Fünfen nach Hause. Letztens habe sogar die Klassenlehrerin angerufen, die sich ernsthafte Sorgen mache, weil Matthias im Unterricht zunehmend abwesend und unmotiviert erscheine. Zusätzlich falle ihnen auch auf, dass Matthias, der früher nach seinen Hausaufgaben immer draußen mit seinen Freunden unterwegs gewesen sei, fast nur noch zu Hause sitze. Er unternehme kaum noch etwas mit Freunden, suche aber auch zu Hause überhaupt keinen Kontakt mehr zu den Eltern oder seinen Geschwistern. Sie hätten auch schon versucht, Matthias darauf anzusprechen, ob irgendetwas nicht in Ordnung sei, er blocke jedoch immer ab und gehe dann meistens gleich auf sein Zimmer. Deshalb hätten sie nun beschlossen, mit ihm einmal in diese Beratungsstelle zu kommen. Im weiteren Verlauf des Gesprächs, unter Ausschluss der Eltern, berichtete Matthias letztlich unter Tränen von Konzentrationsstörungen, dauerhaft gedrückter Stimmung, verschiedenen Ängsten und selbstverletzendem Verhalten, welches er seit einigen Monaten immer wieder ausübe. Er erklärte sich letztlich bereit, im Anschluss an das Gespräch einen Termin in der zuständigen Klinik für Kinder- und Jugendpsychiatrie auszumachen. Im Laufe seiner ambulanten Behandlung verbesserte sich das psychische Wohlbefinden des Patienten deutlich, die Selbstverletzungen konnte er wieder lassen. »Im Nachhinein bin ich meinen Eltern sehr dankbar, dass sie damals nicht lockergelassen haben und sich für meine schlechten schulischen Leistungen und meine Zurückgezogenheit interessiert haben«, erklärte Matthias. »Sonst hätte ich wohl nie Hilfe in Anspruch genommen und würde mich wahrscheinlich immer noch selbst verletzen.«

Dieses Beispiel verdeutlicht, wie wichtig es ist, dass Eltern oder auch andere Menschen im Umfeld von Jugendlichen auf wichtige Warnsignale selbstverletzenden Verhaltens achten und auch die Jugendlichen direkt darauf ansprechen. Letztlich hat in diesem Beispiel nur die Beharrlichkeit der Eltern zu der Inanspruchnahme der Hilfen und der positiven Entwicklung geführt.

3.2 Klinische Diagnostik

Das Verheimlichen des selbstverletzenden Verhaltens kann auch im klinischen Kontext ein ernsthaftes Problem darstellen. Hier sind besonders Selbstverletzungen an wenig sichtbaren Körperstellen (Bauch, Oberschenkel, aber teilweise auch Brüste oder sogar Genitalbereich) zu nennen, die dem Kliniker häufig verborgen bleiben. Patienten, die sich derartige Verletzungen zufügen, tun dies häufig genau mit der Absicht, die Umwelt über ihre Selbstverletzungen in Unkenntnis zu lassen. Zusätzlich besteht gerade bei Selbstverletzungen an intimeren Körperpartien eine große Scham, von diesen zu berichten oder diese gar den Ärzten oder Therapeuten zu zeigen. Ein weiteres Problem sind häufig indirekte Formen der Selbstverletzung oder -schädigung, deren sofortige Erkennung selbst für erfahrene Kliniker manchmal unmöglich ist (Plener, Fliege et al., 2009). Beispiele hierfür sind das bewusste Verweigern der Medikation bei Patienten mit Diabetes oder Schilddrüsenunterfunktion. Hierzu zählt ebenfalls die nichtsuizidale Selbstvergiftung mit diversen Tabletten.

Problematisch bei der Anamnese Jugendlicher in Bezug auf ihre selbstverletzenden Verhaltensweisen ist auch, dass es den Jugendlichen meist schwer fällt, den Schweregrad der zugefügten Verletzungen preis zu geben oder einzuschätzen (Plener, Fliege et al., 2009). Oftmals sind dafür die Schamgefühle des Jugendlichen verantwortlich, jedoch können auch → dissoziative Zustände während der Selbstverletzung Gründe für nur lückenhafte Erinnerungen an die selbstverletzende Handlung sein. Die Jugendlichen treffen darüber hinaus unterschiedliche Einschätzungen zum Schweregrad ihrer selbstzugefügten Verletzungen. Während einige zu einer → histrionischen Übertreibung neigen, nehmen andere die tatsächliche Schwere ihrer Verletzung kaum wahr. Dies kann zum einen an der häufig erniedrigten oder kaum vorhandenen Schmerzwahrnehmung von sich selbstverletzenden Patienten liegen, zum anderen liegt dies in der oftmals mangelnden Selbstfürsorge dieser Patienten begründet. Eine Schädigung des eigenen Körpers, auch wenn von stärkerem Ausmaß, wird als nicht so schlimm bewertet.

Wichtig

Die genannten Schwierigkeiten verdeutlichen, dass eine multimodale Diagnostik bei Jugendlichen mit selbstverletzendem Verhalten nahezu unerlässlich ist. Diese muss eine ausführliche Anamnese, wenn möglich eine Fremdanamnese, eine genaue und umfassende körperliche Untersuchung, sowie eine zusätzliche psychometrische Diagnostik enthalten.

Anamnese

Die Anamnese bei jugendlichen Patienten sollte immer in ruhiger und vertrauensvoller Atmosphäre, also nicht zwischen Tür und Angel durchgeführt werden. Nur wenn der Jugendliche sich angenommen fühlt und seine »Geheimnisse« anvertrauen möchte, kann eine ehrliche Anamnese durchgeführt werden. Vor diesem Hintergrund sollte die Anamnese, auch laut aktueller S2k-Leitlinie, ohne das Beisein der Eltern oder weiterer Bezugspersonen durchgeführt werden. Informationen aus Fremdanamnesen sowie Fragebögen ergänzen die klinische Exploration (Plener, Fegert et al., 2016).

Das Anamnesegespräch sollte sowohl das selbstverletzende Verhalten an sich als auch weitere Aspekte beinhalten, die mit diesem in Zusammenhang stehen könnten. In Bezug auf die Selbstverletzung sollte der Jugendliche nach folgenden Punkten gefragt werden:

- Beginn der Selbstverletzung/Zeitraum der Selbstverletzung
- Häufigkeit der Selbstverletzung
- Formen der Selbstverletzung
- Lokalisationen der Selbstverletzung
- Ausmaß und Schwere der Selbstverletzung
- Intention der Selbstverletzung (Ausschluss von Suizidalität)
- direkte Auslöser für die Selbstverletzung
- Ablauf der Selbstverletzung
- Wundversorgung nach der Selbstverletzung
- Funktionen der Selbstverletzung

Weitere Bereiche, die in einer ausführlichen Anamnese mit dem Jugendlichen besprochen werden sollten, sind im Folgenden aufgeführt. Es ist dabei von Bedeutung, dass der Arzt/Therapeut trotz strukturierter Vorgehensweise immer eine offene Haltung gegenüber Aspekten einnimmt, die der Jugendliche selbst in das Gespräch einbringen möchte. Ansonsten könnten wertvolle Informationen verloren gehen. Darüber hinaus begünstigt eine solche Haltung die Herstellung eines vertrauensvollen Verhältnisses zum Jugendlichen.

Zusätzliche Inhalte der Anamnese. Inhalte, die in einer ausführlichen Anamnese erhoben werden sollten, sind:

- aktuelle und problematische Lebensereignisse (aus den Bereichen Familie, Peer-Gruppe und Schule)
- andere psychische Probleme bzw. Erkrankungen
- weitere Risikoverhaltensweisen (Alkoholkonsum, Substanzmissbrauch, sexuelles Risikoverhalten)
- bestimmte Persönlichkeitsmerkmale (z. B. Impulsivität, emotionale Instabilität)
- Familienanamnese bezüglich psychischer Erkrankungen
- Umfeldanamnese bezüglich selbstverletzendem Verhalten und Suizidalität
- eigene Ressourcen und unterstützende Personen im Leben der Jugendlichen
- bereits erhaltene Hilfen oder Behandlungen

Laut aktueller S2k-Leitlinie wird folgende Basis-Diagnostik empfohlen, die um die zuvor erwähnten Aspekte ergänzt werden kann (Plener et al., 2016):

(a) An erster Stelle sollte eine somatische Abklärung stehen, um ggf. eine medizinische Erstversorgung einzuleiten.

(b) Die Erhebung eines vollständigen psychopathologischen Befunds unter besonderer Berücksichtigung der Suizidalität sollte vorgenommen werden.
(c) Häufigkeit und Methoden des selbstverletzenden Verhaltens sollten erfasst werden.
(d) Familiäre sowie außerfamiliäre Einflussfaktoren (sowie Schule und Peer-Gruppe) auf das selbstverletzende Verhalten sollten abgeklärt werden.
(e) Auswirkungen auf das soziale sowie familiäre Umfeld durch das selbstverletzende Verhalten sollten erfasst werden.

Fremdanamnese. Obwohl die Erhebung einer Eigenanamnese bei Jugendlichen ab dem Alter von zwölf Jahren ähnlich gut wie bei Erwachsenen durchführbar ist (Harrington, 2001), spielt die Fremdanamnese und die Einbeziehung der Sorgeberechtigten bzw. erwachsenen Vertrauenspersonen in die Diagnostik eine wichtige Rolle im Jugendalter. Die Fremdanamnese der Sorgeberechtigten (meist der Eltern) dient nicht nur der Überprüfung des Wahrheitsgehaltes und/oder der Ergänzung der Aussagen der Jugendlichen. Sie kann auch einen ersten und wichtigen Einblick in die familiären Beziehungen und deren Stellenwert als Mitursachen für die Selbstverletzungen geben. Außerdem können sich daraus wiederum Ressourcen für die Therapie von selbstverletzendem Verhalten ergeben.

Aus diesen Gründen sollten auch die Eltern zu den oben genannten Punkten befragt werden. Ergänzend hierzu kann im weiteren Verlauf ebenfalls eine Anamnese der Eltern hinsichtlich ihrer Problembereiche und lebensgeschichtlichen Entwicklung sinnvoll sein.

Körperliche Untersuchung

Wie zuvor beschrieben, ist die körperliche Untersuchung ein wesentlicher Bestandteil in der Diagnostik von Jugendlichen mit selbstverletzendem Verhalten und sollte laut aktueller S2k-Leitlinie direkt an erster Stelle der Basis-Diagnostik stehen (Plener et al., 2016). Hierzu gehört auch die Überprüfung des Impfstatus, wobei insbesondere auf das Bestehen eines Tetanus-Impfschutzes zu achten ist (Plener et al., 2016; In-Albon et al., 2015). Nach Möglichkeit sollte die körperliche Untersuchung durch einen gleichgeschlechtlichen Untersucher durchgeführt werden (In-Albon et al., 2015). Darüber hinaus sollten im Verlauf der Behandlung wiederkehrende körperliche Untersuchungen stattfinden, um Wunden, die versorgt werden müssen, rechtzeitig zu erkennen (In-Albon et al., 2015).

In der körperlichen Untersuchung sollten vor allem die folgenden Körperstellen auf das Vorliegen von Selbstverletzungen untersucht werden, da sich diese in einer klinischen Studie als häufigste Lokalisationen (in absteigender Reihenfolge) erwiesen haben (Nixon et al., 2002):

- Unterarm/Handgelenk
- Oberarm/Ellenbogen
- Unterschenkel/Knöchel
- Oberschenkel/Knie

- Hände/Finger
- Bauch

Bei Verdacht auf Selbstverletzungen im Bereich der Brüste oder der Geschlechtsorgane sollte auch hier eine körperliche Untersuchung erfolgen. Diese sollte dann allerdings durch einen außenstehenden Untersucher, eventuell sogar einen Gynäkologen, durchgeführt werden.

Zusammenfassend sollte jeder jugendliche Patient, der sich mit selbstverletzendem Verhalten im klinischen Kontext vorstellt, optimalerweise die oben genannten Anamnese- und Untersuchungsprozeduren durchlaufen. Damit kann ein umfassendes Bild der Symptomatik, aber auch aller Begleitumstände entstehen und notwendige sowie individuell ausgerichtete Hilfsmaßnahmen können eingeleitet werden. Im weiteren Verlauf stellen auch standardisierte, psychometrische Instrumente eine sinnvolle Ergänzung zu den oben beschriebenen Maßnahmen dar (Plener et al., 2016).

3.3 Standardisierte Instrumente

Standardisierte psychometrische Instrumente zur Erhebung von selbstverletzendem Verhalten haben vor allem im Bereich der Forschung eine hohe Relevanz, da hiermit große Stichproben mit relativ geringem Aufwand und guter Vergleichbarkeit untersucht werden können. Teilweise werden sie auch als Screeninginstrumente genutzt, um in einem zweiten Schritt an einer selektierten Patientengruppe nähere Untersuchungen zu selbstverletzendem Verhalten oder auch experimentelle Studien durchzuführen.

Jedoch können standardisierte Instrumente ebenfalls im klinischen Alltag eingesetzt werden, um eine genauere und vor allem vergleichbare Evaluation selbstverletzenden Verhaltens zu erreichen. Hierbei kann der psychometrische Test den Patienten eine niederschwellige Möglichkeit bieten, von diesen oftmals schambesetzten Verhaltensweisen zu berichten (Plener, Fliege et al., 2009). Dennoch sollte die direkte Exploration dem Einsatz von Fragebögen vorgezogen werden (Plener et al., 2016).

Fragebögen

Die aktuelle S2k-Leitlinie zu nichtsuizidalem selbstverletzendem Verhalten im Kindes- und Jugendalter hält eine Zusammenstellung deutschsprachiger Verfahren bereit. Tabelle 3.2 bietet eine Übersicht.

Tabelle 3.2 Fragebögen zu selbstverletzendem Verhalten (nach aktueller S2k-Leitlinie)

Instrument	Ausfülldauer	Psychometrische Angaben
Deliberate Self-Harm Inventory (DSHI)	ca. 4 min	hohe interne Konsistenz (Cronbachs α = .82), adäquate Test-Retest-Reliabilität für einen Zeitraum von zwei bis vier Wochen (r = .68; Gratz, 2001). In deutscher Stichprobe: hohe interne Konsistenz (Cronbachs α = .81) sowie hohe Test-Retest-Reliabilität nach 10 Wochen (r =.91) (Fliege et al., 2006)
Self-Harm Inventory (SHI)	k.A.	gute Differenzierung zwischen Patienten mit BPS und solchen ohne (κ = .33; Sansone et al., 1998; Sansone & Wiederman, 2015; deutsche Übersetzung: Fegert et al., 2005)
Self-Harm Behavior Questionnaire (SHBQ)	ca. 6 min	hohe interne Konsistenz der vier Faktoren (α = .89–.96; Gutierrez et al., 2001). In deutscher Stichprobe: hohe interne Konsistenz der vier Faktoren (Selbstverletzung: α = .96; Suizidversuche: α = .96; Suiziddrohung: α = .90; suizidale Gedanken: α = .87; Fliege et al., 2006). Test-Retest-Reliabilität der einzelnen Skalen moderat bis gut (r = .65–.90; Fliege et al., 2006)
Functional Assessment of Self-Mutilation (FASM)	ca. 5-7 min	befriedigende interne Konsistenz für mittelgradige und schwere Formen von selbstverletzendem Verhalten: Cronbachs α = .65–.66; Guertin et al., 2001). Vier Funktionen der Selbstverletzung (APR, ANR, SPR, SNR): interne Konsistenz: Cronbachs α = .62–.85 (Nock & Prinstein, 2004)
Modifiziertes Ottawa/ Ulm Selbstverletzungs-Inventar (MOUSI)	ca. 15 min	Aufgrund der qualitativen Auswertung des MOUSI liegen keine psychometrischen Angaben vor; jedoch wurde der Fragebogen bereits mehrfach in wissenschaftlichen Studien eingesetzt (Nixon et al., 2002; Plener et al., 2013).

- Der *Deliberate Self-Harm Inventory* (DSHI; Gratz, 2001) ist ein aus 17 Hauptitems bestehender Fragebogen zur Erfassung von Verletzungsmethoden, Beginn, Dauer, Auftretenshäufigkeit des selbstverletzenden Verhaltens sowie Notwendigkeit einer medizinischen Versorgung. Dieser Fragebogen kann aufgrund seiner Kürze auch als Screeninginstrument eingesetzt werden.
- Das *Self-Harm Inventory (SHI;* Sansone et al., 1998; Sansone & Wiederman, 2015) beinhaltet 22 Items und erfasst die Lebenszeitprävalenz direkter sowie indirekter Selbstschädigungsmethoden. Eine Abgrenzung zu Suizidalität ist nicht möglich. Mit dem Instrument kann das selbstverletzende Verhalten gut beschrieben werden.
- Der *Self-Harm Behavior Questionnaire* (SHBQ; Gutierrez et al., 2001) erfasst vier Bereiche selbstschädigenden Verhaltens: selbstverletzendes Verhalten, Suizidversuche, Suiziddrohungen und Suizidgedanken im Rahmen von 32 Items. Der SHBQ

kann zur Beschreibung selbstverletzenden Verhaltens eingesetzt werden; darüber hinaus wird er als Screeninginstrument empfohlen (Cloutier & Humphreys, 2009).

- Das *Functional Assessment of Self-Mutilation* (FASM; Lloyd et al., 1997) besteht aus 42 Items. Es dient der Erfassung einer Ein-Jahres- und Lebenszeitprävalenz inklusive der Unterscheidung verschiedener Formen selbstverletzenden Verhaltens. Zusätzlich werden Funktionen und Frequenz des selbstverletzenden Verhaltens erfragt, auch eine Abgrenzung zur Suizidalität wird vorgenommen. Das Instrument eignet sich zur Beschreibung selbstverletzenden Verhaltens.
- Das *Modifizierte Ottawa/Ulm Selbstverletzungs-Inventar* (MOUSI; Plener et al., 2013; Originalversion: Ottawa Self-Injury Inventory, Nixon et al., 2002) umfasst 36 Items und erfasst die folgenden Bereiche: Dauer und Häufigkeit des selbstverletzenden Verhaltens, Suizidabsichten, Körperstellen, Methoden, Wirksamkeit des selbstverletzenden Verhaltens, die Rolle von Blut und Schmerz, dissoziative Symptome, Alternativen sowie die Notwendigkeit medizinischer Versorgung. Der abgefragte Zeitraum bezieht sich auf den vergangenen oder die letzten sechs Monate. Hierbei handelt es sich um ein eher komplexes Instrument, das viele Informationen erfasst. Daher kann es sinnvollerweise im Rahmen der individuellen Therapieplanung sowie zur Therapaieevaluation eingesetzt werden (Heath & Nixon, 2009).

In Tabelle 3.3 können weitere Fragebögen zur Erfassung selbstverletzenden Verhaltens gefunden werden.

Tabelle 3.3 Weitere Fragebögen zur Erfassung selbstverletzenden Verhaltens

Instrument	Ausfülldauer	Psychometrische Angaben
Ottawa Self-Injury Inventory (OSI)	ca. 25 min	Aufgrund der qualitativen Auswertung des OSI liegen keine psychometrischen Angaben vor; jedoch wurde der Fragebogen bereits mehrfach in wissenschaftlichen Studien eingesetzt (Nixon et al., 2015; Guérin-Marion et al., 2018).
How I deal with stress-Questionnaire	ca. 5 min	keine psychometrischen Angaben vorhanden
Inventory of Statements about Self-Injury (ISAS)	ca. 15 min	Korrelationskoeffizienten für die Retest-Reliabilität der Sektion 1 (Verhaltensweisen) rangieren zwischen r = .52 und r = .83. Für die Sektion 2 (Funktionen) werden diese von r = .35 bis r = .89 angegeben (Glenn & Klonsky, 2011a).
Motivations Underlying Self-Harm Questionnaire	ca. 5 min	hohe interne Konsistenz: Cronbachs α = .90 (Laye-Gindu & Schonert-Reichl, 2005)
NSSV Schweregrad Fragebogen (NSSV-SG)	k.A.	hohe interne Konsistenz (Cronbach α = .73), Test-Retest-Reliabilität (r = .77; In-Albon et al., 2017)

- Das *Ottawa Self-Injury Inventory* (OSI; Nixon et al., 2002) besteht aus 22 Hauptitems und erfragt verschiedene Aspekte der Selbstverletzung (Frequenz, Beginn, Dauer, Lokalisation), sowie deren Funktionen. Besonders hervorgehoben ist die Erhebung des »Sucht-Charakters« von selbstverletzendem Verhalten.
- Der *How I deal with stress-Fragebogen* (Ross & Heath, 2002) stellt eigentlich ein Screeninginstrument zu allgemeinen Stressbewältigungsmechanismen dar und enthält in diesem Zuge die Frage nach selbstverletzendem Verhalten.
- Das *Inventory of Statements about Self-Injury* (ISAS; Glenn & Klonsky, 2011a) umfasst zwei Sektionen, wobei die erste (Sektion 1; Verhaltensweisen) detaillierte Angaben zu unterschiedlichen Formen und zum Ablauf des selbstverletzenden Verhaltens erfasst, während die zweite (Sektion 2; Funktionen) zahlreiche Funktionen des selbstverletzenden Verhaltens erhebt. Der Fragebogen ähnelt somit dem FASM (Lloyd et al., 1997), erfasst das selbstverletzende Verhalten jedoch detaillierter.
- Der *Motivations Underlying Self-Harm Questionnaire* (Laye-Gindu & Schonert-Reichl, 2005) erfasst mit Hilfe von 29 Items verschiedene Motive, die dem selbstverletzenden Verhalten zugrunde liegen.
- Der *NSSV Schweregrad Fragebogen* (NSSV-SG; In-Albon et al., 2017) erfasst die Häufigkeit und Art selbstverletzenden Verhaltens innerhalb der letzten drei Monate und dient der Beschreibung selbstverletzenden Verhaltens.

Interviews

Ein bereits seit längerer Zeit eingesetztes → semistrukturiertes Interview zur Diagnostik selbstverletzender Verhaltensweisen, das zusätzlich die suizidale Intention erfasst, stellt das »*Parasuicide History Interview*« (PHI; (Wagner & Linehan, 1994) dar. In diesem Interview wird besonders auf die Unterscheidung der Intention und Funktion der Selbstverletzungen eingegangen. Das »*Suicide Attempt Self-Injury Interview*« (SASII) aus der Feder der gleichen Arbeitsgruppe (Linehan et al., 2006a) stellt mehr oder weniger eine Weiterentwicklung des PHI dar. Hierbei liegt der Fokus ebenfalls auf der Unterscheidung, aber auch Überlappung von suizidalen und nichtsuizidalen Selbstverletzungen. Angaben zum Ablauf der Selbstverletzung, Kontextfaktoren und Intentionen/Funktionen werden erhoben. In verschiedenen Validierungsstudien (→ Validität) konnte eine → Interrater-Reliabilität zwischen r =.87 und r = .98 erreicht werden. Deutsche Versionen beider Interviews liegen bisher nicht vor.

Ein Interview zur umfassenden, semistrukturierten Erfassung selbstverletzenden Verhaltens stellt das »*Self-Injurious Thoughts and Behaviors Interview*« (Nock et al., 2007) dar. Erhoben werden Vorkommen, Häufigkeit und wesentliche Charakteristika eines breiten Spektrums selbstverletzender Verhaltensweisen, von nichtsuizidaler Selbstverletzung (NSSV) über Suizidgedanken und Suizidpläne bis hin zu Suizidversuchen. In einer Validierungsstudie an 94 jugendlichen Patienten konnte eine → Interrater-Reliabilität von r = .99 erzielt werden. Das im englischsprachigen Raum weit verbreitete Interview wurde aufgrund eines Mangels an standardisierten deutschen Verfahren in Kooperation der Kinder- und Jugendpsychiatrien der Universitätskliniken Ulm, Köln und Heidelberg ins Deutsche übersetzt und anhand einer klinischen

Stichprobe von N = 111 Jugendlichen evaluiert (Fischer et al., 2014). Das Interview wies eine ausgezeichnete Interrater-Reliabilität (κ = .77-1.00), eine adäquate Test-Retest-Reliabilität (κ = .52-.64) sowie eine gute Konstruktvalidität hinsichtlich selbstverletzender Verhaltensweisen und Suizidversuchen auf (κ = .89; κ = .86; Fischer et al., 2014).

4 Therapie

In den vorangegangenen Kapiteln wurde deutlich, dass selbstverletzendes Verhalten bei Jugendlichen in unterschiedlichsten Formen, Schweregraden und Kontexten auftreten kann. In jedem Fall aber sollte bei der Entdeckung eines solchen Verhaltens kinder- und jugendpsychiatrisch abgeklärt werden, ob diesem Symptom eine Krise im Rahmen der Adoleszenz oder auch eine manifeste psychiatrische Störung, zum Beispiel eine Borderline-Störung, zugrunde liegt. Problematisch erscheint die Tatsache, dass die meisten Jugendlichen, die unter Selbstverletzung und den damit oft verbundenen psychischen Problemen und psychiatrischen Komorbiditäten leiden, weder fachlich kompetent diagnostiziert, noch adäquat beraten wurden oder sich gar in Behandlung befinden (Resch, Parzer, Haffner et al., 2008; Rowe et al., 2014). Bereits in der Heidelberger Schulstudie konnte gezeigt werden, dass ein bedeutender Anteil an Jugendlichen, die sich gelegentlich, aber auch repetitiv selbst verletzen, noch keine Beratung oder Behandlung in Anspruch genommen hatte. Dies wird anhand der Zahlen in Tabelle 4.1 verdeutlicht.

Tabelle 4.1 Inanspruchnahme von Beratung/Behandlung durch Jugendliche mit selbstverletzendem Verhalten in der Heidelberger Schulstudie (Haffner et al., 2006)

Behandlung/Beratung wegen Sorgen/Problemen	Selbstverletzendes Verhalten		
	Nie (n = 4.832)	1- bis 3-mal pro Jahr (n = 620)	> 3-mal pro Jahr (n = 225)
ja	6,4 %	14,8 %	27,1 %
nein	93,7 %	85,2 %	72,9 %

Aktuelle Befunde zeigen, dass das Hilfesuchverhalten im Kontext psychischer Probleme im Jugendalter generell gering ausgeprägt, in Bezug auf selbstverletzendes Verhalten jedoch erschreckend gering ist (Cotter et al., 2015; Doyle et al., 2015; Pumpa & Martin, 2015).

Aus diesen Gründen nehmen im Jugendalter vor allem präventive Maßnahmen oder aber sehr niederschwellige Angebote einen hohen Stellenwert ein. Die Akutbehandlung des selbstverletzenden Verhaltens und/oder der Erstkontakt mit Jugendlichen, die sich selbst verletzen, sind jedoch ebenfalls von großer Bedeutung. Während dieser ersten Schritte der Jugendlichen in Richtung Helfersysteme entscheidet sich, ob sich diese angenommen und verstanden fühlen. Die Erstkontakte bilden somit den Grundstein für die weitere Beratung sowie darauf folgende therapeutische Maßnahmen.

Im weiteren Verlauf können psychotherapeutische Verfahren und teilweise auch → adjuvante medikamentöse Maßnahmen eingesetzt werden. Unter Einbeziehung des familiären Umfeldes und weiterer Helfersysteme ist eine multimodale und interdisziplinäre Therapie selbstverletzenden Verhaltens möglich. Dadurch können weitere Probleme und Konflikte angegangen und → komorbide psychische Störungen behandelt werden.

Die einzelnen Komponenten einer solchen Behandlung Jugendlicher mit selbstverletzendem Verhalten werden in den folgenden Abschnitten dargestellt.

4.1 Akutbehandlung der Selbstverletzung

Häufig findet der Erstkontakt mit jugendlichen Selbstverletzern nicht als geordneter Regeltermin in einer psychotherapeutischen Praxis statt, sondern als nächtlicher Notfall in der chirurgischen Ambulanz, bei dem günstigstenfalls der kinder- und jugendpsychiatrische Dienstarzt konsiliarisch hinzugezogen wird. Natürlich gibt es eine Vielzahl an Anlaufstellen, bei denen Patienten, die sich selbst verletzen, Hilfe suchen können, der erste Kontakt im Rahmen der Akutversorgung von frisch zugefügten Verletzungen ist jedoch besonders häufig.

Die aktuellen S2k-Leitlinien, aber auch verschiedene wissenschaftliche Arbeiten empfehlen für den Erstkontakt ein emotional neutrales Auftreten (Walsh et al., 2006, 2007). Es wird argumentiert, dass eine übermäßige Anteilnahme die Gefahr birgt, weitere und sogar massivere Selbstschädigungen zu verstärken, während ein zu distanzierter oder gar strafender Umgang wiederum ein erneutes hilfesuchendes Verhalten im Keim ersticken könnte (Plener, Fliege et al., 2009). Diese weitgehende Neutralität sollte prinzipiell nicht nur im Erstkontakt, sondern auch bei jeder weiteren Akutvorstellung aufgrund einer neuen Selbstverletzung beibehalten werden.

Wundversorgung

Ein wichtiger Aspekt der Akutbehandlung einer Selbstverletzung ist natürlich die medizinisch adäquate Versorgung der zugefügten Wunden. Diese Wunden können von oberflächlichen Kratzern bis hin zu großen Schnitten in tiefere Hautschichten oder andere Strukturen reichen. Auch Brandwunden, Erfrierungen oder großflächige Schürfwunden kommen vor. Bei weniger großen oder tiefen Wunden besteht die Wundversorgung in der Regel aus einer gründlichen Reinigung der Wunde und einer anschließenden Desinfektion. Selbstverletzungen bergen immer ein nicht unerhebliches Infektionsrisiko durch Keime und Schmutz, die bei der Verletzung der Hautoberfläche in das darunterliegende Gewebe oder den Blutkreislauf eingeschleppt werden können. Dieses Risiko kann durch eine Säuberung der Wunde sowie desinfizierende Maßnahmen deutlich gesenkt werden.

Bei tieferen Schnittwunden oder starken Verbrennungen kann eine chirurgische Wundversorgung (Kleben oder Nähen einer klaffenden Wunde, chirurgisches Abtragen von verbranntem und abgestorbenem Gewebe) notwendig werden, um eine gute Wundheilung mit möglichst geringer Narbenbildung zu gewährleisten. Plener und Kollegen (Plener, Fegert et al., 2016) formulieren Aspekte, die im Kontext der chirurgischen Versorgung beachtet werden sollten:

(a) Das funktionell und kosmetisch bestmögliche Ergebnis soll angestrebt werden.
(b) Das Vorgehen soll so schmerzfrei wie möglich gestaltet werden.
(c) Emotionale sowie wertende Äußerungen sollen unterlassen werden.
(d) Im Kontext fachfremder Interventionen sollte der Patient so lange beaufsichtigt werden, bis das Gefährdungspotenzial korrekt eingeschätzt ist.
(e) Ein kinder- und jugendpsychiatrisches Konsil soll angefordert werden.
(f) Besteht bereits eine Therapie, sollte der behandelnde Therapeut kontaktiert werden.

Im Anschluss an die Säuberung, Desinfektion und ggf. chirurgische Versorgung der Wunde sollte ein adäquater Wundverband angelegt werden, der die Wunde vor Verunreinigung schützt und die Patienten zunächst auch von einer erneuten Manipulation der Wunde abhält. Eine ausreichende medizinische Versorgung jeder einzelnen Selbstverletzung sollte bei Jugendlichen mit repetitivem selbstverletzendem Verhalten bereits zu Beginn einer Therapie thematisiert werden. Selbstverständlich muss in solchen Fällen nicht jede oberflächliche Ritzwunde gleich in einer chirurgischen Ambulanz vorgestellt und versorgt werden, jedoch ist unbedingt darauf zu achten, dass Jugendliche ihre selbstzugefügten Schnittwunden, im Sinne einer gewissen Selbstfürsorge, nach der Verletzung säubern, desinfizieren und verbinden. Auch sollten sie die Kriterien für die Notwendigkeit einer chirurgischen Wundversorgung kennen. Wichtig ist zudem, dass die Jugendlichen über Symptome und Zeichen einer Wundinfektion informiert sind. Der Wundstatus sollte in regelmäßigen Abständen durch die Ärzte oder Therapeuten kontrolliert werden.

Gerade bei Jugendlichen mit repetitivem selbstverletzendem Verhalten und komorbider Borderline-Persönlichkeitsstörung ist eine unzureichende Wundversorgung oder sogar die bewusste Manipulation von Wunden häufig Ausdruck ihrer Ablehnung des eigenen Körpers, ihrer geringen Selbstfürsorge und massiven Selbstschädigungswünschen. Hier kann es durchaus zu eigengefährdenden Situationen kommen, welche durch Ärzte und Therapeuten rechtzeitig erkannt werden sollten.

Fallbeispiel

Meggy, 17 Jahre, mit Diagnose einer emotional-instabilen Persönlichkeitsstörung vom Borderline-Typ, tauchte das erste Mal in der chirurgischen Ambulanz der Universitätsklinik auf

Meggy hatte sich massive Schnittverletzungen am Unterarm zugefügt, die mit mehreren Stichen genäht werden mussten. Da die diensthabende Ärztin in Sorge um den körperlichen und seelischen Zustand der Patientin war, forderte sie ein kinder- und jugendpsychiatrisches Notfallkonsil an, gleichzeitig entschied sie sich noch zu einer ausführlichen körperlichen Untersuchung. Während der körperlichen Untersuchung entdeckte sie noch zahlreiche, nahezu über den ganzen Körper verteilte Narben von früheren Verletzungen. Dann fiel ihr eine relativ frische Schnittwunde am rechten Bein auf, die offensichtlich gerötet und angeschwollen und somit infiziert war. Als die Ärztin mit Meggy die stationäre Aufnahme in die Klinik besprechen wollte, verschwand diese, bevor der kinder- und jugendpsychiatrische Konsilarzt zugegen war. Im weiteren Verlauf tauchte die Patientin mit der zunehmend infizierten Wunde noch zwei Mal bei niedergelassenen Hausärzten auf, jedoch verschwand sie jedes Mal, wenn die Ärzte die dringend indizierte stationäre Einweisung durchführen wollten. Durch die jeweils im Anschluss informierte Kinder- und Jugendpsychiatrie der Universitätsklinik wurde letztlich eine Fahndung mit richterlichem Unterbringungsbeschluss beantragt, da sich Meggy aufgrund der inzwischen massiv infizierten Wunde in zunehmender Lebensgefahr befand. Nachdem sie von der Polizei aufgegriffen worden war, wurde sie in der Kinder- und Jugendpsychiatrie zunächst intravenös antibiotisch behandelt, anschließend erfolgte eine lange stabilisierende psychiatrische Behandlung.

Dieser Fall zeigt deutlich, in welche Gefahr sich Patienten bisweilen mit schlecht versorgten Selbstverletzungen begeben. Gerade bei Patienten mit nur gering ausgeprägter Selbstfürsorge sollte die adäquate Versorgung der Wunden thematisiert werden sowie regelmäßige medizinische Kontrollen stattfinden.

Tetanus-Impfschutz

Ein wesentlicher medizinischer Aspekt, der im Rahmen von Erstkontakten mit Selbstverletzungen zu beachten ist, ist der Impfschutz für Wundstarrkrampf (Tetanus). Über einen solchen Tetanus-Impfschutz sollten alle Jugendlichen verfügen, dennoch muss dieser zumindest erfragt oder durch Vorlage des Impfpasses geprüft werden. Herrscht Unklarheit über den Impfschutz, kann eine Nachimpfung indiziert sein, da eine Tetanus-Infektion zu schweren Komplikationen führen oder sogar tödliche Folgen haben kann.

Infektionskrankheiten

Medizinisch relevant ist auch, im Rahmen des Erstkontaktes, vor allem aber auch bei repetitiven Selbstverletzern aus bestimmten Peer-Gruppen, die Möglichkeit einer Infektion durch gemeinsames Benutzen von Rasierklingen oder anderen Gegenständen zu bestimmen. Dadurch können Infektionskrankheiten mit → parenteralem Übertragungsweg, wie zum Beispiel HIV oder Hepatitis, auf dem Blutweg direkt übertragen werden. Eine solche gemeinsame Nutzung sollte daher erfragt und die Patienten ggf. ausführlich und sehr eindringlich über die Möglichkeit der Übertragung solcher Erkrankungen aufgeklärt werden.

Suizidalität

Neben der medizinischen Versorgung der Selbstverletzung stellt die Abklärung der Suizidalität einen sehr wesentlichen Aspekt im Rahmen der Akutbehandlung selbstverletzenden Verhaltens dar. Im Rahmen eines leitliniengerechten Erstkontakts muss eine fachlich kompetente Einschätzung der Suizidalität erfolgen (Kaess et al., 2010;

Plener & Kölch, 2013). Daher sollte, entweder zeitgleich oder direkt im Anschluss an die hausärztliche, kinderärztliche oder chirurgische Vorstellung der Patienten eine kinder- und jugendpsychiatrische Abklärung erfolgen. Hier muss in einer ausführlichen Exploration, ggf. unter Miteinbeziehung von fremdanamnestischen Angaben, geklärt werden, ob die stattgefundene Selbstverletzung in suizidaler Absicht erfolgte (also eigentlich ein Suizid oder Parasuizid vorliegt), oder ob zusätzlich zum selbstverletzenden Verhalten auch akute Suizidgedanken und sogar -pläne bestehen. Während selbstschädigende Handlungen allein keine Indikation für eine unmittelbare stationäre Aufnahme in eine Klinik für Kinder- und Jugendpsychiatrie darstellen, sollte bei akuter Suizidalität eine sofortige Einweisung erfolgen, um die Jugendlichen vor akuter Eigengefährdung zu schützen. Kriterien, die für eine stationäre Aufnahme erfüllt sein müssen, werden weiter unten ausführlich beschrieben.

Weiterversorgung veranlassen

Nach erfolgter medizinischer Grundversorgung der Verletzungen sowie ausreichender Abklärung der Suizidalität stellt sich nun eine der herausforderndsten Aufgaben an die jeweiligen Helfer des akuten Erstkontaktes. Die Jugendlichen fühlen sich nach dieser oft nervenaufreibenden und zeitaufwändigen Prozedur meist erschöpft und wollen nach Hause. Hier entsteht nun eine wesentliche Schnittstelle, an der sich entscheidet, ob die Jugendlichen diese akute Vorstellung zum Anlass für weitere Beratung und Behandlung nehmen, oder ob sie ihrem selbstverletzenden Verhalten weiterhin ohne Inanspruchnahme von professionellen Hilfen nachgehen. Grundsätzlich können zwei verschiedene Ansätze hilfreich sein:

Ein möglicher Ansatz ist das Herstellen eines sogenannten → Commitments für das Aufsuchen weiterer Hilfen. Dies ist sicherlich der erfolgversprechendste Weg, da Eigenmotivation eine gute Voraussetzung für eine erfolgreiche Weiterbehandlung von psychischen Problemen ist. Eine ausgiebige Aufklärung der Patienten, wobei das selbstverletzende Verhalten enttabuisiert und die Störungseinsicht gefördert wird, kann hierbei hilfreich sein. Auch die Information, dass selbstverletzendes Verhalten eine Funktion erfüllt, und dass das Erlernen anderer → Coping-Strategien eine Möglichkeit zu alternativem Handeln darstellen kann, ist für Jugendliche oft ein Anreiz zur weiteren Behandlung. Insgesamt sollte es gelingen, den Jugendlichen einerseits Verständnis für das selbstverletzende Verhalten sowie die auslösenden bzw. begleitenden Probleme und Konflikte entgegenzubringen, ihnen andererseits aber auch die Möglichkeiten einer Veränderung aufzuzeigen. Konkrete Anlaufstellen oder feste Terminabsprachen können dazu beitragen, die Jugendlichen an weitere Hilfsmaßnahmen heranzuführen und ihnen ein Gefühl von Verlässlichkeit und Sicherheit zu vermitteln. Dies kann bei der kinder- und jugendpsychiatrischen bzw. -therapeutischen Versorgungslage in Deutschland bisweilen sehr schwierig werden. Nicht selten liegen zwischen der Akutvorstellung und dem Beginn weiterführender Hilfsmaßnahmen Monate, weshalb viele Jugendliche die Lust oder Motivation verlieren; sie fühlen sich erneut alleine gelassen.

Daher ist der zweite Ansatz, eine Weiterversorgung von Jugendlichen mit selbstverletzendem Verhalten sicher zu stellen, ebenfalls äußerst wichtig. Er kann sogar zur alleinigen Möglichkeit werden, falls sich mit dem Jugendlichen kein Commitment erarbeiten lässt. Es geht hierbei um die Benachrichtigung der Eltern bzw. der Sorge- oder Erziehungsberechtigten, am besten in Verbindung mit einem zeitnah erfolgenden Informationsgespräch. Auch hier kann durch ausführliche Aufklärung und Beratung ein besseres Verständnis für das selbstverletzende Verhalten und begleitende Faktoren erzielt werden. Außerdem muss unbedingt auf die Notwendigkeit einer weiterführenden Diagnostik und Behandlung hingewiesen und an die Verantwortung gegenüber den Jugendlichen appelliert werden.

Im Idealfall sollten folgende Bereiche bei der akuten Vorstellung von Jugendlichen mit selbstverletzendem Verhalten beachtet werden:

- medizinische Versorgung der Wunden
- Abklärung der Suizidalität
- ausführliche Aufklärung der Patienten
- Planung weiterer Termine bzw. Hilfen mit den Patienten
- Information der Eltern oder anderer Sorgeberechtigter

Unter Berücksichtigung dieser Aspekte kann die Akutvorstellung der Patienten ein wesentlicher erster Schritt sein, um deren Sicherheit zu gewährleisten und eine Therapie einzuleiten. Hierbei besteht die Chance, das → Commitment aller Beteiligten für eine langfristige Behandlung der Selbstschädigung zu erlangen und weitere Maßnahmen einzuleiten.

4.2 Psychotherapie

Es existieren sehr wirksame psychotherapeutische Interventionen für Jugendliche mit selbstverletzendem Verhalten. Daher sollte die Psychotherapie immer das Mittel der Wahl bei der Behandlung betroffener Jugendlicher sein. Wesentliche Grundsätze in der psychotherapeutischen Behandlung selbstverletzenden Verhaltens gelten unabhängig von der jeweiligen Therapieform und können prinzipiell auch bei Jugendlichen angewandt werden. Es gibt jedoch Besonderheiten, die in der Therapie mit dieser Altersgruppe beachtet werden sollten.

Grundsätze

Allen Therapieformen, unabhängig von Alter und Setting, sind folgende Grundsätze gemeinsam: Bereits zu Beginn oder sogar vor Beginn der eigentlichen Behandlung werden klare Regeln und Vereinbarungen bezüglich des Umgangs mit Suizidalität, Kriseninterventionen und Störungen der therapeutischen Rahmenbedingungen sowie natürlich auch Selbstverletzungen benötigt. Diese sollten in den ersten gemeinsamen Stunden im Rahmen von Therapieverträgen vereinbart werden. Gleichzeitig arbeiten nahezu alle etablierten psychotherapeutischen Verfahren mit »Krisenplänen«, welche die genauen Abläufe und Handlungsschritte beschreiben, falls notwendige und festgelegte Rahmenbedingungen nicht mehr eingehalten werden können.

Dynamische Hierarchisierung

In der Behandlung von Persönlichkeitsstörungen, besonders der Borderline-Störung, hat sich die sogenannte »dynamische Hierarchisierung« (Herpertz, 2009, S. 41) bewährt. Das bedeutet, dass sich die Behandlungsschwerpunkte zwar an der momentanen Situation und dem Bedarf des Patienten orientieren, dabei aber einer hierarchischen Ordnung folgen. Stets vorrangig werden suizidale Ideen behandelt, es folgen weitere schädigende und gefährdende Verhaltensweisen, zu denen vor allem die schwereren Selbstverletzungen zählen, und schließlich therapiegefährdendes Verhalten. Weiterhin werden akute, besonders belastende Ereignisse oder Konflikte im Leben und Umfeld der Patienten thematisiert und erst, wenn nach Durchlaufen dieser Hierarchie eine gewisse Stabilität hergestellt wurde, kann die eigentliche, dem jeweiligen Behandlungsmanual folgende Therapie beginnen bzw. fortgesetzt werden. Da Selbstverletzungen in den meisten Fällen von komorbiden Störungen begleitet werden, sind solche therapeutischen Hierarchien auch in der Behandlung von Jugendlichen mit selbstverletzendem Verhalten angebracht. Diese können sowohl dem Therapeuten als auch dem Patienten als Orientierung und Leitfaden für die verschiedenen Problembereiche und Therapieschwerpunkte dienen.

Die Einhaltung dieser Hierarchie gestaltet sich in der praktischen Arbeit mit sich selbstverletzenden Jugendlichen bisweilen schwierig, da diese ihre Problem- sowie Zielbereiche häufig anders priorisieren bzw. hierarchisieren würden. So stellen für die meisten Jugendlichen interpersonelle Konflikte, familiäre oder schulische Probleme sowie der eigene Selbstwert und die Identität häufig wichtige Themen dar, die die Jugendlichen schnell in der Therapie bearbeiten wollen. Eine häufig getroffene Aussage von jugendlichen Patienten lautet: »Wenn ich meine Probleme hier gelöst habe und selbstbewusster und glücklicher bin, dann kann ich ja auch mit dem Selbstverletzen aufhören und habe wahrscheinlich auch keine Suizidgedanken mehr«. Patienten sind bisweilen nicht leicht davon zu überzeugen, dass das Unterlassen der selbstschädigenden Handlungen eine der vorherrschenden Bedingungen in der Behandlung darstellt. Sie haben große Angst, dass man ihnen mit der Rasierklinge ihr stabilisierendes »Werkzeug« wegnimmt, ohne ihnen bei den wirklichen Problemen zu helfen. Daher ist es wichtig, den Jugendlichen in der Anfangsphase der Behandlung viel Unterstützung zu bieten, um die an sie gestellten Aufgaben (Anti-Suizid-Vertrag, Unterlassen der Selbstverletzungen etc.) bewältigen zu können. Die etablierten Therapieverfahren, allen voran die Dialektisch-Behaviorale Therapie, zeigen hier verschiedenste Hilfestellungen und Maßnahmen auf.

Einbeziehung des sozialen Umfeldes

Eine Besonderheit bei der Behandlung Jugendlicher ist die Tatsache, dass diese aufgrund ihrer noch bestehenden Abhängigkeit häufig Bestandteil eines komplexen Systems sind. Dieses besteht einerseits aus der Familie, den Lehrern und institutionellen Helfern und andererseits aus den Freunden und anderen Jugendlichen der → Peer-Gruppe.

Mehr noch als im Erwachsenenbereich muss daher auch das Umfeld der Patienten in den therapeutischen Prozess einbezogen werden. Eine wichtige Aufgabe des Therapeuten besteht darin, die Konflikte und Problemherde des Systems zu erkennen und mit den Patienten, aber auch wichtigen Bezugspersonen, zu bearbeiten. Gleichzeitig sollte das System aber auch als Ressource genutzt und die Kooperation der verschiedenen Bezugspersonen und Helfersysteme gefördert werden. Häufig kann eine erfolgreiche Therapie von Jugendlichen nur gelingen, wenn wichtige Bezugspersonen im Umfeld zur Zusammenarbeit bewegt werden können und eine einheitliche Vorgehensweise aller Beteiligten im Umgang mit den Jugendlichen und ihrer Erkrankung erreicht wird.

Therapiebeziehung

Jugendliche begeben sich häufig nicht freiwillig in eine kinder- und jugendpsychiatrische Behandlung, sondern werden von Eltern, Lehrern oder anderen institutionellen Einrichtungen (z. B. Jugendamt) dazu gedrängt. Zugleich wollen und können sie häufig nicht mit Erwachsenen über ihre Konflikte und Sorgen sprechen, bleiben im Kontakt lange vage und ausweichend. Eine Schwierigkeit bei der Behandlung von Jugendlichen mit selbstverletzendem Verhalten liegt daher nicht selten in der Beziehungsgestaltung zwischen dem Patienten und dem Therapeuten. Der Therapieerfolg wird daher in besonders hohem Maße davon abhängen, ob es dem Therapeuten gelingt, eine vertrauensvolle und tragfähige therapeutische Beziehung zu seinen Patienten aufzubauen (Luborsky, 1984) und die Jugendlichen auch in dieser Beziehung zu halten. Von Patienten mit Borderline-Störungen sind die häufig grundlegenden Schwierigkeiten im Beziehungsaufbau und der Beziehungsaufrechterhaltung bekannt. Solche Probleme können jedoch auch bei anderen Patienten mit selbstverletzendem Verhalten vorkommen und sind sogar ein häufiges Begleitphänomen. Dies gilt insbesondere für das Jugendalter, da hier die ohnehin von einer gewissen Unentschlossenheit und Unsicherheit geprägte Lebensphase der Adoleszenz erschwerend hinzukommt. Zuvor erlebte negative Erfahrungen in Beziehungen werden insbesondere von jugendlichen Patienten in der therapeutischen Beziehung im Sinne einer Übertragung wieder erlebt. Die Therapeuten müssen daher ständig auf solche Übertragungsbeziehungen achten und diese gegebenenfalls thematisieren und bearbeiten. Das Vertrauen der Jugendlichen muss langsam und geduldig erarbeitet werden (Streeck-Fischer, 2008). Weiterhin wird das einmal geschlossene Arbeitsbündnis von Patientenseite häufig in Frage gestellt und der Therapeut dadurch in seiner Loyalität und Beanspruchbarkeit geprüft. Dies geschieht häufig durch Regelübertritte und Grenzüberschreitungen im Rahmen der Therapie. Gerade hinsichtlich der selbstverletzenden Handlungen selbst werden Jugendliche ihr → Commitment zur Reduktion dieser Verhaltensweisen und der Suche nach alternativen → Coping-Maßnahmen immer wieder in Frage stellen. Es ist möglich, dass eine psychotherapeutische Behandlung von Jugendlichen mit selbstverletzendem Verhalten über lange Strecken hinweg aus Commitment-Arbeit zur Reduktion dysfunktionaler Verhaltensweisen besteht. Um nicht zu schnell mit den Patienten in Situationen zu geraten, in denen Therapeuten ihre »therapeutische« Haltung zugunsten von pädagogischen Interventionen, die im Bereich der Kinder- und Jugendpsychiatrie einen hohen Stellenwert haben, verlassen müssen, empfiehlt es sich, vorab einen sehr strukturierten und konsistenten Rahmen für die Therapie zu schaffen. Gleichzeitig sollte dysfunktionales Verhalten der Patienten in der Beziehungsgestaltung (Schweigen, Unpünktlichkeit, Feindseligkeit) rasch angesprochen und korrigiert, eine vertrauensvolle Kooperation hingegen verstärkt werden (Herpertz, 2009).

Therapiesetting

Ein wichtiger Faktor des Gelingens einer Therapie mit sich selbstverletzenden Jugendlichen ist die Wahl des geeigneten Settings. In der Regel ist bei solch einer Therapie die ambulante oder teilstationäre Behandlung der stationären vorzuziehen, um möglichst wenig in das Alltagsleben der Betroffenen einzugreifen und um ein höchstmögliches Funktionsniveau sowie familiäre und soziale Beziehungen weiter aufrecht zu erhalten (Plener, Fegert et al., 2016). Falls eine stationäre Aufnahme nicht zu vermeiden ist (siehe die folgenden Kriterien zur stationären Aufnahme der aktuellen Leitlinie), sollten konkrete Behandlungsziele, die in diesem Setting erreicht werden können, und die dafür notwendige Dauer der stationären Behandlung bereits zu Beginn festgelegt werden. Unspezifische stationäre Behandlungen, das heißt ohne klaren Fokus und ohne klare zeitliche Vorgabe, sind grundsätzlich nicht zu empfehlen. Auch im Bereich der Behandlung von Patienten mit Borderline-Persönlichkeitsstörungen konnte gezeigt werden, dass die ambulante Behandlung mit eher kurzen und zielgerichteten Kriseninterventionen deutliche Vorteile gegenüber langen stationären Therapien hat (Bolm et al., 2002; Bohus & Höschel, 2006). Gründe hierfür sind die hohe Gefahr einer Regression der Patienten im stationären Setting sowie die Vorstellung, dass die Störung am besten dort zu behandeln ist, wo sie symptomatisch wird, also im Alltag mit all seinen Anforderungen und vorhandenen Beziehungen.

Indikationen für eine stationäre Aufnahme bei Jugendlichen mit selbstverletzendem Verhalten stellen entweder weitere Symptome oder Komorbiditäten sowie massive psychosoziale Begleitphänomene dar. Selbstverletzungen an sich sind in der Regel kein Grund für eine stationäre Behandlung, es sei denn, Art und Schwere der Selbstverletzungen gehen in den Bereich der Eigengefährdung über.

Die aktuelle S2k-Leitlinie gibt eine Übersicht über die Umstände, unter denen eine stationäre Aufnahme bei selbstverletzendem Verhalten indiziert ist:

(a) bei akuter Suizidalität
(b) bei erheblichen körperlichen Schäden bzw. Situationen, die eine enge Überwachung erfordern
(c) wenn der Einfluss des Umfeldes einen möglichen Behandlungserfolg negativ beeinflusst
(d) möglich, wenn ambulant keine ausreichende diagnostische Klarheit herbeigeführt werden kann
(e) möglich, wenn keine ambulante Behandlung verfügbar ist
(f) möglich, wenn durch eine ambulante oder teilstationäre Behandlung keine ausreichende Verbesserung erreicht werden kann

Weitere Faktoren, die häufig mit selbstverletzendem Verhalten in Zusammenhang stehen und ebenfalls eine Indikation für eine stationäre Behandlung darstellen können, sind:

- akute Fremdgefährdung bei aggressiven Impulsdurchbrüchen
- schwere komorbide Störungen (Depression, Essstörung, Sucht)
- rezidivierende schwere → dissoziative Zustände, in denen es ebenfalls zu Gefährdungssituationen kommen kann
- zunehmende Delinquenz
- Hochrisikoverhalten (z. B. ungeschütztes, promiskuitives Verhalten)
- Unbeschulbarkeit

In den nachfolgenden Abschnitten soll der Einsatz bestimmter psychotherapeutischer Maßnahmen bei Jugendlichen mit selbstverletzendem Verhalten genauer beschrieben werden.

4.2.1 Dialektisch-behaviorale Therapie für Jugendliche (DBT-A)

Die Dialektisch-behaviorale Therapie für Adoleszente wurde aufgrund des Fehlens spezifischer, evaluierter Behandlungsverfahren für suizidale und sich selbstverletzende Jugendliche Mitte der 1990er-Jahre von Rathus und Miller entwickelt (Rathus & Miller, 2002). Es handelt sich hierbei um eine für Heranwachsende angepasste Form der Dialektisch-behavioralen Therapie.

Die von Marsha Linehan entwickelte »Dialektisch-behaviorale Therapie« (DBT; Linehan, 1989, 1993) ist das inzwischen wohl meist genutzte und am besten erforschte Therapieverfahren für Patienten mit selbstverletzendem Verhalten und chronischer Suizidalität bei Borderline-Persönlichkeitsstörungen. Die Wirksamkeit der Dialektisch-behavioralen Therapie konnte inzwischen in zahlreichen Therapiestudien nachgewiesen werden (Bohus & Schmahl, 2006; O'Connell & Dowling, 2014). Studien konnten in Follow-up-Untersuchungen auch einen zeitlich andauernden Therapieeffekt zeigen (Linehan, Comtois, Murray et al., 2006; McMain et al., 2012). Linehan bediente sich bei der Entwicklung dieser manualisierten Therapieform aus Elementen der Verhaltenstherapie, der Kognitiven Therapie, der Gestalttherapie, der Hypnotherapie und des Zen-Buddhismus. Konzipiert wurde die DBT ursprünglich ausschließlich für ambulante Behandlungen, sie ist jedoch mit der Zeit auch für teilstationäre und vollstationäre Behandlungen weiterentwickelt und evaluiert worden (Bohus et al., 2004; Bloom et al., 2012; von Auer et al., 2015).

Für die Behandlung von Jugendlichen mit Borderline-Persönlichkeitsstörung wurde das Konzept der DBT modifiziert (Rathus & Miller, 2002; Miller et al., 2007) und als Manual publiziert (DBT-A; Böhme et al., 2001). Mittlerweile zeigt die Studienlage, dass sich auch die »Dialektisch-behaviorale Therapie für Jugendliche« als wirksam erweist (Fleischhaker et al., 2006; Mehlum et al., 2014; McCauley et al., 2018;

Buerger et al., 2018). Darüber hinaus konnten in Follow-up-Studien ebenfalls positive Langzeiteffekte der Therapie nachgewiesen werden (Mehlum et al., 2016).

Ursprünglich wurde auch die DBT-A, wie die meisten bisher vorliegenden Behandlungsverfahren zu selbstverletzendem Verhalten, für Jugendliche mit einer Borderline-Störung entwickelt; sie basiert auf der biopsychosozialen Theorie von Marsha Linehan (Fleischhaker et al., 2009). Inzwischen findet die DBT-A jedoch eine zunehmend breitere Anwendung in der Behandlung von Selbstverletzung und Suizidalität, weiteren Störungen der Impulskontrolle und impulsiv-selbstschädigenden Verhaltensweisen sowie auch Störungen des Sozialverhaltens, Essstörungen und Adoleszentenkrisen, die mit ähnlichen Symptomen einhergehen können. Es ist also nicht zwingend notwendig, die Diagnose einer Borderline-Störung zu stellen, um Patienten mit Dialektisch-behavioraler Therapie für Jugendliche zu behandeln.

Die ambulante DBT-A besteht, ähnlich zur DBT, aus den folgenden Elementen (vgl. von Auer & Bohus, 2018):

(a) wöchentliche Einzeltherapie
(b) Bezugspersonengespräche (ca. jede 5. Sitzung)
(c) Skillsgruppe unter Einbezug der Bezugspersonen
(d) Telefoncoaching
(e) Super- sowie Intervision für die Therapeuten

Speziell die Integration des nahen Umfelds sowohl in die Einzel- als auch in die Gruppentherapie geschieht, um der spezifischen Situation von jungen Erkrankten gerecht zu werden.

Findet die DBT-A im stationären Kontext statt, wird sie um die folgenden Aspekte ergänzt (vgl. von Auer & Bohus, 2018):

(a) ggf. Elterngruppe
(b) Bezugspersonenstunden durch das Pflegeteam
(c) Jugendkonferenz
(d) Achtsamkeitsgruppe
(e) optionale Commitmentgruppe
(f) Skillscoaching

Auch im Rahmen der DBT-A wird die stationäre Behandlung zeitlich begrenzt und mit klarem Fokus durchgeführt. Entsprechende Konzepte, welche die oben genannten Punkte berücksichtigen, liegen vor (von Auer et al., 2015).

Die Einzeltherapie in der DBT-A

In der Einzeltherapie werden, nach Klärung des therapeutischen Rahmens und der Zielsetzung mit Hilfe von Therapieverträgen und Krisenplänen, Behandlungsschwerpunkte anhand einer dynamisch organisierten Hierarchie (s.o.) systematisch bearbeitet. Während viele mit dem Begriff DBT hauptsächlich das sogenannte »Skills-Training« assoziieren, ist die Dialektisch-behaviorale Therapie weit mehr als die Vermittlung von Fertigkeiten zur Symptomreduktion und Verbesserung verschiedener Problembereiche. Ein wichtiger Bestandteil dieser Therapieform ist zunächst die sogenannte »dialektische« Grundhaltung, die Therapeuten ihren Patienten entgegenbringen sollten, die aber auch den Patienten und wichtigen Bezugspersonen vermittelt werden sollte. Diese »dialektische« Grundhaltung bedeutet, dass die Therapeuten und Bezugspersonen den Jugendlichen mit einem hohen Maß an Akzeptanz für ihre Situation und auch ihrer Symptomatik gegenübertreten und gleichzeitig versuchen, gemeinsam mit den Jugendlichen Veränderungen zu erreichen und auch einzufordern. Die Therapeuten wechseln hierbei beständig zwischen den Polen Veränderung und Akzeptanz (»Dialektik«). Die Grundsätze der »dialektischen« Grundhaltung in der DBT-A sind (vgl. von Auer & Bohus, 2018):

- Alle Beteiligten geben sich wirklich Mühe.
- Alle Beteiligten wollen sich verändern.
- Alle Beteiligten müssen stärker motiviert sein und sich mehr anstrengen, um sich zu verändern.
- Die Beteiligten haben ihre Schwierigkeiten nicht alle selbst verursacht, müssen sie aber selbst lösen.
- Das Leben aller Beteiligten ist in dieser Form belastend und schwer auszuhalten.
- Alle Beteiligten müssen in allen wichtigen Lebensbereichen neue Verhaltensweisen lernen.
- Alle Beteiligten können in der Therapie nicht »versagen«.
- Es gibt keine absolute Wahrheit, Wahrheit ist »Ansichtssache«.

In diesem Spannungsfeld zwischen Akzeptanz und Veränderung gibt es nun in der DBT-A verschiedene grundlegende Strategien, die jeweiligen Pole der »Dialektik« zu stärken.

Validierung. Eine besonders grundlegende und wichtige Strategie der Akzeptanz ist die sogenannte Validierung. Validierung teilt jemandem mit, dass seine Reaktionen (Gefühle, Gedanken, Handlungen) Sinn ergeben und in einer speziellen Situation sowie vor dem persönlichen Hintergrund der Person nachvollziehbar sind. Die Jugendlichen sollen im Rahmen der Psychotherapie zum einen Validierung durch die Therapeuten erfahren, zum anderen sollen Patienten und auch deren Umfeld lernen, andere und auch sich selbst zu validieren, d. h. Verständnis und Akzeptanz für die Gefühle, Gedanken und Handlungen anderer und sich selbst zu entwickeln. Wichtig hierbei ist, dass Validierung nicht automatisch gutheißen bedeutet, da dies ja, dann auch wenig »dialektisch«, jeglicher Veränderung entgegenstehen würde. Die verschiedenen Validierungsstrategien, die sowohl den Therapeuten, als auch den Patienten und deren Umfeld zur Verfügung stehen, sind (vgl. von Auer & Bohus, 2018):

- V1 ungeteilte Aufmerksamkeit: aufmerksam zuhören, Interesse signalisieren, nachfragen
- V2 genaue Reflexion: Gesagtes zusammenfassen
- V3 Verbalisieren von Nicht-Gesagtem: z. B. wahrgenommene Gefühle, welche vom Patienten nicht benannt werden

- V4 Validierung in Bezug auf die Biographie: aufgrund der Lerngeschichte und biologischer Dispositionen können Reaktionen nachvollzogen werden
- V5 Validierung in Bezug auf die aktivierten Schemata: vor dem Hintergrund der Grundannahmen können Reaktionen nachvollzogen werden
- V6 radikale Echtheit: die »Norm« einbeziehen
- V7 Selbstöffnung durch den Therapeuten, wenn adäquat

Fallbeispiel

Birgit, 16 Jahre, war mit der Diagnose einer emotional-instabilen Persönlichkeitsstörung vom Borderline-Typ in ambulanter dialektisch-behavioraler Behandlung

Birgit besprach im ambulanten Einzelgespräch die Verhaltensanalyse zu ihrer letzten Selbstverletzung mit der Therapeutin. Sie erzählte, dass sie im Vorfeld der Selbstverletzung eigentlich ein Treffen mit einer ihrer Freundinnen ausgemacht hatte. Diese habe dann aber kurzfristig abgesagt, dabei nur eine SMS geschrieben. Im Laufe des Nachmittages habe sie dann wiederum von einer anderen Freundin erfahren, dass diese mit der Freundin, mit der sie sich eigentlich habe treffen wollen, in der Stadt gewesen sei. Die Therapeutin fragte daraufhin: »Wie hast du dich dabei gefühlt, als du das gehört hast?« »Ich habe mich ganz mies gefühlt, als ob mich niemand auf der Welt leiden könnte«, sagte Birgit. »Ich habe mich selbst gehasst und in mir ist wieder diese Anspannung hochgekommen. Dann bin ich in mein Zimmer und habe mich ›geritzt‹.« »Das war bestimmt eine sehr schwierige Situation für dich«, validiert die Therapeutin. »Ich könnte mir vorstellen, dass da vielleicht auch andere Gefühle außer Selbsthass in dir hochgekommen sind. Welches wäre denn ein weiteres Gefühl, das in dieser Situation auch möglich gewesen wäre?« »Na ja«, antwortet Birgit, »andere wären vielleicht auch wütend auf die Freundin gewesen.« »Du meinst also, außer dich selbst wertlos zu fühlen, hättest du eigentlich auch auf deine Freundin wütend sein können?«, antwortet die Therapeutin. »Das bin ich eigentlich nie«, antwortet Birgit. »Ich suche fast immer die Schuld bei mir selbst. Wenn meine Freundin mich einfach versetzt und mit einer anderen Freundin in die Stadt geht, dann wird es wahrscheinlich daran liegen, dass ich es einfach nicht wert bin und dass niemand Lust darauf hat, etwas mit mir zu unternehmen.« »Ich kann diesen Gedankengang gut nachvollziehen«, gibt die Therapeutin an, »jedoch frage ich mich, ob das vielleicht schon häufiger in deinem Leben so war, dass du dir die Schuld für alles gegeben hast.«

»Meine Mutter hat auch immer zu mir gesagt, ich sei selber schuld, dass ich mit allen nur Stress hätte«, sagt Birgit, »daher wird es wohl so sein.« »Das heißt, du hast bisher gelernt, dass es immer deine Schuld ist, wenn andere dich ausschließen oder in irgendeiner Form gemein zu dir sind«, sagt die Therapeutin. »Wäre es möglich, dass du das, was du von deiner Mutter erlernt hast, jetzt auch auf alle Situationen mit Freundinnen und anderen Menschen anwendest?« »Ich habe mir darüber noch nie so genau Gedanken gemacht«, erwidert Birgit, »aber es könnte schon sein. Für mich ist es einfach selbstverständlich, dass es meine Schuld ist, wenn ich mit irgendjemandem Schwierigkeiten habe.«

Dieses Beispiel verdeutlicht, wie eine Therapeutin die Situation einer Patientin im Sinne der Dialektisch-behavioralen Therapie validiert und durch verbales Spiegeln, Nachfragen, Präzisieren und die Verknüpfung mit der Lerngeschichte, gleichzeitig eine Veränderung im Denken der Patientin bewirken kann.

Familiäre Konflikte klären. Eine weitere Strategie, die vorherrschend der Akzeptanz zuzuordnen und bei der Behandlung von Jugendlichen von besonderer Bedeutung ist, ist die Klärung von familiären Konflikten. Da familiäre Konflikte in der Entstehung selbstverletzenden Verhaltens häufig eine wichtige Rolle spielen und nicht selten einer selbstschädigenden Handlung direkt vorausgehen, kann die Klärung solcher Konflikte direkt und auch indirekt zu einer deutlichen Symptomreduktion führen. Hierzu werden in regelmäßigen Abständen Familienmitglieder flexibel in die Einzeltherapie einbezogen. Das Ziel ist dabei, jugendtypische Dilemmata (z. B. Autonomie vs. Abhängigkeit) und daraus resultierende familiäre Konflikte zu fokussieren und dysfunktionale Familieninteraktionen zu bearbeiten (Böhme et al., 2001). Bei der Klärung solcher Konflikte können die Vermittlung von Dialektik und Validierung sehr hilfreich sein. Sie bilden häufig die Grundlage für eine adäquate Kommunikation, und helfen, mögliche Kompromisse zu schließen, die dann wiederum zur Beseitigung der Konfliktsituationen beitragen können.

Commitment-Strategien. Wesentliche Strategien zur Veränderung, welche der eigentlichen Veränderung meist vorausgehen müssen, sind die sogenannten Commitment-Strategien. Der wichtigste Schritt auf dem Weg zur Veränderung ist für die Jugendlichen meist die Entscheidung, diese mit den Therapeuten gemeinsam anzustreben, was hier als → Commitment bezeichnet wird. Bedeutende Strategien der DBT-A zur Erlangung eines Commitments sind (vgl. von Auer & Bohus, 2018):

- Betonen der freien Wahlmöglichkeit: Entscheidung liegt beim Patienten, Konsequenzen werden aufgezeigt
- Erinnern an frühere Zustimmung: an zu Beginn der Therapie festgelegte Ziele und Absprachen erinnern
- Pro und Contra: Konsequenzen einer Verhaltensänderung werden abgewogen
- Fuß in der Tür und Tür ins Gesicht: größere Anforderungen folgen auf zunächst kleinere; eine extrem hohe Anforderung wird gestellt, um anschließend eine deutlich geringere Anforderung zu stellen
- Advocatus Diaboli: der Therapeut argumentiert für ein dysfunktionales Verhalten
- Cheerleading: der Therapeut feuert an, signalisiert Vertrauen, dass der Patient die nächsten Schritte schaffen wird

Fallbeispiel

Robin, 15 Jahre, war in Behandlung nach dialektisch-behavioraler Therapie für Adoleszente aufgrund von rezidivierendem, selbstverletzendem Verhalten

Eines Tages kam Robin in die Therapie und gab an, er überlege derzeit, ob er denn überhaupt mit dem Selbstverletzen aufhören wolle. Er habe es ja in den letzten Monaten probiert und festgestellt, dass es ihm doch häufig ohne die Selbstverletzung gar nicht so gut gehe. Er habe ständig diese Anspannungszustände und mit dem Selbstverletzen sei er doch früher auch ganz gut zurechtgekommen. »Wir haben ja vor sechs Wochen einen Therapievertrag aufgesetzt«, sagte die Therapeutin, »damals hattest du dich aus bestimmten Gründen dafür entschieden, mit dem Selbstverletzen aufzuhören. Vielleicht sollten wir noch einmal darüber nachdenken, welche Gründe das waren.« »Ja, ich weiß«, entgegnete Robin, »es ging um die hässlichen Narben an den Armen und auch darum, dass Selbstverletzung die Probleme letztendlich nicht löst. Es hilft mir zwar kurzfristig, aber langfristig macht es mir noch mehr Probleme.« »Okay«, sagte die Therapeutin, »dennoch gibt es ja auch noch diese kurzfristigen Vorteile der Selbstverletzung. Die Frage ist, ob du dich nun dazu entscheiden möchtest, dich wieder selbst zu verletzen.« »Ich bin mir eben nicht sicher«, sagte Robin, »irgendwie bin ich hin- und hergerissen.« »Nun«, sagte die Therapeutin«, es wäre ja vielleicht wirklich einfacher, du würdest dich wieder ritzen, um deine Spannungszustände abzubauen. Dann müsstest du nicht mehr so viel aushalten und könntest damit deine Anspannung auf leichte Art und Weise regulieren.« »Ja schon«, sagte Robin, »aber irgendwie erscheint es mir jetzt doch nicht mehr der richtige Weg. Schließlich bin ich ja hier, um etwas zu verändern und die Selbstverletzung bringt mich kein Stück weiter.« »Ich finde, du bist auch schon auf einem guten Weg, etwas zu verändern«, sagte die Therapeutin. »Schau einmal an, wie selten du dich in den letzten sechs Wochen verletzt hast. Das ist doch eine tolle Leistung.«

Die hier geschilderte Konversation zwischen dem Patienten und der Therapeutin zeigt, wie die Therapeutin verschiedene Commitment-Strategien einsetzt, um den Patienten letztlich zu einem Commitment für ein Unterlassen der Selbstverletzungen zu bewegen. Da ein großer Teil der Therapie, vor allem in der Anfangsphase, aus Commitment-Arbeit besteht, sind diese Strategien von großem Wert für die therapeutische Arbeit mit sich selbstverletzenden Patienten.

Verhaltensanalysen. Als weitere Strategie der Veränderung werden in der DBT-A die sogenannten Verhaltensanalysen eingesetzt. Die Verhaltensanalyse dient der Problemlösung in einem zweistufigen Prozess. In einer ersten Stufe sollen die Probleme bzw. das Problemverhalten (z. B. die Selbstverletzung) akzeptiert und verstanden werden, in der zweiten Stufe kommt es dann zur Entwicklung alternativer Lösungen und Verhaltensweisen. Die Verhaltensanalyse sollte in der Regel nach jeder Selbstverletzung von den Patienten eigenständig und schriftlich (anhand vorgegebener Protokolle) durchgeführt und in der nächsten Therapiesitzung besprochen werden. Selbstverständlich können Verhaltensanalysen auch zur Veränderung anderer selbstschädigender oder problematischer Verhaltensweisen eingesetzt werden. Die Jugendlichen sollen bei der Verhaltensanalyse zu folgenden Punkten hinsichtlich des stattgefundenen Problemverhaltens Stellung nehmen (vgl. Böhme et al., 2001):

- Beschreibung des Problemverhaltens
- vorausgehende Bedingungen
- Anfälligkeitsfaktoren
- Konsequenzen des Problemverhaltens
- Lösungsanalyse
- Präventionsstrategien, die eingesetzt wurden und die eingesetzt werden könnten
- Wiedergutmachung

Weitere Strategien zur Veränderung sind ein konsequentes Kontingenzmanagement zur Reaktionsverminderung bzgl. heftiger Gefühle, kognitive Veränderungen von dysfunktionalen Gedanken und die Etablierung geeigneter Kommunikationsstrategien.

Wochenprotokolle. Eine hilfreiche Strategie, die zum einen dem Erlernen einer besseren Selbstbeobachtung der Patienten, zum anderen aber auch der schnellen Übersicht der verschiedenen Problemverhaltensweisen für die Therapeuten dient, ist das Ausfüllen der sogenannten Diary Card, also eines Wochenprotokolls. Hier dokumentieren die Jugendlichen die täglichen Ausprägungsgrade von Suizidgedanken und Selbstverletzungsdrang, eventuell stattgefundene Selbstverletzungen sowie weitere Problemverhaltensweisen und ihre unterschiedlich ausgeprägten Emotionen. Das Wochenprotokoll wird immer zu Beginn einer Einzeltherapiestunde besprochen und dient als Grundlage zur Erstellung einer Agenda für die jeweilige Therapiestunde. Gemeinsam mit den Patienten wird das aktuell hochrangigste Problemverhalten erkannt und in den Fokus genommen. Mit Hilfe der oben beschriebenen Strategien wird das Problemverhalten, z. B. eine Zunahme der selbstverletzenden Verhaltensweisen in der letzten Woche, unter Berücksichtigung der Pole Akzeptanz und Veränderung, in der restlichen Therapiestunde behandelt.

Telefonkontakte. Eine weitere Aufgabe des Einzeltherapeuten im Rahmen der DBT-A ist die telefonische Kurzberatung der Patienten im Krisenfall. Patienten erhalten hierbei kurze (maximal 10 Minuten), fertigkeitenorientierte Unterstützung, die beim Lösen oder Aushalten der aktuell schwierigen Situation helfen soll. Therapeutische Inhalte werden im Rahmen dieser Telefonkontakte nicht besprochen.

Die Fertigkeitengruppe in der DBT-A

Neben der Einzeltherapie stellt die sogenannte Fertigkeitengruppe den zweiten wichtigen Baustein der DBT-A dar. Hier sollen Patienten und jeweils ein Elternteil in fünf verschiedenen Modulen sogenannte Skills (Fertigkeiten) für den Umgang mit verschiedenen Problemfeldern und Symptomen erlernen. Die Fertigkeitengruppe weist eher einen psychoedukativen Charakter auf, die individuelle Anpassung und die Abstimmung der Fertigkeiten auf die entsprechenden Problembereiche sind Bestandteil der Einzeltherapie. Die Module laufen nach einem vorgegebenen Rotationsschema ab. Jedes Modul soll Fertigkeiten zur Verbesserung eines bestimmten Problembereiches bereitstellen: So wird im Modul »Achtsamkeit« die Grundlage für die Anwendung aller Skills gelegt, weshalb es im Rahmen des Skillstrainings immer wieder wiederholt wird (siehe auch Abb. 4.1); das Modul »Stresstoleranz« dient der Reduktion von Impulsivität, das Modul »Emotionsregulation« widmet sich der emotionalen Instabilität und das Modul »Zwischenmenschliche Fertigkeiten« soll Hilfe bei interpersonellen Problemen vermitteln (von Auer & Bohus, 2018). Eine Besonderheit der DBT-A ist das eigens für Jugendliche entwickelte Modul »Walking the Middle Path«, also den Mittelweg finden (Miller et al., 2007; von Auer & Bohus, 2018). Hier werden besondere Jugendlichen- und Familiendilemmata besprochen und Lösungs- sowie Bewältigungsstrategien für intrafamiliäre Konflikte erlernt. Dieses Modul beschäftigt sich zudem in hohem Maße mit dem Thema der Validierung sowie pädagogischen Elementen (Verstärker, Sanktionen etc.). Ein gänzlich neues Modul schlagen von Auer und Bohus (2018) vor, nämlich das Modul »Selbstwert«. Hierbei geht es darum, Selbstakzeptanz sowie die Sensibilisierung für eigene Grundannahmen zu erhöhen. Eine tabellarische Übersicht über die verschiedenen Module und dazugehörigen Problembereiche enthält Tabelle 4.2. Das Rotationsschema der einzelnen DBT-A-Module ist in Abbildung 4.1 dargestellt.

Tabelle 4.2 Die verschiedenen Module des Fertigkeitentrainings in der Dialektisch-behavioralen Therapie für Jugendliche (DBT-A) (vgl. von Auer & Bohus, 2018)

Modul	Zielproblematik
Achtsamkeit	Grundlage für die Skills-Anwendung
Stresstoleranz	Impulsivität
Emotionsregulation	Emotionale Instabilität
Zwischenmenschliche Fertigkeiten	Zwischenmenschliche Probleme
»Walking the Middle Path«	Jugendlichen- und Familiendilemmata
Ggf. Selbstwert	Geringer Selbstwert

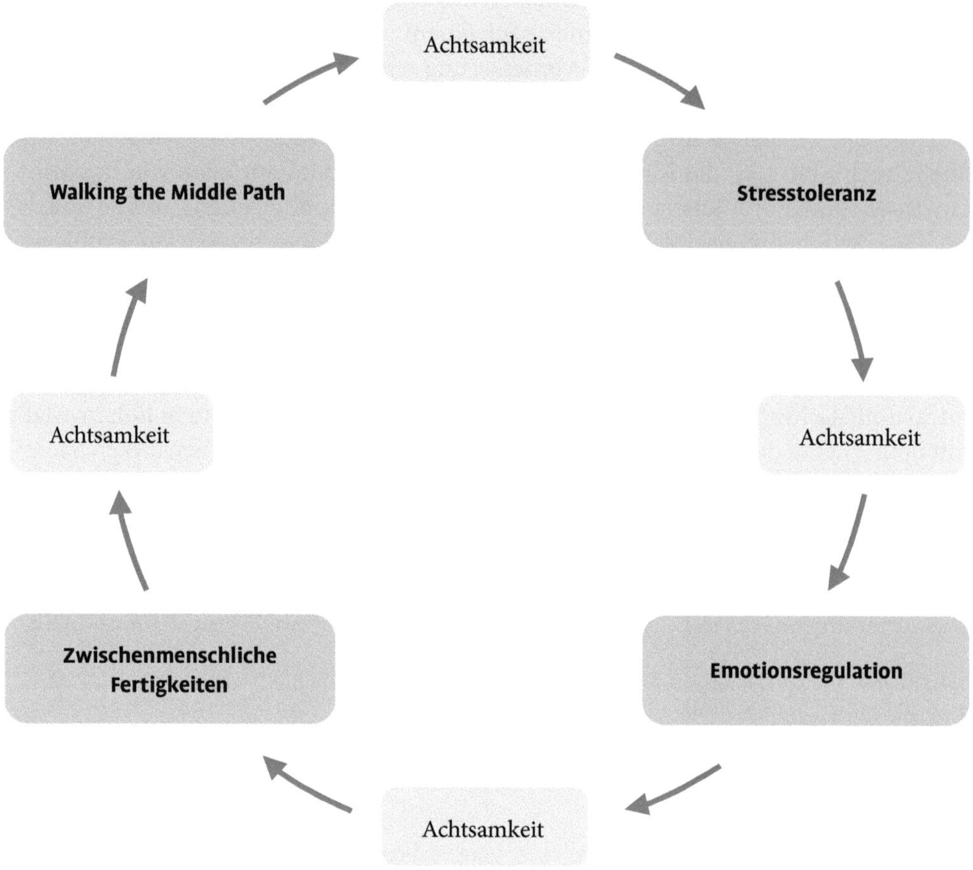

Abbildung 4.1 Rotationsschema der einzelnen Module des Fertigkeitentrainings in der DBT-A (Böhme et al., 2001)

Achtsamkeit. Das Modul »Achtsamkeit« vermittelt Techniken, um sich im Hier und Jetzt zu fokussieren, um Abstand von aktivierten Gedanken und Gefühlen zu bekommen sowie eine wertschätzende Haltung sich und anderen gegenüber einzunehmen (von Auer & Bohus, 2018). Patienten sollen sich in einer Situation sicher fühlen können, ohne sie bewerten oder entwerten zu müssen. Zugleich sollen sie durch die erlernten Fertigkeiten erfahren, an einer Situation teilnehmen zu können oder Distanz zu ihr zu bewahren. Hier fließen die Ansätze des Zen ein. Ziele sind, mehr Bewusstheit im Alltag zu gewinnen, mehr Steuerungsmöglichkeiten über sich selbst zu erlangen, sowie Gefühle und Verstand in Einklang zu bringen (vgl. Böhme et al., 2001).

Fallbeispiel

Janine, 14 Jahre, war aufgrund einer Störung des Sozialverhaltens mit depressiver Störung in dialektisch-behavioraler Therapie

In der Gruppe beschrieb Janine ihre Erfahrungen, die sie in der letzten Woche zum Thema »Achtsamkeit« gemacht hatte: »Letzte Woche habe ich versucht, Dinge vermehrt zu beschreiben und nicht gleich zu bewerten. Eine Situation, in der es mir ganz gut gelungen ist, war ein Konflikt mit meinen Eltern«, sagte Janine. »Als ich mit einer schlechten Note in einer Mathe-Arbeit nach Hause kam, meckerten meine Eltern wie gewohnt rum und sagten, ich könne ja auch mal wieder mehr lernen. Sonst bin ich immer ausgerastet, habe sie meistens beschimpft und ihnen gesagt, dass es mir sowieso scheißegal sei, was sie denken. Diesmal habe ich ihnen erklärt, dass es mich verletzt, wenn sie so etwas sagen, da ich mir für diese Mathe-Arbeit wirklich Mühe gegeben hätte und selbst sehr traurig sei, dass es wieder eine schlechte Note geworden wäre. Ich habe ihnen einfach gesagt, dass ich dann immer ganz traurig werde und manchmal auch wütend, wenn sie noch zusätzlich auf mir rumhacken, obwohl ich mich ohnehin schon wie ein Versager fühle. Ich war ganz überrascht, als meine Mutter plötzlich meinte, dass die Note ja schon besser wäre als die der letzten Mathe-Arbeiten und dass es sicherlich beim nächsten Mal noch besser werden würde. So etwas hatten meine Eltern in der letzten Zeit nie zu mir gesagt. Daher werde ich wohl in Zukunft häufiger versuchen, meine Gefühle und Gedanken zu beschreiben und weniger wertend im Umgang mit meinen Eltern zu sein.«

Die geschilderte Situation verdeutlicht, inwieweit verschiedene Achtsamkeitsfertigkeiten den Patienten helfen können, den Alltag auch im Umgang mit anderen besser zu bewältigen.

Stresstoleranz. Im Rahmen des Moduls »Stresstoleranz« erlernen Patienten den Umgang mit Krisensituationen. Die hier vermittelten Skills sollen helfen, hohe Anspannungszustände zu reduzieren sowie diesen langfristig vorzubeugen. Vermittelt werden zwei Arten von Strategien: Kurzfristig wirksame Strategien sind dabei veränderungsorientiert, wohingegen langfristig wirksame bzw. präventive Strategien akzeptanzbasiert sind (von Auer & Bohus, 2018).

Aus diesen beiden Bereichen stehen den Jugendlichen folgende Skills zur Verfügung (vgl. von Auer & Bohus, 2018):

Kurzfristig wirksame Stresstoleranzskills

- sich ablenken (z. B. durch Aktivitäten, Beeinflussung der eigenen Gedanken und Gefühle, starke sensorische Reize)
- sich beruhigen (Beruhigung durch die fünf Sinne Sehen, Hören, Riechen, Schmecken, Fühlen)

- den Augenblick verändern (z. B. durch Entspannung, Fantasiereisen, sinnvolle Tätigkeiten, angenehme Tätigkeiten, den »inneren sicheren Ort«)
- Vor- und Nachteile abwägen (mit besonderem Fokus auf die kurzfristigen und langfristigen Konsequenzen von Problemverhaltensweisen)

Langfristig wirksame Stresstoleranzskills

- Entscheidung für einen neuen Weg (bewusste Entscheidung für die in der Therapie angestrebten Veränderungen)
- innere Bereitschaft (für das, was einen weiter bringt; nicht mit dem Kopf durch die Wand wollen)
- radikales Akzeptieren der Realität (Akzeptieren als erster Schritt in Richtung Veränderung)

Fallbeispiel

Eileen, 16 Jahre, befand sich in ambulanter Behandlung nach dialektisch-behavioraler Therapie aufgrund einer beginnenden emotional-instabilen Persönlichkeitsstörung vom Borderline-Typ

In der Fertigkeiten-Gruppe berichtete Eileen von der Anwendung ihrer Stresstoleranz-Skills in der letzten Woche. »Die Situation war, dass wir eine Klassenarbeit in Französisch geschrieben haben, für die ich ohnehin nicht viel gelernt hatte und die dann auch ziemlich schlecht lief«, erzählte Eileen. »Ich bin mit einer riesigen Anspannung (wahrscheinlich so bei 90 %) aus dieser Klassenarbeit gekommen und hatte einen hohen Selbstverletzungsdruck, weil ich mir dumm vorkam und auch irgendwie sauer auf mich war, dass ich so wenig gelernt hatte und Französisch so überhaupt nicht blicke. Zunächst einmal habe ich es mit radikaler Akzeptanz versucht, habe mir gesagt, dass ich es jetzt ohnehin nicht mehr ändern kann und dass es mir jetzt auch nichts mehr bringt, mich selbst zu verletzen. Dann habe ich mir erst mal einen von meinen ganz sauren Kaugummis genommen, die ich mir extra gekauft habe, und bin raus an die frische Luft gegangen. Der Kaugummi und die kalte, frische Luft haben mir gut getan und die Spannung ist etwas runtergegangen. Ich habe mich dann draußen hingestellt und noch einmal darüber nachgedacht, welche Vorteile es hätte, mich jetzt selbst zu verletzen, und welche langfristig negativen Konsequenzen die Selbstverletzung eigentlich für mich hat. Schließlich habe ich mich gegen die Selbstverletzung entschieden und als letzten Skill dann noch meine beste Freundin angerufen und ihr von der Scheißklassenarbeit erzählt. Das hat mir sehr gut getan und am Ende war meine Anspannung zwar nicht weg, aber immerhin aushaltbar. Ich bin sehr stolz, dass ich das geschafft habe.«

Das Beispiel zeigt, wie Patienten verschiedene Fertigkeiten zur Stresstoleranz anwenden können, um in besonders angespannten oder stressigen Situationen auf selbstverletzendes Verhalten zu verzichten. Dies kann, wie im geschilderten Fallbeispiel, in Form von Skillsketten passieren, wobei zuvor eingeübte und festgelegte Skills der Reihe nach angewandt werden.

Besonders bekannt sind inzwischen Hochstressskills mit deren Hilfe sich die Patienten über starke sensorische Reize ablenken (z. B. Eiswürfel, Chillischoten, Ammoniak) oder sogar ihre Anspannung reduzieren können und somit in gewisser Weise die Selbstverletzung an sich (ohne die negativen Folgen der Narbenbildung oder Infektionsgefahr) sowie die damit einhergehende Spannungsreduktion simulieren. In manchen Kliniken werden gerade diese Hochstressskills jedoch inflationär eingesetzt, wovor gewarnt werden soll. Der Einsatz dieser Skills sollte sich ausschließlich auf den Hochstressbereich (eine Anspannung von 70 % oder höher) beschränken, da eine langfristige Affektregulation hiermit nicht möglich ist und sich diese Skills darüber hinaus abnutzen können (von Auer & Bohus, 2018).

Emotionsregulation. Im Modul »Emotionsregulation« lernen die Patienten, ihre unterschiedlichen Gefühle zu erkennen, zu benennen und deren Einfluss auf ihr Handeln zu begreifen. Besprochen und geübt werden die folgenden Fertigkeiten (vgl. Böhme et al., 2001; von Auer & Bohus, 2018):

- Beobachten, Beschreiben und Verstehen von Gefühlen
- Anfälligkeit für heftige Gefühle verringern (z. B. durch ausreichend Schlaf, richtige Ernährung, Aktivierung und Selbstdisziplin)
- Schritte in Richtung angenehmer Gefühle tun (z. B. durch Sammeln positiver Erfahrungen mit Hilfe der Liste angenehmer Aktivitäten)
- Veränderungen von Gefühlen durch entgegengesetztes Handeln (z. B. Aktivierung bei Traurigkeit, freundlich bleiben bei Ärger)

Fallbeispiel

Caroline, 17 Jahre, Diagnose einer emotional-instabilen Persönlichkeitsstörung vom Borderline-Typ, befand sich in ambulanter dialektisch-behavioraler Therapie

Im Rahmen der Hausaufgabenbesprechung berichtete Caroline der Gruppe ihre Erfahrungen mit Fertigkeiten zur Emotionsregulation. »Ich leide doch immer unter diesen Ängsten, andere könnten mich total doof finden, wenn ich sie anspreche oder auch nur anschaue. Ich habe auch häufig das Gefühl, dass Leute mich seltsam anschauen und vielleicht sogar über mich reden. Besonders wenn ich gestresst bin, habe ich solche Ängste und die sind immer sehr unangenehm«, berichtete Caroline. »Diese Woche habe ich mir also vorgenommen, immer ausreichend zu schlafen, damit ich erst einmal nicht so gestresst bin. Das hat mir insgesamt wirklich gut getan. Dann habe ich zusätzlich versucht, den Skill ›dem Gefühl entgegengesetzt handeln‹ auszuprobieren. Immer wenn ich das Gefühl hatte, Leute schauen mich irgendwie komisch an, habe ich anstatt wie bisher wegzuschauen, in ihre Richtung geschaut. Einmal bin ich sogar zu einer Gruppe in unserer Klasse hin und habe mich dazugestellt. Es war eine total gute Erfahrung, weil ich ganz freundlich begrüßt wurde und eigentlich eine ganz nette Unterhaltung mit den anderen Mädels hatte. Es ist mir unglaublich schwergefallen diesen Schritt zu machen, aber wenn ich ihn nicht gemacht hätte, hätte ich wohl nie erfahren, dass sie gar nicht über mich gelästert haben, sondern eigentlich ganz freundlich zu mir sind.«

Dieses Fallbeispiel verdeutlicht, wie Patienten durch die Fertigkeit, dem Gefühl entgegengesetzt zu handeln, positive Erfahrungen schaffen und so schrittweise eine Regulation ihrer Emotionen erzielen können.

Ziel ist, Gefühle in ihren Bedeutungen und Auswirkungen verstehen und akzeptieren zu lernen, sowie das Vertrauen in die eigenen Gefühle zu stärken. Zusätzlich soll eine zunehmende Regulation der eigenen Emotionen durch Anwendung der Fertigkeiten erreicht werden.

Zwischenmenschliche Fertigkeiten. Das Modul »Zwischenmenschliche Fertigkeiten« soll dazu befähigen, Beziehungen zu knüpfen und vor allem langfristig zu pflegen. Dabei geht es darum, in der Begegnung mit anderen abzuwägen, ob es in der jeweiligen Situation wichtiger ist, die Beziehung aufrecht zu erhalten, den eigenen Willen durchzusetzen oder die Selbstachtung zu bewahren. Es werden sowohl Faktoren, die die soziale Kompetenz des betreffenden Teilnehmers beeinträchtigen, als auch Faktoren, die seine Kompetenz fördern, herausgearbeitet. Die erlernten Fertigkeiten sollen es den Jugendlichen ermöglichen, auf eigenen Wünschen, Zielen und Meinungen bestehen zu können, ohne die Beziehung zu anderen zu gefährden, dabei von anderen Menschen respektiert zu werden und die eigene Selbstachtung aufrecht zu erhalten (vgl. Böhme et al., 2001; vgl. von Auer & Bohus, 2018).

Fallbeispiel

Franco, 16 Jahre, befand sich aufgrund von selbstverletzendem Verhalten, aber auch massiven Störungen des Sozialverhaltens in ambulanter dialektisch-behavioraler Behandlung

In der Fertigkeitengruppe beschrieb Franco, wie er mit Hilfe der Fertigkeit »Validieren« im Laufe der letzten Woche versucht hatte, die Beziehung zu seinen Eltern etwas besser zu gestalten. »Es ging wieder mal, wie so oft, darum, dass ich mit ein paar Jungs am Samstagabend nach Frankfurt in eine Disco wollte«, berichtete Franco. »Ich fragte also meine Mutter und sie fing gleich wieder an mir zu erklären, dass sie das nicht so gern will, weil sie immer so Angst habe, wenn ich mit irgendwelchen fremden Typen im Auto nach Frankfurt fahre. Das hat mich schon wieder total wütend gemacht, aber ich habe versucht, meine Mutter zu validieren. Ich habe ihr gesagt, dass ich verstehen kann, dass sie sich Sorgen macht. Und ich habe ihr gesagt, dass ich weiß, dass sie mich eigentlich nur beschützen will. Dann habe ich ihr erklärt, bei wem ich im Auto mitfahren würde und dass der nie Alkohol trinkt, wenn er irgendwo hinfährt. Meine Mutter hat dann wiederum damit angefangen, dass es ja wahrscheinlich wieder morgens um fünf würde und ich am Wochenende unbedingt noch was für die Schule machen müsste. Ich habe ihr erklärt, dass es klar wäre, dass sie sich um die Schule Sorgen macht, habe ihr aber auch gesagt, dass ich in den letzten Klassenarbeiten ja viel besser gewesen bin und dass ich es deshalb auch in Ordnung fände, wenn ich mal wieder lange weg dürfte. Zu meiner großen Überraschung hat sie mir letztlich erlaubt, mit meinen Kumpels nach Frankfurt zu fahren. Im Übrigen bin ich schon um 3.00 Uhr zurückgewesen, weil der Typ, mit dem ich hingefahren bin, um 2.00 Uhr nach Hause fahren wollte. Es war trotzdem ein netter Abend und ziemlich cool, dass meine Mutter mir das erlaubt hat.«

Dieses Fallbeispiel verdeutlicht, wie nicht nur Eltern, sondern auch Jugendliche selbst die Fertigkeit »Validierung« einsetzen können, um Beziehungen zu ihren Mitmenschen zu verbessern.

Walking the Middle Path. Im Modul »Walking the Middle Path« wird das dialektische Denken und Handeln thematisiert. Extreme Einstellungen und Gefühle sind im Alltag oftmals nicht hilfreich, da sie heftige Reaktionen auslösen können. Dieses Modul hilft Jugendlichen und Familien mit typischen Schwierigkeiten besser zurecht zu kommen, indem ihnen vermittelt wird, wie sie den goldenen Mittelweg und somit Kompromisse finden und eingehen können (so z. B. vom »Entweder-oder-Denken« zum »Sowohl-als-auch-Denken«). Es werden die folgenden Fertigkeiten und theoretischen Inhalte vermittelt (vgl. Böhme et al., 2001; von Auer & Bohus, 2018):

- Verstärkung und Löschung
- Bestrafung und Shaping
- Validierung
- Dialektik

Selbstwert. Von Auer und Bohus (2018) integrierten zusätzlich das Modul »Selbstwert« in die Behandlung, da ein geringer Selbstwert ein häufiges Problem in der beschriebenen Patientengruppe darstellt. Primär geht es darum, Selbstakzeptanz aufzubauen, sowie bestimmte Grundannahmen zu identifizieren und bestenfalls zu verändern. Hierbei kommen folgende Techniken zum Einsatz (vgl. von Auer & Bohus, 2018):

- Fairer Blick: hierbei geht es um einen Realitätscheck negativer Sichtweisen
- Identifikation eigener Stärken
- Grundannahmen identifizieren und verändern
- Aufbau und Pflege eines sozialen Netzes

Supervision in der DBT-A

Essenzieller Bestandteil einer Psychotherapie nach DBT-A ist die fachlich kompetente und kontinuierliche Supervision der Therapeuten. Diese Supervisionen können einzeln oder in der Gruppe durchgeführt werden. Besonders hilfreich sind sogenannte videogestützte Supervisionen, bei denen eine Therapiestunde auf Video aufgezeichnet, vom Supervisor betrachtet und anschließend mit dem behandelnden Therapeuten besprochen wird. Ein besonderer Fokus der Supervision liegt häufig auf der kontinuierlichen Arbeit an der dialektischen Grundhaltung des Therapeuten und der eingesetzten Strategien der DBT-A.

Wo gibt es DBT-A?

Eine Übersicht über die verschiedenen Zentren, an denen DBT-A angeboten wird, an denen DBT-A erlernt werden kann und an denen sich Supervisoren für DBT-A befinden, gibt es im Internet unter www.dachverband-dbt.de [13.12.2018].

4.2.2 Das Cutting-Down-Programm – eine spezifische kognitiv-behaviorale Kurzzeittherapie für sich selbstverletzende Jugendliche

Als alternative Strategie zur Kurzzeit-Behandlung von Patienten mit selbstverletzendem Verhalten entwickelten Evans und Kollegen die sogenannte »Manual-assistierte kognitiv-behaviorale Therapie« (Manual-Assisted Cognitiv-Behavior Therapy, MACT; Evans et al., 1999). Diese manualisierte Therapie wird innerhalb von sechs Sitzungen durchgeführt und besteht aus den folgenden Elementen:

- Fallberichte, Verhaltensanalyse, Vor- und Nachteile der Selbstverletzung
- Techniken zur Problemlösung anhand von Fallbeispielen
- Überwachung der eigenen Gedanken und Gefühle
- Bewältigung von Stresssituationen
- Aufklärung über Substanzmissbrauch
- Entwicklung von Bewältigungsstrategien für die Zukunft

In einer randomisierten Studie konnten durch diese Behandlung Suizidversuche, die Anzahl der stattgefundenen Selbstverletzungen sowie die Häufigkeit depressiver Symptome im Vergleich zu einer Kontrollgruppe, die nach herkömmlicher Art und Weise behandelt wurde (Treatment As Usual; TAU) signifikant reduziert werden (Evans et al., 1999). Anschließend wurde das Manual für Jugendliche im Umfang von zehn Sitzungen unter dem Namen »The Cutting Down Programme« adaptiert (Taylor et al., 2011). In England wurde das Manual im Anschluss im Rahmen einer Pilotstudie an 25 Jugendlichen zwischen zwölf und 18 Jahren getestet. Die Jugendlichen wurden nach Beendigung der Behandlung sowie drei Monate später untersucht und zeigten einen deutlichen Rückgang von selbstverletzendem Verhalten und Depressivität. Unsere Heidelberger Arbeitsgruppe übersetzte das Manual schließlich ins Deutsche (Fischer et al., 2013).

Da diese manualisierte Kurzzeittherapie aus durchschnittlich nur 10 Sitzungen besteht, kann sie relativ schnell vielen Patienten zugänglich gemacht werden. Durch die Kürze und die damit verbundene Niederschwelligkeit gewinnt sie außerdem an Attraktivität für Jugendliche, von denen wir wissen, dass ihr Hilfesuchverhalten, gerade in Bezug auf das selbstverletzende Verhalten, sehr gering ausgeprägt ist. Die Behandlung selbst basiert primär auf verhaltenstherapeutischen, aber auch dialektisch-behavioralen Therapieelementen, welche sich in vier Module gliedern.

- Modul 1 (Sitzung 1–3) beinhaltet psychoedukative Elemente hinsichtlich des kognitiv-behavioralen Modells sowie des selbstschädigenden Verhaltens und soll initial zur Problemidentifikation beitragen sowie die Therapiemotivation und das Therapiecommitment fördern. So wird in diesem Teil beispielsweise direkt mit der Einführung eines Gefühlstagebuches begonnen, in dem eigene Gefühle beschrieben und auslösende Bedingungen genauer beleuchtet werden.
- Der Fokus von Modul 2 (Sitzung 4–6) liegt auf der Identifikation der Gründe für das selbstschädigende Verhalten über den Zusammenhang zwischen Gedanken, Gefühlen und Handlungen. Dieses Zusammenspiel wird im Rahmen des individuellen ABC-Modells aufgearbeitet, um potenzielle Zusammenhänge und dysfunktionale Annahmen (z. B. »Ich habe den Schmerz verdient«) zu identifizieren.
- In Modul 3 (Sitzung 7–8) lernen und üben die Patienten alternative Verhaltensweisen und Bewältigungsstrategien ähnlich der vermittelten Stresstoleranz-Skills aus der Dialektisch-behavioralen Therapie für Adoleszente (DBT-A) ein. Langfristig sollen die Jugendlichen in ihrem Selbstwirksamkeitserleben gestärkt werden und auch eine Akzeptanz für ihre Symptomatik etablieren.
- Modul 4 (Sitzung 9–10) dient abschließend der Stabilisierung der alternativen Verhaltensweisen und einer Rückfallprophylaxe im Sinne eines »Erste-Hilfe-Koffers« (Kaess et al., in Revision).

Die Kurzzeittherapie wurde bereits im Rahmen einer randomisiert-kontrollierten Studie hinsichtlich ihrer Wirksamkeit evaluiert. Die randomisiert-kontrollierte Studie ist mit vielversprechenden Ergebnissen abgeschlossen, die entsprechende Publikation befindet sich derzeit in Begutachtung.

Um das Programm noch niederschwelliger zu gestalten und dieses ebenfalls Jugendlichen in versorgungsschwachen Regionen zukommen zu lassen, wurde es durch unsere Heidelberger Arbeitsgruppe im Rahmen des deutschlandweiten, vom Bundesministerium für Bildung und Forschung geförderten Konsortiums STAR (Self-injury: treatment, assessment, recovery) aktuell in eine Online-Intervention übersetzt. Basierend auf den Materialien des Manuals entstanden Arbeitsblätter, Übungen, leicht verständliche Texte und Videos, die die Jugendlichen online bearbeiten können. Zusätzlich haben die Jugendlichen die Möglichkeit, Einzelchats oder Telefonate mit Studientherapeutinnen zu buchen, um sich bei der Bearbeitung der Inhalte unterstützen zu lassen. Die Bereitstellung der Online-Intervention erfolgt im Rahmen einer randomisiert-kontrollierten Studie, wobei geprüft werden soll, inwiefern Jugendliche durch die Nutzung des Programms hinsichtlich ihres selbstverletzenden Verhaltens profitieren im Vergleich zu Jugendlichen, die ausschließlich Zugang zu statischen, psychoedukativen Informationen rund um das Thema »Selbstverletzendes Verhalten« erhalten. Mit ersten Ergebnissen kann 2020 gerechnet werden.

4.2.3 Weitere Psychotherapieverfahren zur Behandlung von Jugendlichen mit selbstverletzendem Verhalten

Zusätzlich zur dialektisch-behavioralen Therapie gibt es inzwischen eine Reihe weiterer psychotherapeutischer Strategien, die in der Behandlung von Jugendlichen mit selbstverletzendem Verhalten zum Einsatz kommen können. Die meisten dieser Strategien kommen, ähnlich wie die DBT-A, aus der Behandlung von Persönlichkeitsstörungen. Im Gegensatz zur DBT-A liegt hier der Fokus jedoch nicht ganz so explizit auf der Reduktion suizidaler und selbstverletzender Verhaltensweisen, weshalb auf diese Behandlungsformen nicht in aller Ausführlichkeit eingegangen werden soll.

Die übertragungsfokussierte Psychotherapie im Jugendalter

Kernberg und seine Arbeitsgruppe entwickelten auf Grundlage der psychoanalytischen Objektbeziehungstheorie und unter Einbeziehung des Kernbergschen Modells der Borderline-Persönlichkeitsorganisation ein manualisiertes Therapieverfahren (Clarkin et al., 1999). Diese »Transference Focused Psychotherapy« (TFP) legt den zentralen Schwerpunkt der Behandlung von Patienten mit Persönlichkeitsstörungen auf die Analyse von Übertragungs- und Gegenübertragungsprozessen.

Im Gegensatz zu den klassischen psychoanalytischen Therapieformen fokussiert die therapeutische Arbeit in der TFP auf das »Hier und Jetzt«, also die aktuelle Beziehungsgestaltung der Therapeut-Patienten-Beziehung (Schmeck, 2008). Durch Analyse der Übertragungen und Gegenübertragungen in der Therapie und unter Anwendung der Techniken »Klärung«, »Konfrontation« und »Deutung« wird eine (Re-) Aktivierung der aufgespaltenen internalisierten Objektbeziehungen und letztlich die Integration der Persönlichkeitsorganisation (Struktur) angestrebt.

Wirksamkeitsnachweise konnten im Erwachsenenbereich in randomisiert-kontrollierten Studien erbracht werden (Clarkin et al., 2007; Doering et al., 2010; Krischer et al., 2017). Unter Behandlung mit TFP zeigten sich eine signifikante Reduktion von Suizidalität, Depressivität, Angst sowie eine verbesserte psychosoziale Anpassung. Erfolge zeigte die TFP ebenfalls bei den Symptomen Impulsivität, Reizbarkeit und Wut sowie positive Veränderungen hinsichtlich der Reflexionsfähigkeit und des Bindungsstils in Richtung sicherer Bindungen (Levy et al., 2006).

Die meisten grundlegenden Veränderungen und Weiterentwicklungen der TFP für den Jugendbereich wurden durch Paulina Kernberg unternommen (Kernberg et al., 2001), deren Arbeit nach ihrem Tod von ihrer Arbeitsgruppe weitergeführt wurde. Inzwischen existiert ein spezifisches TFP-Manual für die Behandlung von Jugendlichen (Foelsch et al., 2008). Auch andere Arbeitsgruppen beschäftigten sich mit der Adaption der TFP ins Jugendalter (Normandin et al., 2015). Eine Evaluation der TFP für Adoleszente (TFP-A) liegt jedoch noch nicht vor (Sharp & Trull, 2017). Im ambulanten Setting sollten Therapietermine ein bis zwei Mal pro Woche stattfinden, die Dauer einer Sitzung beträgt ca. 45 Minuten. Die Dauer der Behandlung ist auf sechs bis zwölf Monate ausgelegt.

Hinsichtlich des stationären Settings ist basierend auf der TFP-A an der Universitätsklinik für Kinder- und Jugendpsychiatrie Köln eine Tagesklinik zur Behandlung Jugendlicher mit Persönlichkeitsentwicklungsstörungen entstanden (Sevecke & Fuchs, 2017; Sevecke & Krischer, 2016)

Die Kognitiv-analytische Therapie im Jugendalter

Die sogenannte Kognitiv-analytische Therapie (Cognitive-analytic Therapy; CAT) stellt eine zeitlich begrenzte, integrative Psychotherapieform dar. Die CAT integriert Elemente der psychoanalytischen Objektbeziehungstheorie und der kognitiven Therapieformen. Sie wurde von Ryle und Kerr zur Therapie von Persönlichkeitsstörungen, vor allem vom Borderline-Typ, entwickelt (Ryle, 2004) und wird mittlerweile auch bei Jugendlichen, insbesondere in der Frühintervention von Borderline-Persönlichkeitsstörungen, angewandt. Der Einsatz dieser Therapieform findet im Rahmen 16 wöchentlicher Sitzungen in Kombination mit standardisierter psychosozialer Versorgung, bestehend aus regelmäßigen Arztkontakten, Kontakten mit Sozialarbeitern, Familienberatung sowie Gruppenprogrammen statt (Chanen et al., 2009). In einer allgemeinen Überblicksarbeit konnte gezeigt werden, dass sich diese Therapieform als wirksam erweist (Gimeno & Chiclana, 2016). Auch für das Kindes- und Jugendalter liegen Wirksamkeitsnachweise zur Behandlung von Jugendlichen mit Borderline-Persönlichkeitsstörung vor (Chanen et al., 2008). Insbesondere selbstverletzendes Verhalten konnte im Rahmen der randomisiert-kontrollierten Therapiestudie deutlich reduziert werden.

Andere Formen der kognitiv-behavioralen Therapie für sich selbstverletzende und suizidale Jugendliche

Eine weitere Therapieform aus dem Bereich der kognitiv-behavioralen Therapie, die sogenannte SNAP (Successful Negotiation Acting Positively), wurde von Rotheram-Borus und Kollegen (1994) entwickelt. Hierbei handelt es sich um eine hochstrukturierte, ambulante Familientherapie, die ebenfalls aus nur sechs Sitzungen besteht. Diese Therapieform wurde vor allem für den Umgang mit suizidalen Jugendlichen entwickelt. Ziel der Behandlung ist es, positive Gefühle zwischen den einzelnen Familienmitgliedern zu schaffen und die Fertigkeiten von Familien zu verbessern, mit der Suizidalität der Jugendlichen umzugehen. Die Behandlung bedient sich dabei Elementen wie einem Gefühlsthermometer oder verschiedener Rollenspiele.

Die Mentalisierungsbasierte Therapie

Die Mentalisierungsbasierte Therapie (MBT) geht sowohl auf bindungstheoretische Konzeptionen als auch empirische Psychotherapieverlaufsstudien zurück und wurde von der Arbeitsgruppe um Anthony Bateman und Peter Fonagy (2000) zur Behandlung von Patienten mit schweren Persönlichkeitsstörungen im teilstationären Setting entwickelt. Das psychodynamisch orientierte Behandlungskonzept integriert neurobiologische Befunde (insbesondere der Affektforschung) mit den Ergebnissen entwicklungspsychologischer und klinischer Studien zur Bedeutung von Eltern-Kind-

Interaktionen für die Entwicklung des Selbst sowie zur Entstehung von Persönlichkeitsstörungen und zur Bewältigung von Traumatisierungen. Diese Therapieform zielt auf eine Verbesserung der Fähigkeit zur »Mentalisierung«, die es ermöglicht, Verhaltenssituationen anderer zu erkennen und für die Adaptation des eigenen Verhaltens zu nutzen. Eine besondere klinische Attraktivität erhält das Behandlungsverfahren dadurch, dass es mit den Herangehensweisen der verschiedenen Therapieschulen gut kombinierbar und in unterschiedlichen Settings einsetzbar ist. Mittlerweile gilt die MBT als ein wirksames und gut validiertes Behandlungskonzept für Patienten mit schweren (Borderline-)Persönlichkeitsstörungen (Bateman & Fonagy, 2001; Calati & Courtet, 2016). Auch die für das Kindes- und Jugendalter adaptierte MBT-A (Mentalisierungsbasierte Therapie für Adoleszente) erwies sich im Kontext einer randomisiert-kontrollierten Studie als wirksam hinsichtlich einer Reduktion des selbstverletzenden Verhaltens, sogar wirksamer als herkömmliche Behandlungen (TAU; Rossouw & Fonagy, 2012). Mittlerweile finden sich auch deutsche Manuale zur Anwendung der MBT-A (vgl. Taubner & Volkert, 2016).

Die Schematherapie

Die Schematherapie (ST) stellt eine, durch emotionsfokussierte und psychodynamische Vorstellungen geprägte, Erweiterung der Kognitiven Verhaltenstherapie zur Behandlung von Persönlichkeitsstörungen dar und wurde von Young und seiner Arbeitsgruppe entwickelt (Young et al., 2003; Kellogg & Young, 2006; Jacob & Arntz, 2011). Zentraler Fokus dieser Therapie ist die Identifikation und Korrektur handlungsleitender und emotional belastender negativer Selbstüberzeugungen (Schemata). Diese Schemata sind früh aufgrund ungünstiger Kindheitserlebnisse entstanden, gelten bedingungslos und werden als zentrale Ursache für die Entwicklung von Persönlichkeitsstörungen angesehen. Die ST ist ebenfalls für den ambulanten Bereich konzipiert und gliedert sich in die drei Behandlungsphasen: Bindung und emotionale Regulation, Veränderung der Schemamodi und Autonomieentwicklung. Auch hier liegen für den Erwachsenenbereich Wirksamkeitsnachweise in Form randomisiert-kontrollierter Studien vor (Giesen-Bloo et al., 2006). Sowohl für den Erwachsenen- als auch den Kinder- und Jugendbereich liegen spezifische Therapiemanuale vor (Loose et al., 2013; Loose et al., 2015).

4.2.4 AtR!Sk – Heidelberger Ambulanz für Risikoverhalten und Selbstschädigung

Wie im vorangegangenen Abschnitt beschrieben, besteht ein gutes Ansprechen des selbstverletzenden Verhaltens (auch im Kontext der Borderline-Persönlichkeitsstörung) auf diverse psychotherapeutische Ansätze, welche z.T. speziell für diese Patientengruppe entwickelt wurden. Die erwähnten Therapieprogramme sind jedoch häufig umfangreich, zeit- sowie ressourcenintensiv und damit in der Praxis häufig nicht verfügbar (Laporte et al., 2018), und dies gilt auch für den deutschsprachigen Raum.

Dieser Umstand stellt in der Medizin durchaus keinen Einzelfall dar, weshalb bereits in vielen Bereichen sogenannte »Stepped Care«-Modelle für sowohl somatische als auch psychische Erkrankungen entwickelt wurden, um Zugang zu adäquater Behandlung zu erleichtern (Paris, 2015, 2017). Das Prinzip besteht darin, vielen Betroffenen eine schnelle Erstversorgung zukommen zu lassen, um zu prüfen, ob Patienten bereits von dieser ersten Intervention profitieren. Bei Bedarf können dann weitere, umfangreichere Therapien eingeleitet werden.

Im Rahmen der 2013 durch unsere Heidelberger Arbeitsgruppe gegründete Spezialambulanz für Risikoverhalten und Selbstschädigung (AtR!Sk) findet die störungsspezifische Behandlung basierend auf einem ebensolchen »Stepped Care«-Modell statt. Das bedeutet konkret, dass allen Patienten nach einem ersten niederschwelligen Kontakt über eine wöchentlich stattfindende offene Sprechstunde und einer, sofern notwendigen, umfassenden diagnostischen Abklärung möglichst zeitnah eine erste Behandlung in der Ambulanz zukommen soll, sofern dies indiziert ist. Eine Indikation besteht, sofern sich die Jugendlichen gemäß den Kriterien des DSM-5 an mindestens fünf Tagen im vergangenen Jahr ohne suizidale Intention selbst verletzt haben (durch z. B. ritzen, schneiden, schlagen, Haut aufkratzen; Nichtsuizidales selbstverletzendes Verhalten, NSSV) und/ oder die Kriterien für das syndromale (mind. 5 Kriterien) oder aber auch subsyndromale (mind. 3 Kriterien) Bild einer emotional-instabilen Persönlichkeitsstörung vom Borderline-Typ erfüllen. In diesen Fällen werden die betroffenen Patienten zeitnah der in Abschnitt 4.2.2 beschriebenen Kurzzeittherapie, dem Cutting-Down-Programm, zugeführt, welches im Rahmen von AtR!Sk ambulant angeboten wird. Nach zehn Sitzungen wird im Kontext einer kurzen standardisierten diagnostischen Abklärung geprüft, ob Patienten hinsichtlich des selbstverletzenden Verhaltens in Form einer Reduktion von der Behandlung profitierten und noch mindestens drei Kriterien einer BPS, also ein subsyndromales Symptombild, vorliegen. Sofern eine Reduktion des selbstverletzenden Verhaltens erzielt und weniger als drei Kriterien der BPS vorliegen, gilt die Behandlung als erfolgreich abgeschlossen. Liegt hingegen mindestens noch ein subsyndromales Bild der BPS oder sogar das Vollbild dieser vor, so erhalten die betroffenen Patienten in einem zweiten Schritt die ebenfalls in der AtR!Sk durchgeführte DBT-A.

Neben den hier aufgeführten störungsspezifischen psychotherapeutischen Angeboten erhalten die Jugendlichen sowie deren Familien ein psychosoziales Case-Management durch Therapeuten, Sozialarbeiter und Fachärzte. Selbstverständlich besteht jederzeit die Möglichkeit, in Krisensituationen oder bei Bedarf, der eine ambulante Versorgung übersteigt, eine stationäre Behandlung in domo einzuleiten. Bestehen Störungsbilder, die nicht primär unter riskantem oder selbstschädigendem Verhalten zu fassen sind (wie z. B. im Rahmen einer Depression, einer Angststörung oder weiteren Achse-I-Störungen), werden Patienten entweder in die ambulante Versorgung im niedergelassenen Bereich oder, bei bestehender Indikation, in eine stationäre Behandlung verwiesen. Abbildung 4.2 zeigt den Behandlungsalgorithmus innerhalb der AtR!Sk.

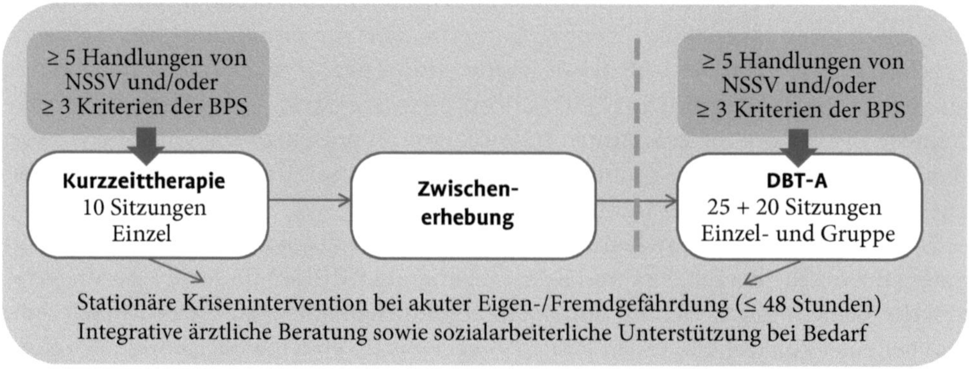

Abbildung 4.2 Behandlungsalgorithmus innerhalb der AtR!Sk (aus Ghinea et al., 2018)

Das Hype-Modell vom Orygen Youth Health Center an der Universität Melbourne (Chanen et al., 2016) könnte als das australische Vorgängermodell zu AtR!Sk bezeichnet werden und stellt das weltweit erste ambulante Behandlungssetting zur Frühintervention bei Borderline-Persönlichkeitsstörungen dar. Wichtigste Merkmale dieses Modells sind die initiale fundierte Diagnostik sowie die Betrachtung der Borderline-Störung im Kontext eines dimensionalen Ansatzes. Die Behandlungspolitik entspricht der von AtR!Sk.

4.3 Pharmakotherapie

Die medikamentöse Therapie spielt in der Behandlung von selbstverletzendem Verhalten bei Jugendlichen eher eine untergeordnete Rolle, da weltweit kein Medikament für die Behandlung von selbstverletzendem Verhalten zugelassen ist. Auch erweist sich die Forschungslage zu diesem Thema als begrenzt (Plener, Fliege et al., 2009). Um ein leitliniengerechtes Vorgehen zu wahren, sollte die psychopharmakologische Behandlung nie als Monotherapie eingesetzt werden. Weiterhin sollte eine Psychopharmakotherapie nur dann angedacht werden, wenn durch psychotherapeutische Verfahren keine Verbesserung des selbstverletzenden Verhaltens erzielt werden kann.

Lediglich hinsichtlich der Behandlung akuter Anspannungszustände postuliert die aktuelle Leitlinie ein Vorgehen: Sollte es im Kontext der erwähnten akuten Anspannungszuständen zur Notwendigkeit einer Notfallmedikation kommen, sollten niedrigpotente, konventionelle Antipsychotika eingesetzt werden. Von der Gabe von Benzodiazepinen wird aufgrund einer erwiesenen Zustandsverschlechterung hinsichtlich der Symptomatik (Brent et al., 2009) sowie des hohen Suchtpotenzials abgeraten.

Laut aktueller S2k-Leitlinie kann keine allgemeingültige Empfehlung zur pharmakologischen Behandlung bei selbstverletzendem Verhalten ausgesprochen werden. Daher sollen im weiteren Verlauf lediglich theoretische Überlegungen hinsichtlich einer solchen betrieben werden.

4.3.1 Theoretische Überlegungen zur Wirksamkeit von Psychopharmaka bei selbstverletzendem Verhalten

Neurobiologische Überlegungen (s. a. Abschn. 2.5.1) stellen die Basis für die potenzielle Wirksamkeit einer Psychopharmakotherapie bei selbstverletzendem Verhalten dar. Libal und Kollegen (2009) beschreiben einen neurobiologischen Zugang zu selbstverletzendem Verhalten. Sie sind der Meinung, dass sich das Gehirn eines Menschen mit dem Phänomen selbstverletzender Handlungen in einer aktuell spezifischen Verfassung mit dysfunktionaler Neurotransmission befindet. Gleichzeitig wird eine Rückkopplung der Selbstverletzung sowie assoziierter Verhaltensweisen zum Gehirn im Sinne eines »Feedbacks« beschrieben, welche wiederum zu Veränderungen in der Neurotransmission (→ Neurotransmitter) führt. Eine medikamentöse Behandlung soll daher über die Beeinflussung der Neurotransmission primär die Verfassung des Gehirns, aber auch sekundär die Feedback-Mechanismen verändern. Hierfür kommen verschiedene Neurotransmittersysteme in Betracht.

Serotonerges System

Eine Störung des serotonergen Systems findet sich in der Literatur schon lange als prominente Erklärung für selbstverletzendes Verhalten (Winchel & Stanley, 1991; Russ, 1992; Roberts, 2003; Groschwitz & Plener, 2012; Pawlak et al., 2016). In diesem Zusammenhang werden zwei verschiedene Hypothesen vertreten, die das serotonerge System mit dem Symptom der Selbstverletzung in Verbindung bringen. Die erste Hypothese sieht einen erniedrigten Serotoninspiegel in Zusammenhang mit einem erhöhten Maß an Impulsivität (Stanley et al., 1992; Tomson et al., 2016), wie es gerade bei Jugendlichen mit selbstverletzendem Verhalten häufig zu finden ist. Bereits im Jahre 1985 beschrieben Lopez-Ibor und Kollegen einen Zusammenhang von erniedrigten Serotoninspiegeln und selbstverletzendem Verhalten. Solche Zusammenhänge wurden seitdem auch in weiteren Untersuchungen gefunden (Simeon et al., 1992; Chapman & Gratz, 2009). Die zweite Hypothese stellt die Ähnlichkeit der Selbstverletzung zu zwanghaften Verhaltensweisen in den Vordergrund (Winchel & Stanley, 1991). So beschrieben Primeau und Fontaine (1987), dass durch die Erhöhung des Serotoninspiegels mit Selektiven Serotonin-Wiederaufnahmehemmern (Selective Serotonin-Reuptake Inhibitor, SSRI) bei Patienten mit zwanghaftem Verhalten und Selbstverletzung eine Reduktion des selbstverletzenden Verhaltens erreicht werden kann. Insgesamt stellt die Beeinflussung der zentralnervösen Serotoninneurotransmission durch antidepressive Medikamente, wie zum Beispiel Selektive Serotonin-Wiederaufnahmehemmer (SSRI), einen Ansatz zur pharmakologischen Behandlung selbstverletzenden Verhaltens dar.

Dopaminerges System

Ein weiterer Ansatz, der hinsichtlich der pharmakologischen Beeinflussung selbstverletzenden Verhaltens eine zunehmende Rolle spielt, ist die Regulation der Neurotransmission des dopaminergen Systems. Die Wirkung von Neuroleptika ist jedoch sehr komplex und entfaltet sich nicht allein über den allen Neuroleptika zugrundeliegenden Dopamin-Antagonismus. Zwar kann durch eine Blockade der sogenannten D2-Rezeptoren eine bessere Distanzierung von dysfunktionalen Gedanken und hieraus resultierenden Verhaltensweisen erreicht werden (Stahl, 2004; Wollweber et al., 2015), dennoch wirken gerade niedrigpotente und atypische Neuroleptika zusätzlich über die Beeinflussungen des histaminergen (Spannungsreduktion, → Sedierung) sowie serotonergen Systems (antidepressiver und anxiolytischer Effekt).

Opioides System
Ein weiterer Ansatzpunkt, der auch pharmakologisch verfolgt wird, ist der Zusammenhang zwischen dem Opioidsystem und selbstverletzendem Verhalten. Daher wurde auch die Beeinflussung dieses Systems mit Hilfe von sogenannten Opiatantagonisten zur pharmakologischen Behandlung selbstverletzenden Verhaltens eingesetzt (Roth et al., 1996; Symons et al., 2004; Sandman & Kemp, 2011).

Zusammenfassend lässt sich sagen, dass neurobiologische Mechanismen auf Neurotransmitterebene zwar immer besser verstanden werden, eine endgültige Klärung der gesamten Komplexität der einzelnen Systeme, vor allem auch des Zusammenspiels der verschiedenen Systeme jedoch noch aussteht.

4.3.2 Anwendungsmöglichkeiten und Wirksamkeit von Pharmakotherapie bei selbstverletzendem Verhalten

Psychopharmaka können im Rahmen der Therapie selbstverletzenden Verhaltens im Jugendalter in verschiedenen Anwendungsbereichen zum Einsatz kommen: Möglich ist eine symptomatische Entlastung in Krisensituationen durch entsprechende Medikamente oder auch die medikamentöse Therapie komorbider Störungen und einzelner komorbider Symptome bei selbstverletzendem Verhalten.

Die Verabreichung von Medikamenten bei krisenhaften Zuspitzungen im Krankheitsverlauf mit schwersten Anspannungszuständen und daraus resultierendem, für die Patienten nicht mehr zu beherrschendem Selbstverletzungsdruck zielt auf eine schnelle Entlastung sowie eine möglichst rasche Wiederherstellung eines ausreichenden Funktionsniveaus ab. Die spannungslösende und sedierende Wirkung der Psychopharmaka ermöglicht einen Eingriff in die selbstverletzenden Verhaltensweisen, indem die herrschende Anspannung bzw. der aversive emotionale Zustand reduziert wird. Diese Spannungsreduktion verringert dabei die »Notwendigkeit« der Selbstverletzung für die Patienten. Zum Einsatz kommen meist beruhigende, niedrigpotente Neuroleptika als Bedarfs- oder, jedoch nur in absoluten Ausnahmefällen, Dauermedikation. Häufig angewendet werden Pipamperon oder Chlorprothixen. Gerade bei starker Belastung und Angst kamen früher auch häufig Präparate aus der Gruppe der Benzodiazepine wie Lorazepam oder Diazepam zum Einsatz. Die Anwendung dieser Substanzgruppe zur Behandlung selbstverletzenden Verhaltens ohne zusätzliche medizinische Indikation muss jedoch aufgrund der Toleranzentwicklung und der Gefahr der Abhängigkeit inzwischen als überholt betrachtet werden; dieses Vorgehen ist darüber hinaus nicht mit einem aktuellen leitliniengerechten Vorgehen konform.

Wichtig

Insgesamt sollte eine Anwendung von sedierenden und spannungslösenden Medikamenten bei selbstverletzendem Verhalten immer zeitlich begrenzt und im günstigsten Falle bereits mit den Patienten, im Rahmen eines »Krisenplanes«, vorbesprochen sein. Von einer dauerhaften Anwendung ist dringend abzuraten, da diese das notwendige Erlernen und auch Einsetzen anderer Coping-Strategien zum Aushalten von Anspannungszuständen und emotionalen Krisen langfristig sogar negativ beeinflussen und weitere Fortschritte der Therapie verhindern kann.

Kapfhammer (2003) beschrieb drei Modelle für die medikamentöse Behandlung von Persönlichkeitsstörungen, welche in modifizierter Form auch als Orientierung für eine mehrdimensionale psychopharmakologische Behandlung bei selbstverletzendem Verhalten dienen können (Libal & Plener, 2009):

(1) Das erste Modell geht davon aus, dass Psychopharmaka zur Behandlung einer, dem selbstverletzenden Verhalten zugrundeliegenden Störung eingesetzt werden können.
(2) Das zweite Modell beschreibt Psychopharmaka als Möglichkeit zur Reduktion von Symptomen, die häufig mit Selbstverletzung assoziiert sind.
(3) Das dritte Modell wiederum beinhaltet die direkte Beeinflussung des selbstverletzenden Verhaltens durch die psychopharmakologische Behandlung.

(1) Behandlung einer zugrundeliegenden Störung

Die medikamentöse Behandlung der häufigen komorbiden Erkrankungen (s. Kap. 3) bei Patienten mit selbstverletzendem Verhalten sollte nach den gängigen Therapierichtlinien für die entsprechenden Störungen erfolgen. Interaktionen in Bezug auf die spezifische Symptomatik der Selbstverletzung sollten jedoch unbedingt bedacht werden und sich im medikamentösen Behandlungsplan wiederfinden. Letztlich gibt es zu wenigen der komorbiden Störungen selbstverletzenden Verhaltens kausal wirkende psychopharmakologische Therapieansätze.

Hinsichtlich einer empirisch gesicherten Wirksamkeit der pharmakologischen Mitbehandlung müssen vor allem die depressiven Störungen genannt werden. Im Kindes- und Jugendalter ist lediglich Fluoxetin, ein SSRI, zur antidepressiven Behandlung zugelassen. In der klinischen Praxis kommen jedoch auch andere SSRI (Citalopram, Escitalopram) und weitere Gruppen von Antidepressiva zum Einsatz (s. Leitlinien depressive Störungen). Hinsichtlich der Borderline-Persönlichkeitsstörung gilt die Psychotherapie als Mittel der Wahl, es gibt keine Empfehlung bezüglich einer Pharmakotherapie (Starcevic & Janca, 2018). Dennoch werden emotional-instabilen Patienten häufig Medikamente verschrieben und so findet in vielen Fällen sogar eine Polypharmakotherapie statt. Hierbei nahm die Verschreibung von Antidepressiva ab, wohingegen die Gabe von Stimmungsstabilisierern sowie Antipsychotika der 2. Generation zunahm (Starcevic & Janca, 2018). Aktuelle Studien zeigen, dass beispielsweise die Gabe von Quetiapin, einem atypischen Neuroleptikum, die Schwere der Borderline-Symptome milderte, im Vergleich zur Gabe von Placebos (Black et al., 2014). Eine weitere Studie konnte zeigen, dass Valproat, ein Antikonvulsivum, einen positiven Einfluss auf die emotional-instabile Symptomatik nahm (2014). Im Kindes- und Jugendalter ist die Datenlage noch deutlich dünner (Libal & Plener, 2009); hier kann in keinem Falle von evidenzbasierter Pharmakotherapie gesprochen werden. Für weitere komorbide Störungen (Essstörungen, Störungen des Sozialverhaltens, Suchterkrankungen etc.) gibt es im Jugendalter ebenfalls Empfehlungen zur supportiven Medikation, die auf eine günstige Beeinflussung einzelner Symptome oder Symptomkomplexe, jedoch selten auf eine kausale Behandlung der Störung abzielt. Genauere Ausführungen können daher den jeweiligen Leitlinien zu den Krankheitsbildern entnommen werden.

(2) Die medikamentöse Beeinflussung bestimmter Symptome

Das zweite Modell beschäftigt sich mit der medikamentösen Beeinflussung bestimmter Symptome, welche häufig mit selbstverletzendem Verhalten assoziiert sind und auch im Rahmen komorbider Störungen gehäuft auftreten.

Vorab soll betont werden, dass der Großteil der genannten Untersuchungen nicht an Jugendlichen vorgenommen wurde und zumeist auch nicht die Behandlung selbstverletzenden Verhaltens, sondern einer Borderline-Störung im Mittelpunkt stand. Bei einer ohnehin schon wenig eindeutigen Datenlage ist eine Anwendbarkeit dieser Ergebnisse auf die Behandlung von selbstverletzendem Verhalten bei Jugendlichen sicherlich eingeschränkt. Dennoch können diese Analysen und deren Ergebnisse in einigen Fällen als Hinweise für die klinische Arbeit dienen und sollen daher im Folgenden ausführlicher beschrieben werden.

Antidepressiva. Antidepressive Medikamente, unter diesen vor allem die Selektiven Serotonin-Wiederaufnahmehemmer wie zum Beispiel Fluoxetin oder Citalopram, aber auch die Selektiven Serotonin-Nordarenalin-Wiederaufnahmehemmer (SNRI; z. B. Venlafaxin), welche zusätzlich das noradrenerge System beeinflussen, kommen häufig zum Einsatz. Für diese Substanzgruppe konnte in Studien eine Reduktion depressiver Begleitsymptomatik sowie eine Abnahme von Wut und Impulsivität (Markovitz & Schulz, 1993; Markovitz & Wagner, 1995; Salzmann et al., 1995) nachgewiesen werden. Lediglich eine einzige Untersuchung konnte auch eine Wirkung dieser Substanzgruppe auf die, häufig mit selbstverletzendem Verhalten einhergehende, Affekt- und Stimmungslabilität nachweisen (Rinne et al., 2002). In anderen Studien zeigte sich dieser Effekt jedoch nicht (Salzmann et al., 1995; Zanarini et al., 2004). Auch aktuellere Untersuchungen weisen eine inkonsistente Datenlage auf. In einer Übersichtsarbeit zum Einfluss von Antidepressiva auf Verhaltensprobleme, inklusive selbstverletzendem Verhalten, profitierten knapp 50 Prozent der Probanden, wohingegen die restlichen Probanden keine Verbesserung oder sogar eine Verschlechterung zeigten (Sohanpal et al., 2007). Trotz der uneindeutigen Datenlage könnten antidepressive Medikamente, wie zum Beispiel SSRI, zusätzlich positive Effekte auf die im Rahmen selbstverletzenden Verhaltens meist erhöhte Impulsivität haben.

Neuroleptika. Eine weitere Gruppe an Psychopharmaka, mit welchen assoziierte Symptome des selbstverletzenden Verhaltens behandelt werden können, sind Neuroleptika.

Vor allem im Jugendbereich stellen atypische Präparate die Mittel der Wahl dar. Hochpotente Neuroleptika, wie Haloperidol, sind aufgrund des Risikos von → Spätdyskinesien bei jungen Patienten nahezu obsolet. Zu beachten ist jedoch, dass auch atypische Neuroleptika problematische Nebenwirkungen wie Gewichtszunahme durch gesteigerten Appetit oder Müdigkeit erzeugen. Wirksamkeitsnachweise liegen vor allem für Olanzapin (Zanarini et al., 2004; Soler et al., 2005) in Bezug auf die Abnahme von Impulsivität, depressiver Symptomatik und Angst vor, wobei andere Studien eine spezifische Symptomreduktion durch die medikamentöse Therapie in Frage stellen (Schulz et al., 2008). Weitere Hinweise für eine positive Wirksamkeit hinsichtlich der Impulsivität im Rahmen selbstverletzenden Verhaltens bestehen für Aripiprazol (Nickel et al., 2007) und in einer Stichprobe von Jugendlichen für Flupentixol (Kutcher et al., 1995). Insgesamt muss der Einsatz der atypischen Neuroleptika für die Therapie bei selbstverletzendem Verhalten jedoch weiterhin kritisch bewertet werden. Die Indikation für eine solche Behandlung sollte gerade aufgrund der Nebenwirkungen dieser Substanzgruppe eher streng gestellt werden. Im Jugendalter ist lediglich das Neuroleptikum Risperidon zur Behandlung von Impulskontrollstörungen zugelassen.

Stimmungsstabilisatoren. Trotz hoher Erwartungen an die Wirksamkeit der sogenannten Stimmungsstabilisatoren in der Behandlung der emotionalen Instabilität konnte auch hier bisher kein ausreichender Wirkungsnachweis erbracht werden. Zwar konnten im Rahmen einer Übersichtsarbeit positive Effekte der stimmungsstabilisierenden Medikation auf einzelne Symptome im Rahmen der Borderline-Persönlichkeitsstörung gefunden werden, jedoch wurde die Robustheit der Ergebnisse als sehr gering eingestuft (Lieb et al., 2010). Lithium und Carbamazepin zeigten in randomisiert-kontrollierten Studien geringe Effekte, für Valproat und Lamotrigin konnte eine Wirksamkeit vor allem hinsichtlich Impulsivität, Wut und Angst nachgewiesen werden. Die erwünschten Effekte auf die Stimmungslage blieben jedoch in nahezu allen durchgeführten Untersuchungen aus (Hollander et al., 2005). Aktuellere Studien deuten zwar auf einen positiven Einfluss der Stimmungsstabilisatoren auf die emotional-instabile Symptomatik hin (Stoffers & Lieb, 2015; Völlm et al., 2017), eine generelle Aussage hinsichtlich einer Behandlungsempfehlung kann aufgrund dieser aber noch nicht getroffen werden.

(3) Direkte Beeinflussung von selbstverletzendem Verhalten

Die direkte Beeinflussung des selbstverletzenden Verhaltens durch eine Psychopharmakotherapie ist nach wie vor umstritten. Die Datenlage hierzu ist uneindeutig. Insgesamt finden sich nur wenige Studien, die selbstverletzendes Verhalten als → Outcome-Variable definierten, sodass Hinweise auf eine mögliche Wirksamkeit häufig nur aus Studien zur medikamentösen Therapie anderer psychiatrischer Krankheitsbilder (wie z. B. der Borderline-Persönlichkeitsstörung oder depressiver Störungen) abgeleitet werden können, in welchen selbstverletzendes Verhalten als Nebenparameter erfasst wurde (Plener et al., 2010). Eine Auflistung der wenigen, bei Jugendlichen durchgeführten Studien, erstellten Plener und Kollegen in ihrer Übersichtsarbeit. Diese Studien sind in Tabelle 4.3 dargestellt.

Tabelle 4.3 Studien zur pharmakologischen Behandlung von selbstverletzendem Verhalten bei Jugendlichen (modifiziert nach Plener et al., 2010)

Medikation	Studie	Design	Population	Diagnosen	Ergebnis
Flupentixol	(Kutcher et al., 1995)	Offene Therapiestudie	(n = 13)	Borderline-Störung (Impulsivität als indirekter Marker)	Impulsivität ↓
Quetiapin (als Zusatz zu Antidepressiva)	(Good, 2006)	Fallbericht	(n = 2)	Depressive Erkrankung	Selbstverletzendes Verhalten ↓
Ziprasidon/andere atypische Neuroleptika	(Libal et al., 2005)	Retrospektive Aktenanalyse	(n = 16)	Verschiedene psychiatrische Diagnosen	Selbstverletzendes Verhalten ↓
Aripiprazol	(Nickel et al., 2007)	Doppelblind, Placebokontrollierte Studie	(n = 52)	Borderline-Störung	Selbstverletzendes Verhalten ↓
Omega-3-Fettsäuren (EPA und DHA)	(Hallahan et al., 2007)	Randomisiert-kontrollierte Studie	(n = 49)	Selbstverletzungen	Suizidales Verhalten ↓

Eine 2014 veröffentlichte Übersichtsarbeit zeigte, dass atypische Neuroleptika, SNRIs, SSRIs sowie Naltrexon (Opioidantagonist) möglicherweise einen günstigen Effekt auf selbstverletzendes Verhalten haben könnten (Turner et al., 2014). Diese Ergebnisse zeigen sich konsistent zur oben beschriebenen, involvierten Neurobiologie.

Weitere, aus dem Erwachsenenbereich stammende Hinweise auf eine direkte Wirksamkeit, im Sinne einer Reduktion selbstverletzenden Verhaltens, bestehen für den SSRI Fluoxetin (Markovitz et al., 1991) und das Neuroleptikum Clozapin (Chengappa et al., 1999). Insbesondere die Anwendung des atypischen Neuroleptikums Clozapin sollte, aufgrund seines Nebenwirkungsprofiles, für die Behandlung des selbstverletzenden Verhaltens eher nicht eingesetzt werden. Auch die Wirkung von SSRIs im Hinblick auf selbstverletzendes Verhalten ist durchaus umstritten. So existieren Einzelfallberichte über eine Zunahme von Selbstverletzungen zu Beginn einer Behandlung mit SSRIs (Teicher et al., 1993; Donovan et al., 2000). In einer Therapiestudie zur Behandlung von Jugendlichen mit depressiver Symptomatik wurde ebenfalls von selbstverletzenden Handlungen während der Therapie mit SSRIs berichtet (Brent et al., 2008, 2009).

Für die Behandlung von Selbstverletzungen bei Patienten mit mentaler Retardierung gibt es Berichte zur Reduktion dieser Verhaltensweisen durch Gabe des Opiatantagonisten Naltrexon (Symons et al., 2004; Guerdjikova et al., 2014). Bisher fehlen jedoch bei Patienten ohne mentale Retardierung klare Wirksamkeitsnachweise. Es existieren lediglich Einzelfallberichte und eine offene Studie (Roth et al., 1996; Griengl et al., 2001). Eine kleine, unkontrollierte Studie konnte bei sechs Teilnehmern eine erfolgreiche Behandlung des selbstverletzenden Verhaltens mit dem Schmerzmittel Buprenorphin erzielen (Norelli et al., 2013). Ein weiteres Medikament, welches in der Behandlung von selbstverletzendem Verhalten bereits zum Einsatz gekommen ist, ist das Antihypertensivum Clonidin. In einer kleinen Studie an Frauen mit Borderline-Störung konnte eine Reduktion der inneren Anspannung, dissoziativer Symptome und des Selbstverletzungsdrucks gezeigt werden (Philipsen et al., 2004). Weitere Wirksamkeitsnachweise zur Selbstverletzung gibt es nicht. Eine Untersuchung fand jedoch Hinweise auf die Reduktion einer übermäßigen Anspannung (Hyperarousal) bei Patienten mit Borderline-Störung (Ziegenhorn et al., 2009).

4.3.3 Empfehlungen für die pharmakologische Behandlung von Jugendlichen mit selbstverletzendem Verhalten

In der klinisch-pharmakologischen Therapie von Jugendlichen mit selbstverletzendem Verhalten ist besonders zu beachten, dass nahezu alle medikamentösen Therapien → »off-label«, also im Sinne eines individuellen Heilversuchs verabreicht werden müssen. Dies setzt für jeden medikamentösen Behandlungsansatz das informierte und schriftliche Einverständnis der Jugendlichen und ihrer Eltern oder anderer Sorgeberechtigter voraus. Erschwerend kommt hinzu, dass Patienten mit selbstverletzendem Verhalten oft über eine sehr geringe → Compliance bei der Psychopharmakotherapie verfügen. Sie nehmen die Medikamente unregelmäßig ein, neigen zu Überdosierungen, kombinieren diese mit nicht verordneten Zusatzmedikamenten oder legen nicht abgesprochene Medikamentenpausen ein. Diese Problematik ist bei Jugendlichen häufig noch verstärkt, wenn ein Aufbegehren gegen Autoritäten und gegen die ärztliche Empfehlung einhergeht. Zudem besteht in diesem Alter eine generelle Neigung, jugendspezifische Themen zu priorisieren, weshalb die Vermittlung der Wichtigkeit bestimmter Behandlungsansätze erschwert wird. Daher ist es besonders wichtig, die Eltern oder andere Bezugspersonen ausreichend zu informieren, aufzuklären und für die medikamentöse Therapie zu gewinnen. Häufig kann nur mit Unterstützung der Bezugspersonen und Helfersysteme eine Compliance sichergestellt werden.

In der Regel kann und sollte eine Behandlung selbstverletzenden Verhaltens im Jugendalter ohne zusätzliche Pharmakotherapie erfolgen. Libal und Plener (2009) entwickelten einen Behandlungsalgorithmus zur psychopharmakologischen Intervention selbstverletzenden Verhaltens bei Jugendlichen, der in etwas abgeänderter Form in Tabelle 4.4 dargestellt wird. Die Modifikationen betreffen vorrangig Stufe 0, in der eine Bedarfsmedikation mit niedrigpotenten Neuroleptika vorgesehen wird (Libal & Plener, 2009). Da selbstverletzendes Verhalten im Jugendalter, sofern keine akute und dringlich psychopharmakologisch behandlungsbedürftige Erkrankung zugrunde liegt, vor allem durch psychotherapeutische und sozialpsychiatrische Maßnahmen zu behandeln ist, stellt die Stufe 0 im modifizierten Algorithmus eine Stufe ohne die Gabe jeglicher Medikamente dar. In einer ersten Stufe kann die bedarfsweise Verabreichung niedrigpotenter Neuroleptika erfolgen, die weiteren Stufen beinhalten atypische Neuroleptika, SSRIs, Opiatantagonisten und die sogenannten Stimmungsstabilisatoren (Libal & Plener, 2009). Die jeweiligen Stufen müssen nicht streng hierarchisch eingehalten werden, da sich die Wahl des jeweiligen Medikamentes am vorherrschenden Symptom orientieren sollte.

Tabelle 4.4 Algorithmus zur Pharmakotherapie selbstverletzenden Verhaltens im Jugendalter (modifiziert nach Libal & Plener, 2009)

Behandlungsschritt	Psychopharmakologische Intervention	Zielsymptomatik
Stufe 0 (Bedarfsmedikation)	keine	
Stufe 1 (Bedarfsmedikation)	niedrigpotente Neuroleptika	akute Spannungszustände, »Ritzdruck«, aggressive Impulsdurchbrüche, Schlafstörungen
Stufe 2	atypische Neuroleptika	Spannungszustände, Impulskontrolldefizite, Angst, depressive Zustände, Schlafstörungen, Suizidgedanken
Stufe 3	SSRI	depressive Zustände, Flashbacks, Zwänge, Angst
Stufe 4	Opiatantagonisten	suchtartiger Charakter des selbstverletzenden Verhaltens, dissoziative Zustände
Stufe 5	Stimmungsstabilisatoren	Aggression, Impulskontrolldefizite, affektive Labilität, chronische Suizidalität

Letztendlich kann gesagt werden, dass eine medikamentöse Behandlung komorbider Störungen oder krisenhafter Zuspitzungen bei Jugendlichen mit selbstverletzendem Verhalten indiziert ist. Der Einsatz von Medikamenten zur Beeinflussung der Selbstverletzung selbst erscheint aufgrund der bisherigen Datenlage noch wenig sinnvoll. Eine zusätzliche pharmakologische Behandlung sollte sich daher immer an den spezifischen Symptomen, die im Kontext der Selbstverletzung auftreten, orientieren, wobei das Risiko-Nutzen-Verhältnis individuell abgewogen werden muss. Ein Ansprechen bestimmter Symptome auf eine medikamentöse Behandlung scheint unter anderem aufgrund der ohnehin stark fluktuierenden und oft heterogenen Symptomatik individuell sehr unterschiedlich und wenig vorhersagbar zu sein. Die Patienten und auch die Eltern sollten daher bei Behandlungsversuchen in die Entscheidung über eine solche Therapie in jedem Fall einbezogen werden. Außerdem sollte im Voraus ausführlich über realistische Möglichkeiten dieser medikamentösen Unterstützung gesprochen werden, ohne allzu große Erwartungen auf eine alleinige Stabilisierung durch die Medikation zu wecken.

4.4 Multimodale und interdisziplinäre Therapie

Jugendliche sind aufgrund ihrer noch vorhandenen Unselbstständigkeit und der finanziellen, aber vor allem auch emotionalen Abhängigkeit häufig Bestandteil eines komplexen Systems aus einerseits Familie, Lehrern und institutionellen Helfern, andererseits Freunden und anderen Jugendlichen aus der → Peer-Gruppe. Daher ist es in der Behandlung von Jugendlichen mit selbstverletzendem Verhalten besonders wichtig, auch das Umfeld der Patienten in den therapeutischen Prozess einzubeziehen. Ein Bestandteil der Therapie mit betroffenen Jugendlichen ist unter anderem das Erkennen der Konflikte und Problemherde in einem solchen System und deren Bearbeitung mit den Patienten, aber auch mit wichtigen Bezugspersonen. Gleichzeitig kann und sollte das System aber auch als Ressource genutzt und die Kooperation der verschiedenen Bezugspersonen und Helfersysteme gefördert werden. Häufig ist das Gelingen einer erfolgreichen Therapie nur möglich, wenn wichtige Bezugspersonen im Umfeld zur Zusammenarbeit bewegt werden können und ein einheitliches Vorgehen aller Beteiligten im Umgang mit den Jugendlichen und ihrer Erkrankung erreicht wird.

Sowohl in der ambulanten als auch in der stationären Behandlung sollte daher möglichst multimodal therapiert werden. Zwar nimmt die Psychotherapie in der Behandlung von Jugendlichen mit selbstverletzendem Verhalten einen hohen Stellenwert ein, nichtsdestotrotz benötigen die meisten Jugendlichen ebenso dringend die Hilfe der Eltern, nicht selten auch sozialpsychiatrische Unterstützung. Eine enge Zusammenarbeit mit den Angehörigen und anderen Institutionen (z. B. Jugendhilfe) zur Bereitstellung umfeldbezogener Maßnahmen wie Erziehungsbeistandschaften oder Familienhilfe ist häufig sinnvoll oder sogar dringend erforderlich (Herpertz-Dahlmann & Simons, 2008). Die verschiedenen Möglichkeiten einer solchen multimodalen Therapie von Jugendlichen mit selbstverletzendem Verhalten sollen im folgenden Abschnitt ausführlicher beschrieben werden.

4.4.1 Elternarbeit

Selbstverletzendes Verhalten im Jugendalter ist sehr häufig mit familiären Konflikten assoziiert (Brunner et al., 2007; Tschan et al., 2015). Da sich diese Verhaltensweisen im Jugendalter oft im Kontext von massiven familiären Konflikten entwickeln oder familiäre Konflikte spätestens mit Auftreten des selbstverletzenden Verhaltens und der meist vorhandenen Begleitsymptomatik entstehen, liegt die Notwendigkeit einer intensiven Elternarbeit in der Behandlung betroffener Jugendlicher nahe. Die Dialektisch-behaviorale Therapie für Jugendliche sowie auch andere Therapieformen, die speziell für Jugendliche adaptiert sind, integrieren eine solche Familienarbeit in der Regel bereits in ihre Behandlungsmanuale (Böhme et al., 2001; Miller et al., 2007; Foelsch et al., 2008; von Auer & Bohus, 2018), der Fokus liegt hier jedoch meist auf der Bearbeitung der innerfamiliären Konflikte. In diesem Abschnitt sollen nun wesentliche Grundsätze sowie einfache, praktische Hinweise für Eltern zum Umgang mit selbstverletzendem Verhalten ihrer Kinder aufgeführt werden.

Ein wesentlicher Bestandteil der Elternarbeit ist zunächst die ausführliche Besprechung und Validierung der Gefühle, Sorgen und Unsicherheiten der Eltern hinsichtlich des selbstverletzenden Verhaltens ihrer Kinder. Wenn Eltern zum ersten Mal feststellen, dass sich ihre Tochter oder ihr Sohn selbst verletzt, werden sie nicht selten von intensiven und unangenehmen Gefühlen übermannt. Ganz zu Anfang steht daher bei einigen Eltern eine Phase des Schocks oder der Verleugnung. Teilweise kommt es in dieser Zeit auch zu einer Bagatellisierung der Symptomatik durch die Kindeseltern. Es ist daher wichtig, den Eltern zu vermitteln, dass eine Verleugnung der Selbstverletzungen ihres Kindes dazu führen kann, dass sie auch die damit einhergehende emotionale Belastung ihres Kindes nicht wahrnehmen. Des Weiteren müssen Gefühle der Eltern wie zum Beispiel Wut und Frustration, aber auch Empathie und Traurigkeit sehr ernst genommen werden. Die Ursachen und Konsequenzen solcher Gefühle, auch für den Umgang mit den sich selbstverletzenden Jugendlichen, sollten in Elterngesprächen thematisiert werden. Darüber hinaus treten häufig Schuldgefühle auf Seiten der Eltern im Zusammenhang mit dem selbstverletzenden Verhalten des Jugendlichen auf. Viele von ihnen fragen sich, was sie in der Erziehung oder Beziehung falsch gemacht haben und erwarten von therapeutischer Seite möglichst konkrete Antworten. Hier ist es jedoch wichtig zu bedenken, dass auch wenn das elterliche Verhalten die Handlungen des Kindes beeinflussen kann, es dennoch nicht automatisch die Handlungen der Jugendlichen verursacht (vgl. Plener, 2010a).

Zusätzlich sollte bereits in dieser frühen Phase eine ausführliche Psychoedukation über das Phänomen, die Funktionen und häufige Kontexte selbstverletzenden Verhaltens stattfinden. Hierdurch kann ein besseres Verständnis für die Selbstverletzungen und eine rationalere Sicht auf die Problematik erreicht werden. Sobald die Eltern weniger mit ihren eigenen Emotionen hinsichtlich der Selbstverletzungen ihrer Kinder beschäftigt sind, können sie deutlich besser als Ressource in der Behandlung der Jugendlichen eingesetzt werden. Daher ist es von Bedeutung, einige Zeit in die Stabilisierung und Validierung der Eltern zu investieren.

Selbst wenn die Eltern in den ersten Gesprächen bereits Informationen zum Thema Selbstverletzung erhalten und ein gewisses Grundverständnis für die Symptomatik und die möglichen Hintergründe erlangt haben, so ersetzt dies unter keinen Umständen die Kommunikation der Eltern mit den Jugendlichen selbst. Hier besteht jedoch von beiden Seiten meist eine große Verunsicherung. Eltern fragen sich, wie sie überhaupt mit ihren Kindern über deren Selbstverletzungen sprechen sollen und ob sie dabei nicht alles falsch machen werden. Das Cornell-Forschungsprogramm für selbstverletzendes Verhalten bei Jugendlichen und jungen Erwachsenen gibt in einer Informationsbroschüre für Eltern hilfreiche Anweisungen für die Kommunikation und den Umgang mit Kindern, die sich selbst verletzen (Plener, 2010a).

Anweisungen für Eltern für die Kommunikation und den Umgang mit sich selbst verletzenden Kindern (vgl. Plener, 2010a)

- Sprechen Sie das Thema Selbstverletzung so früh wie möglich an. Glauben Sie nicht, dass Ihr Kind aus diesem Verhalten »herauswachsen« wird und dass es von selbst aufhören wird.
- Versuchen Sie, Ihre Sorge konstruktiv zu verwenden, indem Sie Ihrem Kind dabei helfen den Einfluss ihrer/seiner selbstverletzenden Handlungen auf sich selbst und auf andere zu verstehen.
- Es ist sehr wichtig, dass Sie die Gefühle Ihres Kindes ernst nehmen und wertschätzen. Erinnern Sie sich daran, dass dies etwas anderes ist als das selbstverletzende Verhalten wertzuschätzen.
- Üben Sie keinen Druck auf Ihr Kind aus, wenn es nicht mit Ihnen sprechen will. Selbstverletzendes Verhalten ist ein sehr emotionales Thema und das Verhalten selbst ist häufig ein Hinweis darauf, dass Ihr Kind Schwierigkeiten dabei hat, Emotionen verbal auszudrücken.
- Nehmen Sie Rücksicht darauf, dass direkte Fragen zuerst meist als beängstigend und invasiv erlebt werden – vor allem wenn sie von jemandem gestellt werden, der einen kennt und an dem einem etwas liegt, wie etwa von Ihnen.
- Vermeiden Sie Machtkämpfe. Sie können das Verhalten eines anderen Menschen nicht kontrollieren und es ist meistens nicht zielführend, von einer geliebten Person zu verlangen, das selbstverletzende Verhalten zu beenden.
- Helfen Sie Ihrem Kind dabei, das Problem und die Notwendigkeit, sich helfen zu lassen, zu erkennen. Versuchen Sie nicht, das Problem ohne professionelle Hilfe in den Griff zu bekommen.

Ein wesentlicher nächster Schritt ist die Arbeit an einer Verbesserung oder Stärkung des familiären Umfeldes als Ressource zur Bewältigung emotionaler Probleme der Jugendlichen. Da Selbstverletzungen in den meisten Fällen in irgendeiner Weise als Strategie zur Emotionsregulation angewendet werden, kann dieses Verhalten bisweilen auch das Resultat einer Lerngeschichte sein, in der Gefühle innerhalb der Familie unterdrückt wurden oder ein falscher Umgang mit diesen gepflegt wurde.

Auch Familiengeheimnisse, in die Jugendliche involviert sind, die aber in der Familie tabuisiert werden, können ursächlich an der Entstehung von selbstverletzendem Verhalten beteiligt sein. Den Jugendlichen ist es durch die Tabuisierung dieser Themen nicht möglich, diese emotional und kommunikativ zu bearbeiten.

Fallbeispiel

Nele, 15 Jahre, Diagnose einer Störung des Sozialverhaltens mit depressiver Symptomatik, war mit ihrer Mutter bei einem Familiengespräch im Rahmen der ambulanten psychotherapeutischen Behandlung

»Früher habe ich immer gedacht, Nele verletze sich selbst, um mich zu erpressen oder irgendwelche Regeln im Haushalt zu umgehen. Für mich schien das auch plausibel, weil Nele sich meistens im Anschluss an irgendwelche größeren Streitereien, in denen es um Regeln oder ähnliche Dinge ging, geritzt hat«, berichtete die Mutter. »Seitdem ich aber im letzten Familiengespräch und auch in weiteren Gesprächen mit Nele erfahren habe, warum sie sich nach solchen Streitigkeiten selbst verletzt, kann ich damit viel besser umgehen.« Der Therapeut wandte sich an Nele und fragte sie, ob sich auch für sie dadurch Dinge verändert hätten. »Sehr sogar«, antwortete Nele. »Früher hatte ich das Gefühl, dass meine Mutter mich dafür verachtet, dass ich mich ritze. Daher habe ich alles getan, um es zu verheimlichen und hätte mich niemals hilfesuchend an sie gewandt. Letzte Woche hatte ich einmal ganz starken Ritzdruck und habe sogar meiner Mutter davon erzählt.« »Ja«, antwortete die Mutter, »und dann sind wir gemeinsam spazieren gegangen und haben geredet. Das haben wir schon ewig nicht mehr getan.«

Dieses Beispiel verdeutlicht, inwieweit eine offene Atmosphäre und ein gegenseitiges Verständnis für das selbstverletzende Verhalten zu einer erfolgreichen Behandlung beitragen können. Wenn Eltern oder andere Betreuungspersonen in die Behandlung involviert werden, können sie häufig wertvolle Ressourcen darstellen.

Anweisungen und Verhaltensregeln, mit denen Eltern ein schützendes familiäres Umfeld stärken können, werden ebenfalls in der Informationsbroschüre für Eltern des Cornell-Forschungsprogramms für selbstverletzendes Verhalten bei Jugendlichen und jungen Erwachsenen detailliert beschrieben (Plener, 2010a).

Verhaltensregeln für Eltern sich selbst verletzender Kinder (vgl. Plener, 2010a)

- Leben Sie einen gesunden Umgang mit Stress vor.
- Suchen Sie den Austausch mit Ihrem Kind und seien Sie offen für Kommunikation.
- Betonen Sie die Wichtigkeit von »Familienzeiten« und achten Sie auf deren Einhaltung.
- Erwarten Sie von Ihrem Kind, dass es sich an den familiären Aktivitäten und Haushaltspflichten beteiligt.
- Setzen Sie Grenzen und berechenbare, gleich bleibende Konsequenzen, wenn diese Grenzen überschritten werden.
- Arbeiten Sie mit positiven Konsequenzen, etwa der Verpflichtung zu gemeinnützigen Arbeiten.

- Respektieren Sie die Entwicklung von Individualität bei Ihrem Kind.
- Nehmen Sie Ihrem Kind nicht die Werkzeuge, mit denen es sich selbst verletzt, weg. Wenn Ihr Kind den starken Druck verspürt, sich selbst zu verletzen, wird es einen Weg hierzu finden (der möglicherweise weniger sicher ist).
- Erinnern Sie sich daran, dass Respekt keine Einbahnstraße ist. Sorgen Sie dafür, dass die familiäre Atmosphäre einladend, positiv und aufbauend ist.
- Üben Sie positive Bewältigungsstrategien gemeinsam ein, um besser mit seelischem Stress umzugehen.
- Vermeiden Sie es, den Kalender Ihres Kindes zu sehr zu füllen oder zu viel Leistungsdruck aufzubauen.
- Erwarten Sie keine schnellen Resultate in Bezug auf die Reduktion des selbstverletzenden Verhaltens. Es wird Rückschläge auf dem Weg zur Heilung geben. Auftretende Verzögerungen auf diesem Weg heißen nicht, dass Ihr Kind nicht vorwärts kommt.

Allgemein dient eine gute Elternarbeit der Stärkung der Eltern, was wiederum als Ressource für die Jugendlichen genutzt werden kann. Auch kann eine deutliche Verbesserung des Familienklimas einen entscheidenden Beitrag zur Therapie des Jugendlichen leisten. Dadurch ist eine engagierte Elternarbeit in hohem Maße mit dem Gelingen einer Behandlung verknüpft. Die komplette deutsche Übersetzung der Informationsbroschüre für Eltern des Cornell-Forschungsprogramms für selbstverletzendes Verhalten bei Jugendlichen und jungen Erwachsenen finden Sie im Internet unter http://selfinjury.bctr.cornell.edu/perch/resources/info-for-parenting-german.pdf [14.12.2018]. Hier sind auch noch weitere nützliche Informationen für Eltern im Umgang mit sich selbstverletzenden Jugendlichen nachzulesen.

4.4.2 Jugendhilfe und Sozialarbeit

Jugendliche, die unter selbstverletzendem Verhalten leiden, haben häufig Konflikte und Probleme in den verschiedensten Lebensbereichen, zum Beispiel in der Familie, in der Schule oder innerhalb der → Peer-Gruppe.

Im vorherigen Abschnitt wurden mögliche Maßnahmen besprochen, die bei der Lösung von innerfamiliären Problemen und beim Aufbau eines positiven Familienklimas helfen können. Voraussetzung für ein Gelingen solcher Maßnahmen sind natürlich zum einen das Einverständnis und die Motivation von Eltern und Jugendlichen zur Umsetzung der oben genannten Hinweise und Anweisungen. Zum anderen müssen hier aber auch die jeweiligen Ressourcen und Fähigkeiten bei Eltern und auch Jugendlichen noch in ausreichendem Maße vorhanden sein, um derartige positive Veränderungen mehr oder weniger in Eigenregie umzusetzen. Daher ist es nicht selten der Fall, dass bei fehlendem Commitment oder geringen eigenen Ressourcen der Familiensysteme, aber auch bei besonders ausgeprägten innerfamiliären Schwierigkeiten eine

Beteiligung der Jugendhilfe am therapeutischen Gesamtprozess in Betracht gezogen werden muss. Die verschiedenen Möglichkeiten der Mitwirkung der Jugendhilfe umfassen hier ein breites Spektrum von ambulanten bis hin zu stationären Maßnahmen.

Ambulante Maßnahmen

Ambulante Jugendhilfemaßnahmen bedeuten, dass die Betreuung der Jugendlichen oder der Familie als Ganzes innerhalb der Familie stattfindet, um eine außerfamiliäre Unterbringung zu vermeiden. Ziele solcher ambulanten Maßnahmen sind

- der Aufbau und die Förderung von Beziehungsfähigkeit,
- die Stärkung von Erziehungskompetenz der Bezugspersonen,
- die Bewältigung familiärer und persönlicher Krisen,
- die Gestaltung der familiären oder persönlichen Wohnsituation,
- die Planung und Realisierung schulischer und/oder beruflicher Integration,
- die Sicherstellung von finanziellen Hilfsmöglichkeiten,
- die aktive Freizeitgestaltung.

Zu den ambulanten Jugendhilfemaßnahmen gehört die kostenlose Erziehungsberatung, bei der Psychologen und Sozialarbeiter in Erziehungsberatungsstellen Betreuung und Begleitung für Einzelne, Paare oder für die gesamte Familie anbieten. Eine weitere, etwas intensivere ambulante Maßnahme ist die sozialpädagogische Familienhilfe oder intensive Außenbegleitung, bei der ein oder zwei Familienhelfer innerhalb der Familie mit den Eltern und der Familie als Ganzes arbeiten. Die Intensität der Begleitung richtet sich in der Regel nach dem Bedarf (mehrmals pro Woche, einmal pro Woche, alle zwei Wochen etc.) und natürlich nach den jeweils regional vorhandenen Ressourcen. Eine weitere Möglichkeit der ambulanten Jugendhilfe ist die Einzelbetreuung eines Jugendlichen durch einen sogenannten Erziehungsbeistand. Hier steht die pädagogische Arbeit mit dem Jugendlichen selbst, nicht mit den Eltern oder der gesamten Familie, im Vordergrund. Der Jugendliche wohnt dabei jedoch weiterhin bei seiner Familie, in Einzelfällen bereits alleine.

Außerfamiliäre Maßnahmen

Außerfamiliäre stationäre Jugendhilfemaßnahmen sind indiziert, wenn der Schweregrad der Störung eines Jugendlichen eine ambulante oder teilstationäre Jugendhilfemaßnahme nicht mehr zulässt oder die Herausnahme eines betroffenen Jugendlichen aus den ungünstigen Familienverhältnissen unerlässlich erscheint (Herpertz-Dahlmann et al., 2003; Schmid & Fegert, 2012). Hier erfolgt die Unterbringung der Jugendlichen in sogenannten stationären Jugendhilfeeinrichtungen (Heimen) oder, bei Jugendlichen mit höherer Eigenständigkeit, betreuten (Außen-)Wohngruppen. Hinsichtlich der Intensität der pädagogischen oder auch therapeutischen Betreuung unterscheiden sich die stationären Jugendhilfeeinrichtungen deutlich voneinander. So besteht eine besondere Notwendigkeit, eine geeignete und individuell passende Jugendhilfeeinrichtung zu finden. Hier kann es hilfreich sein, die Sozialarbeiter der ortsansässigen Kliniken in die Suche einzubeziehen. Diese haben hinsichtlich des Umgangs der

Einrichtungen mit den psychischen Erkrankungen der Bewohner häufig umfassende Erfahrungen gesammelt. Für Jugendliche mit selbstverletzendem Verhalten eignen sich Einrichtungen, die zusätzlich zu einer intensiven sozialpädagogischen Betreuung therapeutische Angebote aufweisen. Einige Einrichtungen arbeiten inzwischen sogar mit Elementen des Fertigkeitentrainings nach der Dialektisch-behavioralen Therapie, was für sich selbstverletzende Jugendliche besonders geeignet ist.

Ein Problem in der Arbeit mit sich selbstverletzenden Jugendlichen, die sich bereits in einer stationären Jugendhilfe befinden, ist der Umgang mit den Verletzungen selbst (Schmid, 2009), aber auch mit den oft assoziierten expansiven und problematischen Verhaltensweisen. Gerade Patienten, deren selbstverletzendes Verhalten im Rahmen der Entwicklung einer Borderline-Persönlichkeitsstörung zu sehen ist, befinden sich häufig in stationären Jugendhilfeeinrichtungen, da sie proportional häufiger in vernachlässigenden, emotional missbrauchenden oder chaotisch-instabilen Familienverhältnissen aufwachsen (Cierpka, 1998). Bei dieser Patientengruppe kommt es häufig zu einer Überforderung und Ratlosigkeit des betreuenden Personals, die sich im Umgang mit psychiatrischen Patienten meist nicht ausreichend ausgebildet sehen. In der Folge kommt es häufig zu erheblichen Spannungen zwischen den verschiedenen Helfersystemen (Jugendhilfe, Therapeuten, ortsnahe Kliniken; Holz, 2007). Ähnlich wie bei der Elternarbeit empfiehlt sich hier eine validierende Haltung gegenüber der Überforderung und Hilflosigkeit der zuständigen Betreuer sowie eine umfassende Aufklärung über das selbstverletzende Verhalten. Eine wichtige Grundregel im Umgang mit sich selbstverletzenden Jugendlichen innerhalb der stationären Jugendhilfe ist das Verhindern von positiver Zuwendung nach selbstverletzendem Verhalten und das Fördern alternativer Coping-Strategien (Schmid, 2009). Des Weiteren können klare Absprachen für bestimmte Problemverhaltensweisen, im Sinne von Krisenplänen, Sicherheit vermitteln und ein interdisziplinäres Handeln erleichtern. Hinsichtlich der Arbeit mit Jugendlichen in stationären Jugendhilfeeinrichtungen definierte Schmid mehrere Punkte, die für eine gute Kooperation der verschiedenen Helfersysteme (Jugendhilfe, Therapeuten, Klinik) in Krisensituationen entscheidend sein können (vgl. Schmid, 2009):

- Etablierung einer ambulanten Behandlungsstruktur (im Sinne eines Netzes) mit gemeinsamer Falldefinition
- rechtzeitige kinder- und jugendpsychiatrische/-psychotherapeutische Vorstellung und Antizipation von Krisen
- Transparenz und Standardisierung des einrichtungsinternen Krisenmanagements
- individueller Krisenplan
- detaillierte Absprachen zum Vorgehen im Fall einer stationären Krisenintervention

Fallbeispiel

Chris, 16 Jahre, Diagnose einer Störung des Sozialverhaltens mit depressiver Symptomatik, befand sich aufgrund großer innerfamiliärer Probleme in einer stationären Jugendhilfeeinrichtung

Im Rahmen des Umzuges in die stationäre Jugendhilfeeinrichtung war es bei Chris nochmals zu einer → Exazerbation des selbstverletzenden Verhaltens gekommen. Die Erzieher der Einrichtung waren mit den depressiven Krisen und den teilweise chirurgisch behandlungsbedürftigen Selbstverletzungen überfordert, fast wöchentlich kam es zu nächtlichen Einlieferungen des Patienten in die ortsansässige Klinik für Kinder- und Jugendpsychiatrie. Nach den ersten drei Monaten, in denen keine Besserung der Situation stattgefunden hatte, stand die stationäre Jugendhilfemaßnahme kurz vor dem Aus, die Erzieher der Einrichtung forderten einen langfristigen stationären Aufenthalt in der Kinder- und Jugendpsychiatrie, welchen Chris vehement ablehnte. Letztlich konnten alle Beteiligten dazu bewegt werden, mehrere gemeinsame Termine in der Ambulanz der Kinder- und Jugendpsychiatrie wahrzunehmen, um einen Krisenplan für Chris und die Wohngruppe zu entwerfen. Dieser Krisenplan sah die Nutzung verschiedener »Skills« sowie – in Ausnahmefällen – einer Bedarfsmedikation bei hohem Selbstverletzungsdruck vor. Im Falle einer stattgefundenen Selbstverletzung wurde der Patient durch die Erzieher, bei chirurgischer Behandlungsbedürftigkeit durch die chirurgische Ambulanz, in die er von einem Erzieher begleitet wurde, versorgt. Der Patient selbst unterschrieb einen Vertrag, in dem er sich verpflichtete, sich bei Suizidgedanken oder Selbstverletzungen in suizidaler Absicht bei den Erziehern zu melden. In diesem Falle sollte eine maximal 24 stündige stationäre Krisenintervention in der Klinik für Kinder- und Jugendpsychiatrie stattfinden. Im Laufe des nächsten Jahres etablierte sich das Procedere zunehmend, Chris kam noch weitere drei Mal zu kurzen stationären Kriseninterventionen bei akuter Suizidalität in die Klinik für Kinder- und Jugendpsychiatrie. Im weiteren Verlauf begann er eine ambulante Psychotherapie und stabilisierte sich hierüber deutlich.

Dieses Beispiel verdeutlicht, inwieweit klare Regeln und Absprachen für Selbstverletzung und Suizidalität ständige Eskalationen oder Drehtür-Effekte zwischen Jugendhilfe und Klinik vermeiden können. Notwendig ist hierbei die konsequente Vermittlung dieser Absprachen innerhalb aller beteiligten Institutionen, da es sonst durch Informationsverlust immer wieder zu Zuwiderhandlungen kommen kann.

Zusammenarbeit mit der Schule

Jugendliche, die unter selbstverletzendem Verhalten leiden, haben häufig auch unterschiedlichste Probleme in der Schule. Zum einen handelt es sich hierbei häufig um Leistungsschwierigkeiten aufgrund psychischer Probleme, jedoch auch aufgrund mangelnder Motivation, Lernbereitschaft oder Konzentrationsschwierigkeiten. Zum anderen zeigen diese Jugendlichen vermehrt Störungen im Sozialverhalten, welche wiederum zu massiven Konflikten mit dem Lehrpersonal führen können. Auch Probleme mit Mitschülern, wie zum Beispiel Hänseleien oder sogar Mobbing, werden in der Schule häufig beobachtet.

Da Lehrkräfte in der Regel wenig Zeit und Kapazität für die Bearbeitung all dieser Probleme haben, gibt es in den meisten Schulen sogenannte Vertrauenslehrer, inzwischen haben viele Schulen sogar ihre eigenen Schulsozialarbeiter.

Im Jahr 2002 startete in Heidelberg das Projekt »Schulsozialarbeit«, das sich eine flächendeckende Durchführung und Evaluation der Schulsozialarbeit an allen Grund-, Haupt- und Realschulen der Stadt Heidelberg zum Ziel gesetzt hat. Ziel dieses Projektes war es, die Ausgrenzung von sozial benachteiligten und individuell beeinträchtigten Schülerinnen und Schülern zu verhindern. Schulsozialarbeiter unterstützten in Absprache mit der Schulleitung und den Lehrern und Lehrerinnen die Kinder und Jugendlichen bei der Integration in die Schule und das soziale Umfeld und halfen, deren schulische Leistungen zu verbessern. Eine konzeptuelle und wissenschaftliche Begleitung des Projektes fand durch die Klinik für Kinder- und Jugendpsychiatrie Heidelberg statt. Bis zum Projektabschluss im Jahr 2008 zeigte sich, dass Fehlzeiten und längere Unterrichtsausschlüsse der Schüler und Schülerinnen abnahmen, sich die Kosten und die Anzahl der Maßnahmen im Bereich der Hilfen zur Erziehung verringerten und sich die schulischen und beruflichen Perspektiven der Schüler, trotz sich verschärfender Bedingungen auf dem Arbeits- und Ausbildungsmarkt, nicht verschlechtert hatten. Die Dokumentation der Sozialarbeiter zeigte, dass diese in Einzelkontakten insbesondere Schüler und Schülerinnen mit Verhaltens-, persönlichen und familiären Problemen sowie mit einem Förderbedarf betreuten. Anhand der Befragungsergebnisse zeichnete sich in der subjektiven Perspektive von Schülern, Lehrern, Eltern und Schulsozialarbeitern die Überzeugung ab, dass das Angebot »Schulsozialarbeit« die Situation der belasteten Schüler verbessern konnte. Von den Schülern und Schülerinnen waren über 70 Prozent der Meinung, dass Schulsozialarbeit ihnen in Problemsituationen helfen konnte und der Anteil der Schüler, die ihre Probleme mit dem/der Schulsozialarbeiter/in besprechen wollten, nahm im Projektverlauf deutlich zu. Schüler, Eltern und Lehrkräfte waren außerdem der Meinung, dass Schulsozialarbeit Gewalt und Unterrichtsstörungen vermindern konnte und die Beziehung zwischen den Schülern und zu den Lehrkräften sowie das Schulklima verbessert hat. Die Schulsozialarbeiter waren häufig in intensivem Kontakt zu einem Teil der belasteten Schüler und die Beteiligten sahen für die Schulsozialarbeit vor allem bei Schülern mit Selbstwertproblematik, sozialen Ängsten, aggressivem Verhalten sowie bei Gewalt und Mobbing gute Einflussmöglichkeiten (Fischer et al., 2008).

Untersuchungen mit Beratungslehrern und Schulsozialarbeitern in den USA zeigten, dass zwischen 81 und 99 Prozent der Befragten bereits Kontakt zu Schülern mit selbstverletzendem Verhalten hatten (Roberts-Dobie & Donatelle, 2007; Robinson et al., 2008; Duggan et al., 2011). Anhand der oben genannten Ergebnisse kann geschlussfolgert werden, dass die Schulsozialarbeit auch für Jugendliche mit selbstverletzendem

Verhalten eine Anlaufstelle bietet. Im Idealfall könnte an den jeweiligen Schulen sogar ein angepasstes, standardisiertes Protokoll zum Umgang mit selbstverletzendem Verhalten hilfreich sein (Plener et al., 2011; De Riggi et al., 2017). Schulsozialarbeiter können Jugendlichen mit selbstverletzendem Verhalten ein niederschwelliges Angebot bei psychosozialen Problemen bieten. Des Weiteren können sie Jugendlichen, die unter Selbstverletzung und anderen psychischen Problemen leiden, bei der Vermittlung von Therapieplätzen helfen. Möglich wäre auch, dass Schulsozialarbeit, ähnlich wie andere Maßnahmen der Jugendhilfe, bereits präventiven Charakter hat und die Auftretenswahrscheinlichkeit von selbstverletzendem Verhalten bei Jugendlichen verringern könnte. Um Schulsozialarbeitern, aber auch anderen professionellen Helfern im schulischen Kontext, wie Schulpsychologen oder Vertrauenslehrern, diese Aufgabe zu erleichtern, formulieren De Riggi und Kollegen (2017) forschungsbasierte Empfehlungen zum Umgang mit selbstverletzendem Verhalten bei Schülern. Zunächst geben sie Hinweise zur Identifikation sich selbst verletzender Jugendlicher, die identisch zu den in Abschnitt 3.1 aufgeführten Warnsignalen für Eltern sind. In einem nächsten Schritt leiten sie professionelle Helfer im schulischen Kontext an, wie sie adäquat auf die Offenbarung des selbstverletzenden Verhaltens reagieren können. Hier empfehlen die Autoren einen ruhigen, sorgenden, aber nicht überreagierenden Umgang im Gespräch mit den betroffenen Jugendlichen. Darüber hinaus empfiehlt es sich, keine vorschnelle Bewertung des Verhaltens als suizidal vorzunehmen, wenn noch keine adäquate, fachliche Suizidalitätsabklärung stattgefunden hat. Stattdessen sollten die Begrifflichkeiten des Jugendlichen zur Beschreibung selbstverletzenden Verhaltens übernommen werden, um hierüber zu sprechen. Weiterhin sollte während des Gesprächs eine aufmerksame Haltung beibehalten werden, das Geben von Ratschlägen oder Erzählungen über andere Betroffene sollten vermieden werden (De Riggi et al., 2017). Über den adäquaten Einzelkontakt hinaus empfehlen die Autoren einen systematischen, schulweiten Ansatz zum Umgang mit selbstverletzendem Verhalten. In solchen Ansätzen oder Protokollen sollte Folgendes geklärt und festgehalten sein (vgl. De Riggi et al., 2017):

(a) ab welchem Punkt ein sich selbst verletzender Schüler gemeldet werden muss
(b) wem dies gemeldet werden muss
(c) Klärung der verschiedenen Rollen und Zuständigkeiten
(d) Klärung des Suizidrisikos durch den zuständigen professionellen Helfer oder durch die Hinzuziehung eines externen professionellen Helfers

Darüber hinaus ist zu beachten, dass alle Beteiligten ihre eigenen Grenzen wahren und sich nicht selbst überfordern. Außerdem gilt, dass ein Protokoll bzw. ein systematischer Ansatz zum Umgang mit selbstverletzendem Verhalten im Schulkontext zwar hilfreich ist, die Umsetzung jedoch durch zusätzliche Schulungen speziell zum Thema selbstverletzendes Verhalten begleitet werden sollte (De Riggi et al., 2017).

Einen ähnlichen Ansatz verfolgt die Arbeitsgruppe um Jörg Fegert und Paul Plener der Kinder- und Jugendpsychiatrie des Universitätsklinikums Ulm. Im aktuellen Projekt »Schulen stark machen gegen Suizidalität und selbstverletzendes Verhalten«

sollen im Rahmen von vier verschiedenen Modulen, Lehrer und Beratungsfachkräfte im Umgang mit sich selbstverletzenden Jugendlichen geschult und handlungssicher gemacht werden. Erste Ergebnisse zeigen eine deutliche Verbesserung sowohl des Wissens als auch der eigenen Handlungsfähigkeit der Lehr- und Beratungskräfte hinsichtlich selbstverletzenden Verhaltens bei Schülern nach einer nur zweitägigen Schulung zum Thema (Groschwitz et al., 2017).

4.5 Präventionsmöglichkeiten selbstverletzenden Verhaltens

Eine gezielte Prävention selbstverletzenden Verhaltens ist aufgrund der bereits ausführlich beschriebenen multifaktoriellen Entstehung und Heterogenität eher schwierig. Die verschiedenen Risikofaktoren und kontextuellen Einflüsse, die in ihrer Gesamtheit bei Jugendlichen mit selbstverletzendem Verhalten zu finden sind, sind in keiner Weise spezifisch für selbstverletzendes Verhalten, sondern erhöhen oder erniedrigen eher auf generelle Art und Weise die Auftretenswahrscheinlichkeit für psychische Probleme. Manche Jugendliche greifen in psychosozialen Problemsituationen zu selbstverletzendem Verhalten, andere reagieren auf solche Probleme mit gänzlich anderen Verhaltensweisen. Demnach ist auch eine zuverlässige Vorhersage, welches Kind bzw. welcher Jugendliche zu Selbstverletzung neigt, nicht möglich.

Primäre Präventionsmöglichkeiten für selbstverletzendes Verhalten bei Jugendlichen müssen daher eher eine Art universelle Prävention darstellen, die versucht, vorhandene Ressourcen zu stabilisieren und risikoerhöhende Bedingungen zu senken, um so der Entstehung von selbstverletzendem Verhalten vorbeugen zu können. Jugendliche, die kognitiv, emotional und sozial gefestigt sind, können Problemsituationen in der Regel besser bewältigen als Jugendliche, bei denen dies nicht der Fall ist. Daher wird bei den bisherigen Präventionsansätzen vor allem versucht, die emotionalen Kompetenzen, die Bewältigungsfertigkeiten, die sozialen Kompetenzen und das Selbstwertgefühl der Jugendlichen zu stärken. Allgemeine Stress- und Emotionsbewältigungsprogramme, Trainings zur Verbesserung der Problemlösefähigkeit oder Entspannungstechniken sind hier einzelne Bausteine, die dazu beitragen können diese Kompetenzen zu entwickeln bzw. zu erweitern. Weitere potenzielle Präventionsansätze bestehen in der Aufklärung von Jugendlichen über selbstverletzendes Verhalten sowie mögliche Ursachen und Folgen (Warschburger & Kröller, 2008).

Präventionsmodelle zur Förderung der psychischen Gesundheit Jugendlicher lassen sich anhand der angestrebten Zielgruppe unterteilen (Wagner, 2009). Dabei versuchen »universelle« Modelle die Allgemeinheit zu erreichen, die nicht durch ein spezifisches Risikomerkmal gekennzeichnet ist. »Selektive« Modelle beschäftigen sich mit bestimmten Gruppen, die Risikofaktoren für gewisse Störungen aufweisen, und die Zielgruppe der sogenannten »angezeigten« Modelle weist bereits Störungsbilder auf.

Shaffer und Gould (2000), aber auch Heath und Kollegen (2014) argumentieren, dass die Schule aus folgenden Gründen einen geeigneten Ort zur Prävention suizidaler und anderer selbstschädigender Verhaltensweisen darstellt:

- Absichtliche Selbstschädigung und Gedanken an Selbstschädigung sind bei Jugendlichen im Schulalter besonders häufig.
- Jugendliche befinden sich ohnehin nahezu alle in der Schule, sodass Risikoevaluationen oder Präventionsprogramme dort auf kostengünstige und effektive Art und Weise durchgeführt werden können.
- Die Schule ist ein geeigneter Ort zur therapeutischen Intervention, da Schüler Behandlungen an der Schule eher wahrnehmen als an einer Klinik.

Betrachtet man das weite Feld der Prävention, so müssen hier zunächst die verschiedenen Begriffe der Primär-, Sekundär- und Tertiärprävention näher erläutert werden: Die Primärprävention setzt möglichst früh an und möchte der Entstehung von Risikoverhalten bzw. Symptomen zuvorkommen. Die Sekundärprävention zielt auf eine möglichst frühe Erfassung von beobachteten Risiken bzw. Symptomen. Die Tertiärprävention bezieht sich auf die Linderung und Rehabilitation nach erfolgter Krankheit und wurde daher bereits in den vorherigen Kapiteln dieses Buches behandelt.

Im Folgenden soll nun auf Möglichkeiten der Primär- und Sekundärprävention von selbstverletzendem Verhalten bei Jugendlichen eingegangen werden. Die meisten bisherigen Präventionsprogramme und Studien zu deren Wirksamkeit waren auf die Prävention suizidalen Verhaltens ausgerichtet, sodass selbstverletzendes Verhalten bei diesen Präventionsansätzen bisher eher einen Nebenschauplatz darstellte. Dennoch scheinen viele dieser Präventionsmaßnahmen, aufgrund der hohen Assoziation suizidaler und selbstverletzender Verhaltensweisen, auch für die Prävention selbstverletzenden Verhaltens bei Jugendlichen geeignet. Jedoch rückt auch das selbstverletzende Verhalten an sich hinsichtlich verschiedener Präventionsmaßnahmen immer mehr in den Blickpunkt.

Eine Strategie zur Primärprävention ist die Durchführung von »Fertigkeiten«-Trainings an Schulen. Hier sollen Schüler in die Lage versetzt werden, auftretende Probleme, die langfristig zur Entstehung suizidaler oder selbstschädigender Verhaltensweisen führen können, mit Hilfe erlernter Problemlösungs- und Stressbewältigungsstrategien zu lösen (Hawton & Rodham, 2006). Ein solches Programm wurde bereits in den USA getestet, es konnte hierdurch eine Verbesserung von Coping-Strategien bei Jugendlichen sowie eine Verringerung suizidaler Gedanken bei männlichen Jugendlichen erreicht werden (Klingman & Hochdorf, 1993).

Awareness-Programme

Eine wesentliche Strategie im Grenzbereich zwischen Primär- und Sekundärprävention, die bereits hinsichtlich suizidaler Verhaltensweisen bei Jugendlichen etabliert und auch evaluiert wurde, stellen sogenannte Awareness-Programme dar. Bei diesen Programmen geht es darum, unter den Jugendlichen ein Bewusstsein für psychische Gesundheit sowie selbstschädigende und suizidale Verhaltensweisen zu schaffen (Hoven et al., 2008). Diese sollen dazu bewegt werden, sich bei Problemen Hilfe zu holen und auch Gleichaltrige bei der Hilfesuche zu unterstützen. Der Kerngedanke ist, dass sich Jugendliche mit z. B. suizidalen Gedanken eher an gleichaltrige Freunde wenden würden als an Eltern oder andere Erwachsene (Kalafat & Elias, 1994). Aktuelle Studien weisen eindeutig daraufhin, dass sich auch Jugendliche mit selbstverletzendem Verhalten eher an Freunde als an Eltern oder gar professionelle Helfer wandten (Rowe et al., 2014).

Eine viel zitierte Studie, bei der Awareness-Interventionen an Schulen durchgeführt und anschließend evaluiert wurden, ist das Projekt »Signs of Suicide« (SOS; Aseltine & DeMartino, 2004). Dieses zweitägige Programm setzte Videos und Gruppendiskussionen ein, um Schüler für das Thema Suizidalität zu sensibilisieren. Außerdem wurde im Anschluss daran ein Screening mithilfe eines Fragebogens durchgeführt. Es zeigte sich eine kurzzeitige Abnahme von Suizidversuchen. Die Häufigkeit von suizidalen Gedanken änderte sich jedoch nicht. Eine Evaluation hinsichtlich selbstverletzenden Verhaltens erfolgte in diesem Rahmen nicht.

Gatekeeper-Programme

Ein Präventionsansatz, der schon eher in den Bereich der Sekundärprävention fällt, stellen sogenannte → Gatekeeper-Trainings dar. Gatekeeper-Interventionen sollen Erwachsene, die für Jugendliche eine Betreuungsfunktion erfüllen, wie zum Beispiel Eltern, Lehrer oder auch Jugendhilfemitarbeiter in die Lage versetzen, Schüler mit einem erhöhten Risiko für suizidales oder selbstverletzendes Verhalten zu identifizieren. Eine dieser Methoden, die bereits in den USA durchgeführt und evaluiert wurde, heißt QPR (Question, Persuade & Refer). Schulpersonal und andere erwachsene Kontaktpersonen für Jugendliche wurden darin ausgebildet, das Suizidrisiko dieser einzuschätzen. Auch das Ansprechen der Jugendlichen und die Vermittlung von Hilfe wurden hierbei trainiert (Quinnet, 2007). Studien wie die von Wyman und Kollegen konnten zeigen, dass Gatekeeper-Trainings das Wissen zu Suizidalität steigern können (Wyman et al., 2008). Außerdem besaß das Schulpersonal in dieser Untersuchung im Anschluss mehr Selbstbewusstsein und Bereitschaft, einen gefährdeten Schüler anzusprechen. Aktuelle Programme, wie z. B. die forschungsbasierten Empfehlungen zu selbstverletzendem Verhalten für professionelle Helfer im Schulkontext von De Riggi und Kollegen (2017) oder das Ulmer Projekt zur Schulung von Lehr- und Beratungskräften im Umgang mit sich selbstverletzenden Schülern, weisen vielversprechende Resultate auf (Groschwitz et al., 2017).

Screening-Interventionen

Ebenfalls in den Bereich der Sekundärprävention fällt der Ansatz eines Screenings nach bestimmten Risikofaktoren von Jugendlichen oder den Zielsymptomen der Jugendlichen selbst. Ziel von Screening-Interventionen ist es, suizidale Jugendliche anhand von Risikofaktoren oder suizidalen (bzw. auch selbstverletzenden) Verhaltensweisen zu identifizieren. Es wird angenommen, dass diese Jugendlichen oftmals an einer behandelbaren, psychischen Störung leiden, die nicht rechtzeitig erkannt wird (Gould et al., 2003). Durch das universelle »Screening« von Faktoren wie Depression, Angst, Substanzmissbrauch und auch suizidalem Verhalten sollen diese Risikojugendlichen identifiziert werden. Screening-Programme wurden in den USA bereits an vielen Schulen und auch Universitäten durchgeführt. Evaluationsergebnisse zeigen, dass suizidale Jugendliche mithilfe von Screening-Instrumenten in einer Mehrzahl der Fälle identifiziert werden können. Auch stellte sich heraus, dass nur wenige von ihnen bereits zuvor eine Behandlung erhalten hatten (Shaffer et al., 2004). Problematisch erscheint jedoch, dass die Spezifität der meisten Screening-Instrumente zu gering ist und daher eine hohe Anzahl an falsch-positiv als Risikofall eingestufter Jugendlicher in Kauf genommen werden muss. Dies vermindert natürlich die Kosteneffizienz, aber auch die Akzeptanz derartiger präventiver Maßnahmen. Jedoch bestehen aktuelle Bestrebungen diese Mängel auszumerzen und verbesserte Screening-Instrumente bereit zu stellen (Bryan, 2018).

Ein großes europäisches Projekt zur Prävention selbstverletzenden Verhaltens stellt SEYLE (Saving and Empowering Young Lives in Europe) dar (Wasserman et al., 2010). Untersucht wurde der Einfluss verschiedener Interventionen auf riskante und selbstschädigende Verhaltensweisen bei Jugendlichen. Hierbei zeigte vor allem das Awareness-Training auf Ebene der Jugendlichen positive Effekte (Wasserman et al., 2015). Das Training konnte die Anzahl an Suizidversuchen sowie schweren Suizidgedanken bedeutend reduzieren (Wasserman et al., 2015). Ein Gatekeeper-Training sowie ein professionelles Screening hatten keinen signifikanten Einfluss, was die Bedeutung schülerbasierter Präventionsmaßnahmen betont.

5 Klinische und kulturtheoretische Einordnung

In diesem letzten Kapitel soll eine zusammenfassende klinische und kulturtheoretische Einordnung selbstverletzenden Verhaltens im Jugendalter unternommen werden, basierend auf der Einschätzung sowie klinischen Erfahrung der Autoren.

Nimmt selbstverletzendes Verhalten im Jugendalter zu?

Eine Frage, die vor allem in den Medien ständig präsent ist. Verletzten sich immer mehr Jugendliche? Und warum tun sie das?

Zunächst einmal ist Selbstverletzung kein Phänomen, das erst in der modernen Industriegesellschaft entstanden ist. Wahrscheinlich ist die Selbstverletzung so alt wie die Menschheit selbst. Erste Berichte über selbstverletzendes Verhalten stammen aus dem 5. Jahrhundert vor Christus. Viele Schriften aus der Antike, aber auch die Bibel beinhalten Erzählungen über Selbstverletzungen, nicht selten religiös motiviert und ritualisiert, zum Teil aber auch impulsiv und in Zusammenhang mit großen seelischen Schmerzen. In der epidemiologischen Forschung gibt es Hinweise darauf, dass selbstverletzendes Verhalten, besonders im Jugendalter, zugenommen hat oder immer noch zunimmt. Einen Hinweis hierfür gibt die Tatsache, dass die meisten Untersuchungen zur Prävalenz selbstverletzenden Verhaltens in den letzten Jahren deutlich höhere Zahlen zeigen als noch in den 1990er-Jahren oder zu Beginn dieses Jahrtausends. Auch in Heidelberg wurden 2005 und 2010 zwei große Querschnittsuntersuchungen zu selbstverletzendem Verhalten durchgeführt, die Heidelberger Schulstudie (2005) sowie die SEYLE-Studie (2010). Hier zeigt sich aber auch ganz schnell das Problem, welches wir mit der genauen Einschätzung und vor allem Einordnung dieser Prävalenzzahlen haben: 2010 fanden wir während der Eingangserhebungen zur SEYLE-Studie sehr hohe Prävalenzzahlen selbstverletzenden Verhaltens, betrachtet man jedoch beide Querschnittsuntersuchungen etwas genauer, so muss man leider feststellen, dass diese überhaupt nicht vergleichbar sind. Die Heidelberger Schulstudie wurde anonym durchgeführt und hatte daher unter den Schülern eine Teilnehmerquote von mehr als 90 Prozent. In der SEYLE-Studie waren die erhobenen Daten aufgrund der folgenden Interventionen nicht anonymisiert. Dennoch ergab sich eine, für eine Studie dieses Designs, gute Teilnehmerquote von 70 Prozent. Nichtsdestotrotz wissen wir natürlich wenig über die 20 Prozent der Schüler, die im Gegensatz zur Heidelberger Schulstudie nicht an der SEYLE-Studie teilgenommen haben. Ein weiteres Problem ist die Tatsache, dass wir in der Heidelberger Schulstudie die 12-Monats-Prävalenz erfassten, während im sogenannten »Deliberate Self-Harm Inventory« (DSHI), der innerhalb des SEYLE-Konsortiums eingesetzt wurde, nach der bisherigen Lebenszeitprävalenz gefragt wurde. Kurzum, die beiden Stichproben sind wissenschaftlich nicht vergleichbar und eine Aussage, ob die Häufigkeit selbstverletzenden Verhaltens unter den Jugendlichen im Rhein-Neckar-Kreis zwischen 2005 und 2010 zugenommen hat, nicht möglich. Dieses Problem (unterschiedliche Stichproben, unterschiedliche Definitionen der Selbstverletzung, unterschiedliche Erhebungszeiträume, unterschiedliche Messinstrumente) existiert derzeit weiter. Sicherlich entstand durch die Etablierung der DSM-5-Kriterien der nichtsuizidalen Selbstverletzung eine einheitliche Definition dessen, was in Studien gemessen wird, womit auch eine Erhöhung der Vergleichbarkeit der Ergebnisse einhergeht. Nichtsdestotrotz bestehen zahlreiche weitere Definitionen weiter, die die Vergleichbarkeit, gerade in Hinblick auf sich verändernde Prävalenzzahlen erschweren.

Mit Sicherheit erlebten wir in den letzten Jahrzehnten eine zunehmende Diffusion des selbstverletzenden Verhaltens aus psychiatrischen Populationen heraus in die Allgemeinbevölkerung. Aus den deutlichen Korrelationen von negativen Kindheitserlebnissen und aktuellen psychischen und psychosozialen Problemen bei selbstverletzendem Verhalten müsste man zu dem Schluss kommen, dass eine erhöhte psychosoziale Problembelastung der Jugendlichen für eine Zunahme des selbstverletzenden Verhaltens verantwortlich ist. Doch woher kommt diese hohe Problembelastung? Und haben es Kinder und Jugendliche in unserer Gesellschaft heute wirklich schwerer und sind daher gefährdeter an psychischen Störungen und deren Folgen zu leiden?

Gesellschaftliche Entwicklungen. Sicherlich gibt es gesellschaftliche Entwicklungen, die zu einer erhöhten Belastung unserer Jugendlichen führen könnten: Die Familie als sicherer und haltgebender Ort existiert zunehmend weniger in dieser Form. Das Konstrukt der typischen Kernfamilie, bestehend aus zwei gemeinsam lebenden Eltern und, im Idealfall, noch weiteren Verwandten (Großeltern, Geschwistern etc.), stellt längst nicht mehr den Regelfall dar. Zusätzlich zu dieser wegfallenden Sicherheit und Orientierung sehen sich heutige Jugendliche einer bisher noch nie dagewesenen Freiheit und Optionsvielfalt gegenüber. Selbstverständlich stellen Freiheit und Optionsvielfalt wichtige Ressourcen dar, für sich in der Pubertät befindliche Jugendliche, konfrontiert mit der Ausbildung einer eigenen Identität und eines eigenen Rollenverständnisses, können diese Ressourcen aber auch eine immense Überforderung bedeuten. Dies ist insbesondere dann der Fall, wenn keine erwachsene Bezugsperson diese Selbstfindung und diese zahlreichen Entscheidungsprozesse begleitet und unterstützt. Zusätzlich stehen die Jugendlichen unter einem hohen Leistungsdruck. Beispiele hierfür sind die Verkürzung der Schulzeit zum Erreichen der Hochschulreife auf zwölf Jahre, aber auch die Tatsache, dass für sämtliche Berufe immer höhere Qualifikationen verlangt werden. Dadurch sehen sich manche Jugendliche bereits in jungen Jahren einer enormen Perspektivlosigkeit und Frustration ausgesetzt.

Über all diese gesellschaftlichen Entwicklungen und ihre Auswirkungen auf unsere Jugend könnte nun ein ganzes Buch verfasst werden, die grundlegende Frage jedoch würde dadurch wahrscheinlich nicht beantwortet werden: »Sind unsere Jugendlichen wirklich psychisch belasteter als früher? Oder ist die Zunahme selbstverletzenden Verhaltens – wenn es sie denn überhaupt gibt – auf den Status der Selbstverletzung als aktuell ›moderne‹ Ausdrucksform psychischer Probleme von Jugendlichen zurückzuführen?«. Dieser Hypothese würde die Auffassung zugrunde liegen, dass es in jeder jungen Generation unterschiedliche Ausdrucksformen des Protestes gegen die

Erwachsenenwelt, aber auch psychischer Probleme gegeben hat, und dass selbstverletzendes Verhalten, ganz unabhängig davon, ob psychosoziale Probleme von Jugendlichen in den letzten Jahren zugenommen haben oder nicht, einfach ein derzeit gesellschaftlich und jugendkulturell vorherrschendes Verhalten zum Ausdruck und auch zur Bewältigung adoleszenztypischer Probleme darstellt.

Ist selbstverletzendes Verhalten im Jugendalter eine eigenständige psychische Erkrankung oder nur ein Symptom?

Nachdem in den vorherigen Abschnitten eher eine aktuelle gesellschaftliche Fragestellung diskutiert wurde, soll nun noch eine Diskussion aufgeworfen werden, die derzeit hitzig unter Klinikern und Wissenschaftlern, vor allem im Zuge der Entwicklung der neuen medizinisch-psychologischen Klassifikationen (DSM-5 und ICD-11) geführt wird. Es geht hierbei um die Frage, wie das Phänomen des selbstverletzenden Verhaltens in Zukunft einzuordnen ist, ob es sich hierbei künftig um eine eigene Krankheitsentität handeln soll oder ob selbstverletzendes Verhalten ausschließlich als Symptom manifester psychischer Störungen Eingang in künftige Klassifikationen findet.

Relativ offensichtlich ist, dass das Phänomen des selbstverletzenden Verhaltens in den bisherigen Klassifikationen des DSM-IV und der ICD-10 zu wenig bedacht worden ist. So ist die Borderline-Persönlichkeitsstörung das einzige Krankheitsbild, dem selbstverletzendes Verhalten überhaupt als Symptom und diagnostisches Kriterium zugeordnet wird. Weitere Krankheitsbilder, die mit selbstverletzendem Verhalten gerade im Jugendalter häufig einhergehen, werden hiermit nicht in Zusammenhang gebracht, sodass es Klinikern häufig schwer fällt, dieses Verhalten auch im Rahmen ihrer Diagnosestellung abzubilden. Dies wiederum kann weitreichende Konsequenzen, auch für die Behandlung selbstverletzenden Verhaltens haben: Die Behandlungsplanung orientiert sich an den vergebenen Diagnosen, sodass das selbstverletzende Verhalten nicht nur diagnostisch, sondern auch therapeutisch keine Beachtung findet. Durch den Eingang des nichtsuizidalen selbstverletzenden Verhaltens in das DSM-5 wurde immerhin die wissenschaftliche Arbeit zu diesem Thema deutlich erleichtert. Seit 2013 nahm die Beforschung des Phänomens noch einmal zu. Klar ist, dass Forschungsgelder, Stipendien und andere Geldquellen für wissenschaftliche Arbeit eher für Forschung vergeben werden, die sich nicht am Rande oder außerhalb der aktuellen medizinisch-psychiatrischen Diagnosen (und damit definierter Probleme und Erkrankungen) bewegt. Daher gibt es gerade unter Wissenschaftlern, die selbstverletzendes Verhalten näher erforschen, den Wunsch, dass sich selbstverletzendes Verhalten in den kommenden diagnostischen Klassifikationsmodellen weiter als eigene Krankheitsentität etabliert.

Die Bestrebungen nichtsuizidale Selbstverletzung als eigenständige Diagnose einzuführen und sie damit von anderen psychischen Störungen abzugrenzen, lösen aber nach wie vor Diskussionen aus. Ein Vorteil der Einführung der nichtsuizidalen Selbstverletzung, sowohl als Begrifflichkeit aber auch als eigenständige diagnostische Entität, ist die vermehrte Auseinandersetzung mit diesem Thema, die man in den letzten Jahren bereits beobachten konnte. Betrachtet man das gering ausgeprägte Hilfesuchverhalten Betroffener erscheint es wichtig, dieses Phänomen in Zukunft noch besser zu erforschen und den Zugang zum Helfersystem für betroffene Jugendliche zu erleichtern. Jedoch sprechen nicht alle Argumente für dieses Vorhaben. Die Tatsache, dass sich selbstverletzendes Verhalten in der Regel in verschiedene Symptomkomplexe einbettet, lässt die Gegner dieses Vorhabens an der Sinnhaftigkeit einer eigenständigen Diagnose zweifeln. Eine solche Diagnose hätte in diesem Fall einen sehr beschreibenden Charakter, die, so befürchten die Gegner, weder ätiologischen noch kontextuellen Faktoren des selbstverletzenden Verhaltens Rechnung tragen würde. Da die gängigen psychiatrischen Diagnosesysteme ohnehin hauptsächlich beschreibend sind und sich meist auf die syndromale Kategorisierung verschiedener Symptome beschränken, wird davor gewarnt, nun auch noch einzelne Symptome oder Phänomene als eigenständige psychiatrische Krankheitsbilder zu definieren. Kritische Stimmen beklagen weiterhin eine Pathologisierung eines möglicherweise vorübergehenden Phänomens im Jugendalter, die eine Stigmatisierung der Betroffenen zur Folge hat. Auch könnte eine eigenständige Diagnose dieser Verhaltensweisen dazu führen, dass die zugrundeliegenden und dringend therapiebedürftigen Störungsbilder (z. B. Borderline-Persönlichkeitsstörung oder depressive Störung) nicht ausreichend in den Fokus genommen werden. Fest steht jedoch, dass durch die öffentliche Fachdiskussion schon jetzt eine erhöhte Sensibilität für dieses Phänomen erreicht wurde, was Betroffenen entgegen kommen dürfte.

Was muss im Umgang mit selbstverletzendem Verhalten bei Jugendlichen beachtet werden?

Grundsätzlich sollen hier natürlich nicht nochmals alle Empfehlungen dieses Buches hinsichtlich des Umgangs und der Behandlung selbstverletzenden Verhaltens im Jugendalter wiederholt werden. Vielmehr soll eine eher allgemeingültige Zusammenfassung zu den wesentlichen Punkten gegeben werden, die wir, sei es als Angehörige, Betreuer, Therapeuten, Ärzte oder in irgendeiner Form anders Involvierte, im Umgang mit selbstverletzendem Verhalten im Jugendalter beachten sollten:

Die hier eingenommene Haltung, die in diesen abschließenden Zeilen vermittelt werden soll, ist, dass selbstverletzendes Verhalten, sei es innerhalb der Gesellschaft, aber vor allem auch im Einzelkontakt mit Betroffenen, unbedingt thematisiert werden muss. Das Phänomen der Selbstverletzung stellt für viele, Betroffene und Involvierte, immer noch ein Tabuthema dar, was den Erkrankten wenig hilft. Daher soll an dieser Stelle nochmals ein Appell an alle erfolgen: Sprechen Sie über selbstverletzendes Verhalten, sprechen Sie Selbstverletzungen bei Betroffenen an und seien Sie offen gegenüber jungen Menschen, die hierunter leiden!

Darüber hinaus soll erwähnt werden, dass selbstverletzendes Verhalten, wenn auch nicht in jedem Einzelfall, einen guten Indikator für psychische Probleme bei Jugendlichen darstellt. Da selbstverletzendes Verhalten im Jugendalter häufig mit manifesten psychischen Störungsbildern, ja sogar häufig mit Suizidalität einhergeht, sollte jedes selbstverletzende Verhalten im Jugendalter mindestens einmal kinder- und jugendpsychiatrisch abgeklärt und eine ausführliche Diagnostik vorgenommen werden. Bitte bagatellisieren Sie selbstverletzendes Verhalten nicht als Modeerscheinung oder Aufmerksamkeitssuche und vermeiden Sie eine Auseinandersetzung mit diesem Thema nicht aus Unsicherheit oder anderen negativen Gefühlen. Es gibt gute Hilfs- und Behandlungsangebote, die von sich selbst verletzenden Jugendlichen meist viel zu selten oder zu spät wahrgenommen werden. Jeder kann dazu beitragen, dass Jugendliche, die sich, warum auch immer, selbst verletzen, professionelle Hilfen in Anspruch nehmen und ihre Symptomatik somit eine positive Entwicklung mit guter Prognose nehmen kann.

Anhang

Diagnosekriterien DSM-5

Vorgeschlagene diagnostische Kriterien für Nichtsuizidale Selbstverletzungen nach DSM-5

A. Die Person hat sich im letzten Jahr an fünf oder mehr Tagen absichtlich selbst Schaden an der Körperoberfläche in einer Weise zugefügt, dass dies zu Blutungen, Blutergüssen oder Schmerz (z. B. durch Schneiden, Brennen, Stechen, Hauen, starkes Reiben) geführt hat. Dies ist in der Erwartung geschehen, dass die Verletzung nur zu geringem oder mäßigem körperlichen Schaden führt (d.h. es bestand keine suizidale Absicht).
Beachte: Das Nichtvorhandensein einer Suizidabsicht wurde entweder durch die Person bestätigt oder kann daraus geschlossen werden, dass die Person wiederholt selbstschädigende Verhaltensweisen zeigt, von denen sie weiß oder gelernt hat, dass sie wahrscheinlich nicht zum Tod führen.

B. Die Person führt das selbstverletzende Verhalten mit mindestens einer der folgenden Erwartungen aus:
1. Um Entlastung von negativen Gefühlen oder einem negativen kognitiven Zustand zu erleben.
2. Um zwischenmenschliche Probleme zu lösen.
3. Um einen positiven Gefühlszustand herbeizuführen.

Beachte: Die angestrebte Entlastung oder Reaktion wird während oder kurz nach der Selbstverletzung erlebt. Das Verhaltensmuster der Person kann eine Abhängigkeit von der wiederholten Ausführung des selbstverletzenden Verhaltens nahelegen.

C. Die absichtliche Selbstverletzung wird von mindestens einem der folgenden Merkmale begleitet:
1. Zwischenmenschliche Probleme oder negative Gefühle oder Gedanken wie Depression, Angst, Anspannung, Ärger, generalisiertes subjektives Leiden oder Selbstkritik unmittelbar vor dem selbstverletzendem Verhalten.
2. Vor der Einleitung des Verhaltens besteht eine Phase des gedanklichen Verhaftetseins mit dem beabsichtigten Verhalten, welches schwer kontrolliert werden kann.
3. Häufige Gedanken an Selbstverletzungen, die sich nicht im Verhalten niederschlagen müssen.

D. Das Verhalten ist nicht sozial sanktioniert (z. B. Body-Piercing, Tattoos, Teil eines religiösen oder kulturellen Rituals) und beschränkt sich nicht auf das Aufkratzen von Schorf oder das Beißen von Nägeln.

E. Das Verhalten oder dessen Folgen verursachen in klinisch bedeutsamer Weise Leiden oder Beeinträchtigungen in sozialen, ausbildungsrelevanten oder anderen wichtigen Funktionsbereichen.

F. Das Verhalten tritt nicht ausschließlich während psychotischer Episoden, eines Delirs, einer Substanzintoxikation oder einem Substanzentzug auf. Bei Personen mit einer Störung der neuronalen und mentalen Entwicklung tritt das Verhalten nicht als Teil eines Musters repetitiver Stereotypien auf. Das Verhalten kann nicht besser durch eine andere psychische Störung oder einen medizinischen Krankheitsfaktor erklärt werden (z. B. psychotische Störung, Autismus-Spektrum-Störung, Intellektuelle Beeinträchtigung, Lesch-Nyhan-Syndrom, Stereotype Bewegungsstörung mit selbstverletzendem Verhalten, Trichotillomanie [Pathologisches Haareausreißen], Dermatillomanie [Pathologisches Hautzupfen/-quetschen]).

Vorgeschlagene diagnostische Kriterien für Suizidale Verhaltensstörung nach DSM-5

(Falkai & Wittchen, 2018, S. 1096; Abdruck erfolgt mit Genehmigung vom Hogrefe Verlag Göttingen aus dem Diagnostic and Statistical Manual of Mental Disorders, Fifth Edition, © 2013 American Psychiatric Association, dt. Version © 2018 Hogrefe Verlag.)

A. Die Person hat innerhalb der letzten 24 Monate einen Suizidversuch unternommen.

   Beachte: Ein Suizidversuch ist ein selbstinitiierter Verhaltensablauf einer Person, die zum Zeitpunkt der Initiierung annimmt, dass der Ablauf der Handlung zu ihrem eigenen Tod führt. Der »Zeitpunkt der Initiierung« ist der Zeitpunkt, an dem das Verhalten eingetreten ist, das die Anwendung der Methode beinhaltet.

B. Die Tat erfüllt nicht die Kriterien für Nichtsuizidale Selbstverletzungen – d.h. sie beinhaltet keine Selbstverletzungen, die der Körperoberfläche zum Zweck der Entlastung von negativen Gefühlen, von einem kognitiven Zustand oder zur Herbeiführung eines positiven Gefühls zugefügt werden.

C. Die Diagnose bezieht sich nicht auf Suizidgedanken oder Suizidvorbereitungen.

D. Die Tat wurde nicht während eines Delirs oder eines Zustandes der Verwirrtheit initiiert.

E. Die Tat wurde nicht ausschließlich aufgrund eines politischen oder religiösen Ziels ausgeführt.

Bestimme, ob:
Aktuell: Nicht mehr als 12 Monate seit dem letzten Versuch.
Frühremittiert: 12 bis 24 Monate seit dem letzten Versuch.

Glossar

Adjuvant. Ergänzend oder unterstützend.

Adoleszenz. Endphase des Jugendalters. In Deutschland versteht man unter der Adoleszenzphase – je nach Entwicklungsstadium – meist den Zeitraum zwischen 16 und 24 Jahren.

Aggravation. Bewusst übertriebenes Betonen vorhandener Beschwerden, häufig aufgrund einer verstärkten Selbstbeobachtung.

Analgesie. Ausschaltung des Schmerzempfindens.

Artifizielle Störungen. Störungen, die durch das absichtliche Erzeugen oder Vortäuschen von körperlichen oder psychischen Symptomen oder Behinderungen gekennzeichnet sind.

Ätiologie, ätiologisch. Beschäftigt sich mit der Ursache von Krankheiten.

Commitment. Eigentlich Selbst- oder Handlungsverpflichtung. Im Bereich der DBT wird Commitment als die Bereitschaft, an gewissen Symptomen zu arbeiten, gewisse Verpflichtungen einzuhalten und einen vorher besprochenen Weg miteinander zu gehen, verstanden.

Compliance. Bereitschaft des Patienten, bei diagnostischen und therapeutischen Maßnahmen mitzuwirken (z. B. Medikamenteneinnahme); »Therapietreue«.

Coping. Psychische Bewältigung.

Deprivation. Körperlich-seelischer Entwicklungsrückstand bei einem seiner Mutter bzw. Bezugsperson »beraubten« Kind.

Dissoziativer Zustand. Teilweise oder vollständige Entkoppelung von seelischen und körperlichen Funktionen.

Ecological Momentary Assessment (EMA). Ambulante Messmethode zur alltagsnahen Erfassung bestimmter Parameter.

Endogen. Durch biologische Faktoren verursacht.

Entität. Symptomkomplex, aus dem eine Diagnose gebildet wird.

Enukleation. Entfernung eines abgegrenzten oder bekapselten Gewebebereichs. Das umliegende Gewebe wird nicht entfernt.

Exazerbation. Verstärkung oder Verschlimmerung bereits zuvor bestehender Probleme, Konflikte oder Symptome.

Extrapyramidale Motorik. Das Extrapyramidalmotorische System (EPS) oder kurz Extrapyramidales System ist ein neuroanatomisches und neurophysiologisches Konzept, in dem vor allem diejenigen Steuerungsvorgänge der Motorik abgebildet sind, die nicht über die sogenannte Pyramidenbahn (wegführende Nervenbahnen des motorischen Kortex) verlaufen.

Gatekeeper. Eltern, Freunde oder auch andere mögliche Bezugspersonen von Jugendlichen wie z. B. Lehrer oder Betreuer in Vereinen.

Genese. Ursache, Herkunft.

Habituation. Gewöhnung, es handelt sich hierbei um eine einfache Form des Lernens, wenn ein Individuum wiederholt einem bestimmten Reiz ausgesetzt ist, der keine wesentliche Bedeutung hat. Die Reaktion auf diesen Reiz schwächt sich dann allmählich ab bis hin zum völligen Ausbleiben einer Reaktion.
Histrionisch. Neue Bezeichnung für »hysterisch« (von etruskisch »histrio« = Schauspieler).
Hypalgesie. Reduziertes Schmerzempfinden.
Hypersexualität. Gesteigertes sexuelles Verlangen bzw. sexuell motiviertes Handeln, das unterschiedliche Ursachen haben kann.
Ich-synton. Eine Person kann sich voll und ganz mit ihren Gedanken, Gefühlen und ihrem Verhalten identifizieren, sie werden als »zu sich gehörig« empfunden.
Interdisziplinäre Therapie. Gemeinsame Nutzung von verschiedenen Ansätzen, Denkweisen oder Methoden verschiedener Behandlungsstrategien oder -einrichtungen.
Interrater-Reliabilität. Ausmaß der Übereinstimmungen der Einschätzungen von unterschiedlichen Beobachtern (»Ratern«). Daher ein Maß, inwieweit die Ergebnisse vom Beobachter unabhängig sind.
Komorbidität, komorbid. Das gemeinsame Auftreten von zwei oder mehr Problemen/Symptomen/Störungen bei einem Individuum.
Kompulsiv. Zwanghaft.
Konkordanzraten. Maß für die Häufigkeit, mit der beide Partner eines Zwillingspaares ein bestimmtes Merkmal, z. B. ein Symptom oder eine Erkrankung, gemeinsam haben.
Laxantien. Abführmittel.
Lesch-Nyhan-Syndrom. Angeborene, x-chromosomal-rezessiv vererbte Stoffwechselerkrankung, die durch einen erhöhten Harnsäurespiegel (Hyperurikämie) gekennzeichnet ist. Bei schweren Formen kommt es zu für diese Erkrankung typischen schwersten Selbstverletzungen bei starker kognitiver Beeinträchtigung.
Letal. Tödlich.
Maladaptiv. Schlecht oder ungünstig angepasst.
Muskelfaszie. Bezeichnet die Bindegewebshülle eines Muskels.
Nachhallerinnerung. Flashback, Intrusion. Wiedererleben früherer Erinnerungen (besonders Gefühlszustände, teilweise jedoch auch Sinneswahrnehmungen), das durch bestimmte Schlüsselreize hervorgerufen werden kann. Häufig drängen diese sich dem Betroffenen auf, der sich dann nicht gegen die begleitenden Erinnerungen oder Gefühlszustände erwehren kann.
Neurotransmitter. Chemische Substanz, die von einer Nervenzelle ausgeschüttet wird, den synaptischen Spalt überquert und von den Rezeptoren an der benachbarten Nervenzelle aufgenommen wird. Sie dient damit der Kommunikation und Reizweiterleitung zwischen Nervenzellen.
Off-Label. Nutzung eines Medikamentes, welches für diese Zielgruppe (Krankheitsbild, Altersgruppe) nicht offiziell in Deutschland zugelassen ist.
Outcome-Variable. Ergebnis.

Parenteraler Übertragungsweg. Übertragung von Krankheitserregern, bei der diese nicht über den Darm oder die Atemwege in den Organismus eindringen, sondern direkt ins Blut gelangen (z. B. beim Geschlechtsverkehr oder bei einer Bluttransfusion).
Peer-Gruppe. »Gruppe von Gleichaltrigen« oder »Gruppe von Gleichgestellten«.
Phänomenologie. Diese beschreibt, auf welche Art und Weise ein bestimmtes Phänomen auftreten kann, und beschäftigt sich mit möglichen Formen und Einteilungen eines Phänomens.
Polygen. Mehrere Gene sind an der Ausbildung eines Phänotyps (Merkmals), z. B. eines Symptomes, beteiligt.
Prävalenz. Gesamtzahl der Fälle eines Problems oder einer Störung in einer Population in einem bestimmten Zeitraum.
Psychopathologie. Beschäftigt sich mit der Beschreibung abnormen Erlebens, Befindens und Verhaltens.
Reagibilität. Individuell unterschiedliche Reaktionsfähigkeit bei Einwirkung von Reizen.
Repetitiv. Wiederholt.
Sedierung. Beruhigung bis hin zu Schlaf durch Medikation.
Semistrukturiertes Interview. Ein solches Interview orientiert sich an einem Gesprächsleitfaden, hat jedoch keine vorgegebenen Antwortformate. Der Interviewer kann nachfragen und Bedeutsames aufgreifen. Folgt im Wesentlichen aber einem Frage-Antwort-Schema.
Soziodemographische Variablen. Variablen wie z. B. Geschlecht, Alter, Familienstand, Religionszugehörigkeit, höchster erreichter Schulabschluss, Tätigkeit.
Spätdyskinesien. Störungen der Motorik, die nach längerfristiger Einnahme von Neuroleptika auftreten können. Meist als Saug-, Schmatz- oder Zungenbewegungen im Gesichtsbereich, vor allem um den Mund herum, zu beobachten.
Synergistisch. Gleichzeitige Wirkung von mehr als einer Sache/Substanz/Behandlung, die demselben Zweck dienen.
Trigger. Schlüsselreiz, der eine sogenannte Nachhallerinnerung auslösen kann, z. B. bei traumatisierten Patienten.
Validität. Genauigkeit, mit der das erfasst wird, was erfasst werden soll. Der Zusammenhang des Messresultates mit dem jeweiligen Außenkriterium für das zu Messende sollte möglichst eng sein.
Vulnerabilität, vulnerabel. Individuell unterschiedliche Verletzbarkeit und Empfänglichkeit für das Auftreten psychischer Störungen oder Probleme.

Hilfreiche Internetadressen

Die folgenden Links können Sie auch online über unsere Homepage www.beltz.de abrufen.

(1) Fachliche Informationen
Leitlinien der Deutschen Gesellschaft für Kinder- und Jugendpsychiatrie und -psychotherapie:
https://www.awmf.org/uploads/tx_szleitlinien/028-029l_S2k_Nicht-suizidales-selbstverletzendes_Verhalten_NSSV_2016-04.pdf

DBT-Dachverband
http://www.dachverband-dbt.de

Fachinformationen zum Thema selbstverletzendes Verhalten des Cornell-Forschungsprogramms
http://www.crpsib.com

(2) Selbsthilfeseiten
Rote Tränen
https://www.rotetraenen.de

(3) Informationen für Angehörige
Informationsbroschüre für Eltern des Cornell-Forschungsprogramms
http://selfinjury.bctr.cornell.edu/perch/resources/info-for-parenting-german.pdf

Rote Linien – Kontakt- und Informationsforum für SVV-Angehörige
http://www.rotelinien.de

Psychiater und Neurologen im Netz – Ratgeber für Eltern:
http://www.neurologen-und-psychiater-im-netz.de/npin/show.php3?id=94&nodeid=

Danksagung

Bedanken möchte ich mich bei den Mitarbeitern meiner beiden Forschungssektionen in Heidelberg und Bern. Einen wesentlichen Dank möchte ich Herrn Prof. Franz Resch aussprechen, der als Herausgeber überhaupt erst die Möglichkeit zur Erstellung dieses Buches gegeben hat.

Mein größter Dank aber geht an meine geliebte Familie (meine Frau Mutlu und mein Sohn Timur Elias), die mir durch ihre Liebe und Freundschaft die Kraft und den emotionalen Rückhalt für meine Arbeit gibt und ohne deren Hilfe und Unterstützung ich zu meiner Arbeit gar nicht in der Lage wäre.

Michael Kaess

Danken möchte ich meinem Doktorvater, Michael Kaess, der an mich glaubt und mir die Möglichkeit gab, maßgeblich an diesem großartigen Projekt mitzuwirken.

Alexandra Edinger

Literatur

Ahmed-Leitao, F., Spies, G., van den Heuvel, L., & Seedat, S. (2016). Hippocampal and amygdala volumes in adults with posttraumatic stress disorder secondary to childhood abuse or maltreatment: a systematic review. Psychiatry Research: Neuroimaging, 256, 33-43.

Alao, A. O., Yolles, J. C. & Armenta, W. (1999). Genital self-mutilation. Psychiatric Services, 50, 1362–1363.

Amad, A., Ramoz, N., Thomas, P., Jardri, R., & Gorwood, P. (2014). Genetics of borderline personality disorder: systematic review and proposal of an integrative model. Neuroscience & Biobehavioral Reviews, 40, 6-19.

American Psychiatric Association. (2013). Diagnostic and statistical manual of mental disorders (DSM-5®). Washington: American Psychiatric Pub. [Deutsche Ausgabe: Falkai, P. & Wittchen, H.-U. (2015). Diagnostisches und Statistisches Manual Psychischer Störungen. Göttingen: Hogrefe.

Ammerman, B. A., Jacobucci, R., Kleiman, E. M., Uyeji, L. L., & McCloskey, M. S. (2018). The Relationship Between Nonsuicidal Self-Injury Age of Onset and Severity of Self-Harm. Suicide and Life-Threatening Behavior, 48(1), 31-37.

Ando, A., Reichl, C., Scheu, F., Bykova, A., Parzer, P., Resch, F., ... & Kaess, M. (2018). Regional grey matter volume reduction in adolescents engaging in non-suicidal self-injury. Psychiatry research: Neuroimaging, 280, 48-55.

Andrewes, H. E., Hulbert, C., Cotton, S. M., Betts, J., & Chanen, A. M. (2017). Ecological momentary assessment of nonsuicidal self-injury in youth with borderline personality disorder. Personality Disorders: Theory, Research, and Treatment, 8(4), 357.

Arbuthnott, A. E., & Lewis, S. P. (2015). Parents of youth who self-injure: a review of the literature and implications for mental health professionals. Child and adolescent psychiatry and mental health, 9(1), 35.

Armey, M. F., Crowther, J. H. & Miller, I. W. (2011). Changes in the ecological momentary assessment reported affect associated with episodes of nonsuicidal self-injury. Behavior Therapy, 42, 579–588.

Asarnow, J. R., Porta, G., Spirito, A., Emslie, G., Clarke, G., Wagner, K. D., ... Brent, D. A. (2011). Suicide attempts and nonsuicidal self-injury in the treatment of resistant depression in adolescents: findings from the TORDIA study. Journal of the American Academy of Child and Adolescent Psychiatry, 50(8), 772–781. https://doi.org/10.1016/j.jaac.2011.04.003

Aseltine, R. H., Jr. & DeMartino, R. (2004). An outcome evaluation of the SOS Suicide Prevention Program. American Journal of Public Health, 94, 446–451.

Baetens, I., Claes, L., Martin, G., Onghena, P., Grietens, H., Van Leeuwen, K., ... & Griffith, J. W. (2014). Is nonsuicidal self-injury associated with parenting and family factors?. The Journal of Early Adolescence, 34(3), 387-405.

Baetens, I., Claes, L., Muehlenkamp, J., Grietens, H., & Onghena, P. (2011). Non-suicidal and suicidal self-injurious behavior among Flemish adolescents: A web-survey. Archives of Suicide Research, 15, 56–67.

Batejan, K. L., Jarvi, S. M., & Swenson, L. P. (2015). Sexual orientation and non-suicidal self-injury: A meta-analytic review. Archives of Suicide Research, 19(2), 131-150.

Bateman, A. W. & Fonagy, P. (2000). Effectiveness of psychotherapeutic treatment of personality disorder. British Journal of Psychiatry, 177, 138–143.

Bateman, A. & Fonagy, P. (2001). Treatment of borderline personality disorder with psychoanalytically oriented partial hospitalization: an 18-month follow-up. American Journal of Psychiatry, 158, 36–42.

Baving, L. (2004). Parasuizide bei Kindern und Jugendlichen. Kindheit und Entwicklung, 13, 5–13.

Biskin, R. S. (2015). The lifetime course of borderline personality disorder. The Canadian Journal of Psychiatry, 60(7), 303-308.

Bjarehed, J., & Lundh, L. G. (2008). Deliberate self-harm in 14-year-old adolescents: How frequent is it, and how is it associated with psychopathology, relationship variables, and styles of emotional regulation? Cognitive Behaviour Therapy, 37, 26–37.
Black, D. W., Zanarini, M. C., Romine, A., Shaw, M., Allen, J., & Schulz, S. C. (2014). Comparison of low and moderate dosages of extended-release quetiapine in borderline personality disorder: a randomized, double-blind, placebo-controlled trial. American Journal of psychiatry, 171(11), 1174-1182.
Blasco-Fontecilla, H., Fernández-Fernández, R., Colino, L., Fajardo, L., Perteguer-Barrio, R., & De Leon, J. (2016). The addictive model of self-harming (non-suicidal and suicidal) behavior. Frontiers in psychiatry, 7, 8.
Bloom, J. M., Woodward, E. N., Susmaras, T., & Pantalone, D. W. (2012). Use of dialectical behavior therapy in inpatient treatment of borderline personality disorder: a systematic review. Psychiatric Services, 63(9), 881-888.
Böhme, R., Fleischhaker, C., Mayer-Bruns, F. & Schulz, E. (2001). Dialektisch-Behaviorale Therapie für Jugendliche (DBT-A). Abteilung für Psychiatrie und Psychohterapie im Kindes- und Jugendalter des Klinikums der Universität Freiburg.
Bohus, M., Haaf, B., Simms, T., Limberger, M. F., Schmahl, C., Unckel, C., Lieb, K. & Linehan, M. M. (2004). Effectiveness of inpatient dialectical behavioral therapy for borderline personality disorder: a controlled trial. Behaviour Research and Therapy, 42, 487–499.
Bohus, M. & Höschel, K. (2006). Die Dialektisch-Behaviorale Psychotherapie. In A. Remmel, O. Kernberg, W. Vollmoeller, & B. Strauss (Hrsg.), Handbuch Körper und Persönlichkeit (S. 255–271). Stuttgart: Schattauer.
Bohus, M., Limberger, M., Ebner, U., Glocker, F. X., Schwarz, B., Wernz, M., & Lieb, K. (2000). Pain perception during self-reported distress and calmness in patients with borderline personality disorder and self-mutilating behavior. Psychiatry research, 95(3), 251-260.
Bohus, M. & Schmahl, C. (2006). Borderline-Persönlichkeitsstörung – Diagnostik, Epidemiologie, Verlauf, Prognose und Psychopathologie. In A. Remmel, O. Kernberg, W. Vollmoeller, & B. Strauss (Hrsg.), Handbuch Körper und Persönlichkeit (S. 102–113). Stuttgart, New York: Schattauer.
Bolm, T., Dulz, B. & Thomasius, R. (2002). Stationäre Therapie von Borderline-Patienten. Persönlichkeitsstörungen: Theorie und Praxis, 6, 4–16.
Borges, G., Azrael, D., Almeida, J., Johnson, R. M., Molnar, B. E., Hemenway, D., et al. (2011). Immigration, suicidal ideation and deliberate self-injury in the Boston Youth Survey 2006. Suicide & Life-Threatening Behavior, 41, 193–202.
Bowes, L., Carnegie, R., Pearson, R., Mars, B., Biddle, L., Maughan, B., ... & Heron, J. (2015). Risk of depression and self-harm in teenagers identifying with goth subculture: a longitudinal cohort study. The Lancet Psychiatry, 2(9), 793-800.
Brausch, A. M., & Boone, S. D. (2015). Frequency of nonsuicidal self-injury in adolescents: Differences in suicide attempts, substance use, and disordered eating. Suicide and Life-Threatening Behavior, 45(5), 612-622.
Brausch, A. M., & Gutierrez, P. M. (2010). Differences in non-suicidal self-injury and suicide attempts in adolescents. Journal of Youth and Adolescence, 39, 233–242.
Brausch, A. M., & Woods, S. E. (2018). Emotion Regulation Deficits and Nonsuicidal Self-Injury Prospectively Predict Suicide Ideation in Adolescents. Suicide and Life-Threatening Behavior.
Bremer, J. (2005). The internet and children: advantages and disadvantages. Child & Adolescent Psychiatric Clinics of North America, 14, 405–428.
Brent, D., Emslie, G., Clarke, G., Wagner, K. D., Asarnow, J. R., Keller, M., ... & Zelazny, J. (2008). Switching to another SSRI or to venlafaxine with or without cognitive behavioral therapy for adolescents with SSRI-resistant depression: the TORDIA randomized controlled trial. Journal of the American Medical Association, 299, 901–913.
Brent, D. A., Emslie, G. J., Clarke, G. N., Asarnow, J., Spirito, A., Ritz, L., … & Keller, M. B. (2009). Predictors of spontaneous and systematically assessed suicidal adverse events in the treatment of SSRI-resistant depression

in adolescents (TORDIA) study. American Journal of Psychiatry, 166, 418–426.

Bresin, K., & Gordon, K. H. (2013a). Changes in negative affect following pain (vs. nonpainful) stimulation in individuals with and without a history of nonsuicidal self-injury. Personality Disorders: Theory, Research, and Treatment, 4(1), 62.

Bresin, K., & Gordon, K. H. (2013b). Endogenous opioids and nonsuicidal self-injury: A mechanism of affect regulation. Neuroscience & Biobehavioral Reviews, 37(3), 374-383.

Bresin, K., & Schoenleber, M. (2015). Gender differences in the prevalence of nonsuicidal self-injury: A meta-analysis. Clinical Psychology Review, 38, 55-64.

Bronisch, T. (2009). Neurobiologie von suizidalem Verhalten und Aggression. Psychotherapie, 14, 58–79.

Brooks, V. R. (1981). Minority stress and lesbian women. Lexington: Lexington Books.

Brown, M. Z., Comtois, K. A., & Linehan, M. M. (2002). Reasons for suicide attempts and nonsuicidal self-injury in women with borderline personality disorder. Journal of abnormal psychology, 111(1), 198.

Brown, R. C., Heines, S., Witt, A., Braehler, E., Fegert, J. M., Harsch, D., & Plener, P. L. (2018). The impact of child maltreatment on non-suicidal self-injury: data from a representative sample of the general population. BMC psychiatry, 18(1), 181.

Brunner, R., Kaess, M., Parzer, P., Fischer, G., Carli, V., Hoven, C. W., ... & Balazs, J. (2014). Life-time prevalence and psychosocial correlates of adolescent direct self-injurious behavior: a comparative study of findings in 11 european countries. Journal of Child Psychology and Psychiatry, 55(4), 337-348.

Brunner, R., Parzer, P., Haffner, J., Steen, R., Roos, J., Klett, M., et al. (2007). Prevalence and psychological correlates of occasional and repetitive deliberate self-harm in adolescents. Archives of Pediatrics and Adolescent Medicine, 161, 641–649.

Brunner, R., Parzer, P. & Resch, F. (2001). Dissoziative Symptome und traumatische Lebensereignisse bei Jugendlichen mit einer Borderline-Störung. Persönlichkeitsstörungen: Theorie und Praxis, 5, 31–38.

Brunner, R. & Resch, F. (2008). Zur Abgrenzung der Borderline-Persönlichkeitsstörung von schweren Adoleszenzkrisen im Jugendalter. In R. Brunner & F. Resch (Hrsg.), Borderline-Störungen und selbstverletzendes Verhalten bei Jugendlichen (S. 134–146). Göttingen: Vandenhoeck & Ruprecht.

Bryan, C. J. (2018). Improving Universal Suicide Prevention Screening in Primary Care by Reducing False Negatives. University of Utah Salt Lake City United States.

Buerger, A., Fischer-Waldschmidt, G., Hammerle, F., von Auer, K., Parzer, P., & Kaess, M. (2018). Differential change of borderline personality disorder traits during dialectical behavior therapy for adolescents. Journal of personality disorders, 1-16.

Bunderla, T., & Gregorič Kumperščak, H. (2015). Altered pain perception in self-injurious behavior and the association of psychological elements with pain perception measures: a systematic review. Psychiatria Danubina, 27(4), 0-354.

Calati, R., & Courtet, P. (2016). Is psychotherapy effective for reducing suicide attempt and non-suicidal self-injury rates? Meta-analysis and meta-regression of literature data. Journal of psychiatric research, 79, 8-20.

Cassels, M., & Wilkinson, P. (2016). Non-suicidal self-injury in adolescence. Paediatrics and Child Health, 26(12), 554-558.

Cavanaugh, R. M. (2002). Self-mutilation as a manifestation of sexual abuse in adolescent girls. Journal of Pediatric and Adolescent Gynecology, 15, 97–100.

Cerutti, R., Manca, M., Presaghi, F., & Gratz, K. L. (2011). Prevalence and clinical correlates of deliberate self-harm among a community sample of Italian adolescents. Journal of Adolescence, 34, 337–347.

Chanen, A. M., Jackson, H. J., McCutcheon, L. K., Jovev, M., Dudgeon, P., Yuen, H. P., ... & McGorry, P. D. (2008). Early intervention for adolescents with borderline personality disorder using cognitive analytic therapy: randomised controlled trial. British Journal of Psychiatry, 193, 477–484.

Chanen, A. M., Jackson, H. J., McGorry, P. D., Allot, K. A., Clarkson, V., & Yuen, H. P. (2004). Two-year stability of personality disor-

der in older adolescent outpatients. Journal of personality disorders, 18(6), 526-541.
Chanen, A. M., & Kaess, M. (2012). Developmental pathways to borderline personality disorder. Current psychiatry reports, 14(1), 45-53.
Chanen, A. M., & McCutcheon, L. K. (2008). Personality disorder in adolescence: The diagnosis that dare not speak its name. Personality and mental health, 2(1), 35-41.
Chanen, A. M., & McCutcheon, L. (2013). Prevention and early intervention for borderline personality disorder: current status and recent evidence. The British Journal of Psychiatry, 202(s54), s24-s29.
Chanen, A. M., McCutcheon, L., Germano, D., Nistico, H., Jackson, H. J. & McGorry, P. D. (2009). The HYPE Clinic: An early intervention service for borderline personality disorder. Journal of Psychiatric Practice, 15, 163–172.
Chanen A.M., McCutcheon L., & Kerr I.B. (2016). HYPE: Ein kognitiv-analytisches Therapieprogramm zur Prävention und Frühintervention bei Borderline-Persönlichkeitsstörungen. In M. Kaess & R. Brunner (Hrsg.), Borderline-Persönlichkeitsstörungen im Jugendalter: Früherkennung und Frühintervention (S. 118–139). Stuttgart: Kohlhammer.
Chapman, A. L., & Gratz, K. L. (2009). Freedom from self-harm: Overcoming self-injury with skills from DBT and other treatments. Oakland, CA: New Harbinger Publications.
Chengappa, K. N., Ebeling, T., Kang, J. S., Levine, J. & Parepally, H. (1999). Clozapine reduces severe self-mutilation and aggression in psychotic patients with borderline personality disorder. Journal of Clinical Psychiatry, 60, 477–484.
Chowanec, G. D., Josephson, A. M., Coleman, C. & Davis, H. (1991). Self-harming behavior in incarcerated male delinquent adolescents. Journal of the American Academy of Child and Adolescent Psychiatry, 30, 202–207.
Cierpka, M. (1998). Patienten mit Borderline-Störungen und ihren Familien. Persönlichkeitsstörungen, 1, 22–31.
Claes, L. & Vandereycken, W. (2007). Self-injurious behavior: differential diagnosis and functional differentiation. Comprehensive Psychiatry, 48, 137–144.
Claes, L., Houben, A., Vandereycken, W., Bijttebier, P., & Muehlenkamp, J. (2010). Brief report: The association between non-suicidal self-injury, self-concept and acquaintance with self-injurious peers in a sample of adolescents. Journal of Adolescence, 33, 775–778.
Clarkin, J. F., Levy, K. N., Lenzenweger, M. F. & Kernberg, O. F. (2007). Evaluating three treatments for borderline personality disorder: a multiwave study. American Journal of Psychiatry, 164, 922–928.
Clarkin, J. F., Yeomans, F. & Kernberg, O. (1999). Psychotherapie der Borderlinepersönlichkeit. Manual zur Psychodynamischen Therapie. Stuttgart: Schattauer.
Cleare, S., Wetherall, K., Clark, A., Ryan, C., Kirtley, O., Smith, M., & O'Connor, R. (2018). Adverse childhood experiences and hospital-treated self-harm. International journal of environmental research and public health.
Cloutier, P.F., & Humphreys, L. (2009). Measurement of nonsuicidal self-injury in adolescents. Self-injury in youth: The essential guide to assessment and intervention, 115-142.
Coccaro, E. F., Siever, L. J., Klar, H. M., Maurer, G., Cochrane, K., Cooper, T. B., Mohs, R. C. & Davis, K. L. (1989). Serotonergic studies in patients with affective and personality disorders. Correlates with suicidal and impulsive aggressive behavior. Archives of General Psychiatry, 46, 587–599.
Coid, J., Wilkins, J., Coid, B., & Everitt, B. (1992). Self-mutilation in female remanded prisoners II: A cluster analytic approach towards identification of a behavioural syndrome. Criminal Behaviour and Mental Health, 2(1), 1-14.
Cotter, J., Kaess, M., & Yung, A. R. (2015). Childhood trauma and functional disability in psychosis, bipolar disorder and borderline personality disorder: a review of the literature. Irish Journal of Psychological Medicine, 32(1), 21-30.
Crowell, S. E., Beauchaine, T. P., McCauley, E., Smith, C. J., Vasilev, C. A. & Stevens, A. L. (2008). Parent-child interactions, peripheral serotonin, and self-inflicted injury in adolescents. Journal of Consulting and Clinical Psychology, 76, 15–21.
Cucchi, A., Ryan, D., Konstantakopoulos, G., Stroumpa, S., Kaçar, A. Ş., Renshaw, S., ...

& Kravariti, E. (2016). Lifetime prevalence of non-suicidal self-injury in patients with eating disorders: a systematic review and meta-analysis. Psychological medicine, 46(7), 1345-1358.

Cwik, M. F., Barlow, A., Tingey, L., Larzelere-Hinton, F., Goklish, N., & Walkup, J. T. (2011). Nonsuicidal self-injury in an American Indian reservation community: Results From the White Mountain Apache surveillance system, 2007–2008. Journal of the American Academy of Child and Adolescent Psychiatry, 50, 860–869.

De Leo, D., & Heller, T. (2004). Who are the kids who self-harm? An Australian self-report school survey. Medical Journal of Australia, 181, 140–144.

De Riggi, M. E., Moumne, S., Heath, N. L., & Lewis, S. P. (2017). Non-suicidal self-injury in our schools: a review and research-informed guidelines for school mental health professionals. Canadian journal of school psychology, 32(2), 122-143.

Doering, S., Hörz, S., Rentrop, M., Fischer-Kern, M., Schuster, P., Benecke, C., ... & Buchheim, P. (2010). Transference-focused psychotherapy v. treatment by community psychotherapists for borderline personality disorder: randomised controlled trial. The British Journal of Psychiatry, 196(5), 389-395.

Donegan, N. H., Sanislow, C. A., Blumberg, H. P., Fulbright, R. K., Lacadie, C., Skudlarski, P., ... & Wexler, B. E. (2003). Amygdala hyperreactivity in borderline personality disorder: implications for emotional dysregulation. Biological Psychiatry, 54, 1284–1293.

Donovan, S., Clayton, A., Beeharry, M., Jones, S., Kirk, C., Waters, K., Gardner, D., Faulding, J. & Madeley, R. (2000). Deliberate self-harm and antidepressant drugs. Investigation of a possible link. British Journal of Psychiatry, 177, 551–556.

Doyle, L., Treacy, M. P., & Sheridan, A. (2015). Self-harm in young people: Prevalence, associated factors, and help-seeking in school-going adolescents. International journal of mental health nursing, 24(6), 485-494.

Driessen, M., Beblo, T., Mertens, M., Piefke, M., Rullkoetter, N., Silva-Saavedra, A., ... & Woermann, F. G. (2004). Posttraumatic stress disorder and fMRI activation patterns of traumatic memory in patients with borderline personality disorder. Biological Psychiatry, 55, 603–611.

du Bois, R. & Resch, F. (2005). Klinische Psychotherapie des Jugendalters. Stuttgart: Kohlhammer.

Dube, S. R., Anda, R. F., Felitti, V. J., Chapman, D. P., Williamson, D. F. & Giles, W. H. (2001). Childhood abuse, household dysfunction, and the risk of attempted suicide throughout the life span: findings from the Adverse Childhood Experiences Study. Journal of the American Medical Association, 286, 3089–3096.

Duggan, J. M., Heath, N. L., Toste, J. R., & Ross, S. (2011). School counsellors' understanding of non-suicidal self-injury: Experiences and international variability. Canadian Journal of Counselling and Psychotherapy/Revue canadienne de counseling et de psychothérapie, 45(4).

Dunn, A. J. & Berridge, C. W. (1990). Physiological and behavioral responses to corticotrophin-releasing factor administration: is CRF a mediator of anxiety or stress response? Brain Research, 15, 71–100.

Eaton, N. R., Keyes, K. M., Krueger, R. F., Balsis, S., Skodol, A. E., Markon, K. E., ... & Hasin, D. S. (2012). An invariant dimensional liability model of gender differences in mental disorder prevalence: evidence from a national sample. Journal of Abnormal Psychology, 121(1), 282.

Eisenlohr-Moul, T. A., Miller, A. B., Giletta, M., Hastings, P. D., Rudolph, K. D., Nock, M. K., & Prinstein, M. J. (2018). HPA axis response and psychosocial stress as interactive predictors of suicidal ideation and behavior in adolescent females: a multilevel diathesis-stress framework. Neuropsychopharmacology, 43(13), 2564.

Erikson, E. H. (1976). Identität und Lebenszyklus. Frankfurt a.M.: Suhrkamp.

Evans, K., Tyrer, P., Catalan, J., Schmidt, U., Davidson, K., Dent, J., ... & Thompson, S. (1999). Manual-assisted cognitive-behaviour therapy (MACT): a randomized controlled trial of a brief intervention with bibliotherapy in the

treatment of recurrent deliberate self-harm. Psychological Medicine, 29, 19–25.
Favazza, A. R. (1996). Bodies under siege: Self-mutilation and body modification in culture and psychiatry. Baltimore: Johns Hopkins University Press.
Favazza, A. R., & Conterio, K. (1989). Female habitual self-mutilators. Acta Psychiatrica Scandinavica, 79(3), 283-289.
Favazza, A. R. & Simeon, D. (1995). Self-mutilation. New York: Wiley.
Fegert, J. M., Libal, G., & Plener, P. L. (2005). Das Modifizierte Ottawa/Ulm Selbstverletzungs-Inventar (MOUSI) II. Unveröffentlichtes Manuskript. Ulm: Universität Ulm.
Fischer, G., Ameis, N., Parzer, P., Plener, P. L., Groschwitz, R., Vonderlin, E., ... & Kaess, M. (2014). The German version of the self-injurious thoughts and behaviors interview (SITBI-G): a tool to assess non-suicidal self-injury and suicidal behavior disorder. BMC psychiatry, 14(1), 265.
Fischer, G., Brunner, R., Parzer, P., Klug, K., Durkee, T., Carli, V., ... & Kaess, M. (2012). Depressivität, selbstverletzendes und suizidales Verhalten bei Jugendlichen mit riskanter und pathologischer Internetnutzung. Praxis der Kinderpsychologie und Kinderpsychiatrie, 61(1), 16-31.
Fischer, G., Brunner, R., Parzer, P., Resch, F., & Kaess, M. (2013). Short-term psychotherapeutic treatment in adolescents engaging in non-suicidal self-injury: a randomized controlled trial. Trials, 14(1), 294.
Fischer, S., Haffner, J., Parzer, P. & Resch, F. (2008). Abschlussbericht der Wissenschaftlichen Begleitung: Modellprojekt Schulsozialarbeit Heidelberg. Heidelberg: Kinder- und Jugendpsychiatrie Heidelberg.
Fleischhaker, C., Böhme, R. & Schulz, E. (2009). Behandlung von suizidalen und selbstverletzenden Symptomen bei Jugendlichen mit Symptomen einer Borderline-Persönlichkeitsstörung – die Dialektisch-Behaviorale Therapie für Adoleszente (DBT-A). In R. Brunner & F. Resch (Hrsg.), Borderline-Störungen und selbstverletzendes Verhalten bei Jugendlichen (S. 149–164). Göttingen: Vandenhoeck & Ruprecht.
Fleischhaker, C., Munz, M., Bohme, R., Sixt, B. & Schulz, E. (2006). Dialektisch-Behaviorale Therapie für Adoleszente (DBT-A) – Eine Pilotstudie zur Therapie von Suizidalität, Parasuizidalität und selbstverletzenden Verhaltensweisen bei Patientinnen mit Symptomen einer Borderlinestörung. Zeitschrift für Kinder- und Jugendpsychiatrie und Psychotherapie, 34, 15–25; quiz 26–17.
Fliege, H., Kocalevent, R. D., Walter, O. B., Beck, S., Gratz, K. L., Gutierrez, P. M., & Klapp, B. F. (2006). Three assessment tools for deliberate self-harm and suicide behavior: evaluation and psychopathological correlates. Journal of Psychosomatic Research, 61(1), 113-121.
Foelsch, P., Schlüter-Müller, S., Schmeck, K. & Kernberg, O. (2008). Behandlung von Adoleszenten mit Identitätsdiffusion. Eine Modifikation der Übertragungsfokussierten Psychotherapie (TFP). Psychodynamische Psychotherapie, 12, 153–162.
Fox, K. R., Hooley, J. M., Smith, D. M., Ribeiro, J. D., Huang, X., Nock, M. K., & Franklin, J. C. (2018). Self-injurious thoughts and behaviors may be more common and severe among people identifying as a sexual minority. Behavior therapy, 49(5), 768-780.
Franklin, J. C., Lee, K. M., Hanna, E. K., & Prinstein, M. J. (2013). Feeling worse to feel better: pain-offset relief simultaneously stimulates positive affect and reduces negative affect. Psychological Science, 24(4), 521-529.
Franzke, I., Wabnitz, P., & Catani, C. (2015). Dissociation as a mediator of the relationship between childhood trauma and nonsuicidal self-injury in females: A path analytic approach. Journal of Trauma & Dissociation, 16(3), 286-302.
Garisch, J. A., & Wilson, M. S. (2010). Vulnerabilities to deliberate self-harm among adolescents: The role of alexithymia and victimization. British Journal of Clinical Psychology, 49(Pt 2), 151–162.
Ghinea, D., Edinger, A., & Kaess, M. (2018). Ambulante Behandlungskonzepte der Borderline-Persönlichkeitsstörung im Jugendalter an der Heidelberger Ambulanz für Risikoverhalten und Selbstschädigung (AtR!Sk). Persönlichkeitsstörungen – Theorie und Therapie, 22(3), 225-234.

Gibbons, R. D., Coca Perraillon, M., Hur, K., Conti, R. M., Valuck, R. J., & Brent, D. A. (2015). Antidepressant treatment and suicide attempts and self-inflicted injury in children and adolescents. Pharmacoepidemiology and drug safety, 24(2), 208-214.

Giesen-Bloo, J., van Dyck, R., Spinhoven, P., van Tilburg, W., Dirksen, C., van Asselt, T., Kremers, I., Nadort, M. & Arntz, A. (2006). Outpatient psychotherapy for borderline personality disorder: randomized trial of schema-focused therapy vs transference-focused psychotherapy. Archives of General Psychiatry, 63, 649–658.

Giletta, M., Scholte, R. H. J., Engels, R. C. M. E., Ciairano, S., & Prinstein, M. J. (2012). Adolescent non-suicidal self-injury: A cross-national study of community samples from Italy, the Netherlands and the United States. Psychiatry Research, 197, 66–72.

Gimeno, E., & Chiclana, C. (2016). Cognitive analytic therapy: A bibliometric review. European Psychiatry, 33, S276-S277.

Giovacchini, P. (1978). The Borderline Aspects of Adolescence and the Borderline State. In F. Giovacchini (Ed.), Adolescence psychiatry (pp. 320–338). Chicago: University of Chicago Press.

Gladstone, G. L., Parker, G. B., Mitchell, P. B., Malhi, G. S., Wilhelm, K. & Austin, M. P. (2004). Implications of childhood trauma for depressed women: an analysis of pathways from childhood sexual abuse to deliberate self-harm and revictimization. American Journal of Psychiatry, 161, 1417–1425.

Glassman, L. H., Weierich, M. R., Hooley, J. M., Deliberto, T. L., & Nock, M. K. (2007). Child maltreatment, non-suicidal self-injury, and the mediating role of self-criticism. Behaviour research and therapy, 45(10), 2483-2490.

Glenn, C. R. & Klonsky, E. D. (2011a). One-year test-retest reliability of the Inventory of Statements about Self-Injury (ISAS). Assessment, 18, 375–378.

Glenn, C. R. & Klonsky, E. D. (2011b). Prospective prediction of nonsuicidal self-injury: a 1-year longitudinal study in young adults. Behavior Therapy, 42, 751–762.

Golchert, J., Smallwood, J., Jefferies, E., Liem, F., Huntenburg, J. M., Falkiewicz, M., ... & Margulies, D. S. (2017). In need of constraint: Understanding the role of the cingulate cortex in the impulsive mind. NeuroImage, 146, 804-813.

Gómez, J. M. (2018). High betrayal adolescent sexual abuse and nonsuicidal self-injury: the role of depersonalization in emerging adults. Journal of child sexual abuse, 1-15.

Good, C. R. (2006). Adjunctive quetiapine targets self-harm behaviors in adolescent females with major depressive disorder. Journal of Child and Adolescent Psychopharmacology, 16, 235–236.

Gould, M. S., Greenberg, T., Velting, D. M. & Shaffer, D. (2003). Youth suicide risk and preventive interventions: a review of the past 10 years. Journal of the American Academy of Child and Adolescent Psychiatry, 42, 386–405.

Gratz, K. L. (2001). Measurement of deliberate self-harm: preliminary data on the deliberate self-harm inventory. Journal of Psychopathology and Behavioral Assessment, 23, 253–263.

Griengl, H., Sendera, A. & Dantendorfer, K. (2001). Naltrexone as a treatment of self-injurious behavior – a case report. Acta Psychiatrica Scandinavica, 103, 234–236.

Gromatsky, M. A., Waszczuk, M. A., Perlman, G., Salis, K. L., Klein, D. N., & Kotov, R. (2017). The role of parental psychopathology and personality in adolescent non-suicidal self-injury. Journal of psychiatric research, 85, 15-23.

Groschwitz, R. C., Kaess, M., Fischer, G., Ameis, N., Schulze, U. M., Brunner, R., ... & Plener, P. L. (2015). The association of non-suicidal self-injury and suicidal behavior according to DSM-5 in adolescent psychiatric inpatients. Psychiatry research, 228(3), 454-461.

Groschwitz, R., Munz, L., Straub, J., Bohnacker, I., & Plener, P. L. (2017). Strong schools against suicidality and self-injury: Evaluation of a workshop for school staff. School psychology quarterly, 32(2), 188.

Groschwitz, R. C., & Plener, P. L. (2012). The neurobiology of non-suicidal self-injury (NSSI): A review. Suicidology Online, 3, 24-32.

Guan, K., Fox, K. R., & Prinstein, M. J. (2012). Nonsuicidal self-injury as a time-invariant predictor of adolescent suicide ideation and

attempts in a diverse community sample. Journal of Consulting and Clinical Psychology, 80, 842–849.
Guerdjikova, A. I., Gwizdowski, I. S., McElroy, S. L., McCullumsmith, C., & Suppes, P. (2014). Treating nonsuicidal self-injury. Current Treatment Options in Psychiatry, 1(4), 325-334.
Guérin-Marion, C., Martin, J., Deneault, A. A., Lafontaine, M. F., & Bureau, J. F. (2018). The functions and addictive features of non-suicidal self-injury: A confirmatory factor analysis of the Ottawa self-injury inventory in a university sample. Psychiatry research, 264, 316-321.
Guerry, J. D., & Prinstein, M. J. (2009). Longitudinal prediction of adolescent nonsuicidal self-injury: Examination of a cognitive vulnerability-stress model. Journal of Clinical Child & Adolescent Psychology, 39(1), 77-89.
Guertin, T., Lloyd-Richardson, E., Spirito, A., Donaldson, D. & Boergers, J. (2001). Self-mutilative behavior in adolescents who attempt suicide by overdose. Journal of the American Academy of Child and Adolescent Psychiatry, 40, 1062–1069.
Gunderson, J. G. (1984). Borderline Personality Disorder. Washington, DC: American Psychiatric Press.
Gunderson, J. G., Stout, R. L., McGlashan, T. H., Shea, M. T., Morey, L. C., Grilo, C. M., ... & Skodol, A. E. (2011). Ten-year course of borderline personality disorder: psychopathology and function from the Collaborative Longitudinal Personality Disorders study. Archives of General Psychiatry, 68, 827–837.
Gutierrez, P. M., Osman, A., Barrios, F. X. & Kopper, B. A. (2001). Development and initial validation of the Self-harm Behavior Questionnaire. Journal of Personality Assessment, 77, 475–490.
Haffner, J., Roos, J., Steen, R., Parzer, P., Klett, M. & Resch, F. (2006). Lebenssituation und Verhalten von Jugendlichen. Ergebnisse einer Befragung 14- bis 16-jähriger Jugendlicher und deren Elterm im Jahr 2005. Heidelberg: Gesundheitsamt Rhein-Neckar-Kreis.
Hahn, A. & Jerusalem, M. (2001). Internetsucht – Reliabilität und Validität in der Online-Forschung. In A. Theobald, M. Dreyer & T. Starsetzki (Hrsg.), Handbuch zur Online-Marktforschung. Beiträge aus Wissenschaft und Praxis (S. 213–233). Wiesbaden: Gabler.
Hallahan, B., Hibbeln, J. R., Davis, J. M., & Garland, M. R. (2007). Omega-3 fatty acid supplementation in patients with recurrent self-harm: single-centre double-blind randomised controlled trial. The British Journal of Psychiatry, 190(2), 118–122.
Hankin, B. L., & Abela, J. R. Z. (2011). Nonsuicidal self-injury in adolescence: Prospective rates and risk factors in a 2 1/2 year longitudinal study. Psychiatry Research, 186, 65–70.
Harrington, R. (2001). Depression, suicide and deliberate self-harm in adolescence. British Medical Bulletin, 57, 47–60.
Hasking, P., Coric, S. J., Swannell, S., Martin, G., Anderson, H. K., & Frost, A. D. (2010). Emotion regulation and coping as moderators in the relationship between personality and self-injury. Journal of Adolescence, 33, 767–773.
Hawton, K., Bergen, H., Cooper, J., Turnbull, P., Waters, K., Ness, J., & Kapur, N. (2015). Suicide following self-harm: findings from the multicentre study of self-harm in England, 2000–2012. Journal of Affective Disorders, 175, 147-151.
Hawton, K. & Harriss, L. (2008). Deliberate self-harm by under-15-year-olds: characteristics, trends and outcome. Journal of Child Psychology and Psychiatry and Allied Disciplines, 49, 441–448.
Hawton, K. & Rodham, K. (2006). By Their Own Young Hand. London: Kingsley Publishers.
Hawton, K., Rodham, K., Evans, E., & Weatherall, R. (2002). Deliberate self harm in adolescents: Self report survey in schools in England. BMJ, 325, 1207–1211.
Heath, N. L. & Nixon, M. K. (2009) Assessment of nonsuicidal self-injury in youth. In: Nixon, M. K. & Heath, N. L. (Eds.) Self-Injury in Youth (pp. 143-171). New York, London: Routledge.
Heath, N. L., Toste, J. R., & MacPhee, S. D. (2014). 22 Prevention of Nonsuicidal Self-Injury. The oxford handbook of suicide and self-injury, 397.
Heath, N. L., Toste, J. R., Sornberger, M. J., & Wagner, C. (2011). Teachers' perceptions of

non-suicidal self-injury in the schools. School Mental Health, 3(1), 35-43.
Herpertz-Dahlmann, B., Resch, F., Schulte-Markwort, M. & Warnke, A. (2003). Entwicklungspsychiatrie, Biopsychologische Grundlagen und die Entwicklung psychischer Störungen. Stuttgart: Thieme.
Herpertz-Dahlmann, B. & Simons, M. (2008). Persönlichkeitsstörungen (unter besonderer Berücksichtigung der Borderline-Störung). In H. Remschmidt, F. Mattejat & A. Warnke Therapie psychischer Störungen bei Kindern und Jugendlichen: Ein integratives Lehrbuch für die Praxis (S. 326–336). Stuttgart: Thieme.
Herpertz, S. & Sass, H. (1997). Impulsivität und Impulskontrolle. Zur psychologischen und psychopathologischen Konzeptionalisierung. Nervenarzt, 68, 171–183.
Herpertz, S., Sass, H. & Favazza, A. (1997). Impulsivity in self-mutilative behavior: psychometric and biological findings. Journal of Psychiatric Research, 31, 451–465.
Herpertz, S., Steinmeyer, S. M., Marx, D., Oidtmann, A. & Sass, H. (1995). The significance of aggression and impulsivity for self-mutilative behavior. Pharmacopsychiatry, 28, 64–72.
Herpertz, S. C. (2009). Praxisleitlinien in Psychiatrie und Psychotherapie – Persönlichkeitsstörungen. Heidelberg: Steinkopff.
Herpertz, S. C., Werth, U., Lukas, G., Qunaibi, M., Schuerkens, A., Kunert, H. J., Freese, R., Flesch, M., Mueller-Isberner, R., Osterheider, M. & Sass, H. (2001). Emotion in criminal offenders with psychopathy and borderline personality disorder. Archives of General Psychiatry, 58, 737–745.
Hilt, L. M., Cha, C. B., & Nolen-Hoeksema, S. (2008). Nonsuicidal self-injury in young adolescent girls: Moderators of the distress-function relationship. Journal of Consulting and Clinical Psychology, 76, 63–71.
Hilt, L. M., Nock, M. K., Lloyd-Richardson, E., & Prinstein, M. J. (2008). Longitudinal study of nonsuicidal self-injury among young adolescents: Rates, correlates, and preliminary test of an interpersonal model. Journal of Early Adolescence, 28, 455–469.
Hoffmann, S. O., Hochapfel, G., Heuft, G. & Eckhardt-Henn, A. (2004). Neurotische Störungen und Psychosomatische Medizin (4. Aufl.). Stuttgart: Schattauer.
Hollander, E., Swann, A. C., Coccaro, E. F., Jiang, P. & Smith, T. B. (2005). Impact of trait impulsivity and state aggression on divalproex versus placebo response in borderline personality disorder. American Journal of Psychiatry, 162, 621–624.
Holz, B. (2007). Die Borderline-Störung bei Kindern und Jugendlichen – Im Arbeitsfeld von Psychiatrie und Jugendhilfe. Saarbrücken: VDM Verlag Dr. Müller.
Hooley, J. M., & St Germain, S. A. (2014). Should we expand the conceptualization of self-injurious behavior? Rationale, review, and recommendations. The Oxford handbook of suicide and self-injury (pp. 47–60). New York: Oxford University Press.
Hoven, C. W., Doan, T., Musa, G. J., Jaliashvili, T., Duarte, C. S., Ovuga, E., … & Mandell, D. J. (2008). Worldwide child and adolescent mental health begins with awareness: a preliminary assessment in nine countries. International Review of Psychiatry, 20, 261–270.
In-Albon, T., Kraus, L., Niedtfeld, I., & Kaess, M. (2017). NSSI Severity Questionnaire (NSSV-SG). University of Koblenz-Landau, Germany.
In-Albon, T., Plener, P. L., Brunner, R., & Kaess, M. (2015). Selbstverletzendes Verhalten (Vol. 19). Göttingen: Hogrefe.
Izutsu, T., Shimotsu, S., Matsumoto, T., Okado, T., Kikuchi, A., Kojimoto, M., et al. (2006). Deliberate self-harm and childhood hyperactivity in junior high school students. European Child and Adolescent Psychiatry, 15, 172–176.
Jacob, G. A., & Arntz, A. (2011). Schematherapie. Psychotherapeut, 56(3), 247-258.
Jacobson, C. M. & Gould, M. (2007). The epidemiology and phenomenology of non-suicidal self-injurious behavior among adolescents: a critical review of the literature. Archives of Suicide Research, 11, 129–147.
Janet, P. (1889). L'automatisme Psychologique. Paris: Félix Alcan.
Jenkins, A. L., Connor, B. T., & Alloy, L. B. (2011). The form and function of self-injury scale (FAFSI): development and psychometric evaluation. In Poster presented at the annual meeting of the American Psychological Association, Washington, DC.

Johnson, J. G., Cohen, P., Kasen, S., Skodol, A. E., & Oldham, J. M. (2008). Cumulative prevalence of personality disorders between adolescence and adulthood. Acta Psychiatrica Scandinavica, 118(5), 410–413.

Joiner, T. (2007). Why people die by suicide. Cambridge, MA: Harvard University Press.

Jorm, A. F., Korten, A. E., Rodgers, B., Jacomb, P. A. & Christensen, H. (2002). Sexual orientation and mental health: results from a community survey of young and middle-aged adults. British Journal of Psychiatry, 180, 423–427.

Jutengren, G., Kerr, M., & Stattin, H. (2011). Adolescents' deliberate self-harm, interpersonal stress, and the moderating effects of self-regulation: A two-wave longitudinal analysis. Journal of School Psychology, 49, 249–264.

Kaess, M., Brunner, R., & Chanen, A. (2014). Borderline personality disorder in adolescence. Pediatrics, peds–2013.

Kaess, M., Brunner, R., Parzer, P., Edanackaparampil, M., Schmidt, J., Kirisgil, M., ... & Resch, F. (2016). Association of adolescent dimensional borderline personality pathology with past and current nonsuicidal self-injury and lifetime suicidal behavior: a clinical multicenter study. Psychopathology, 49(5), 356-363.

Kaess, M., Brunner, R. & Resch, F. (2010). Selbstverletzendes Verhalten – ein zunehmendes Problem bei Jugendlichen. Kinder- und Jugendmedizin, 10, 89–94.

Kaess, M., Edinger, A., Fischer-Waldschmit, G., Parzer, P., Brunner, R., & Resch, F. Brief psychotherapeutic intervention for nonsuicidal self-injury in adolescents – a randomized controlled trial. In Revision.

Kaess, M., Fischer-Waldschmidt, G., Resch, F., & Koenig, J. (2017). Health related quality of life and psychopathological distress in risk taking and self-harming adolescents with full-syndrome, subthreshold and without borderline personality disorder: rethinking the clinical cut-off? Borderline personality disorder and emotion dysregulation, 4(1), 7.

Kaess, M., Parzer, P., Mattern, M., Plener, P. L., Bifulco, A., Resch, F., & Brunner, R. (2013). Adverse childhood experiences and their impact on frequency, severity, and the individual function of nonsuicidal self-injury in youth. Psychiatry Research, 206(2-3), 265-272.

Kaess, M., Parzer, P., Mattern, M., Resch, F., Bifulco, A., Brunner, R. (2011). »Childhood Experiences of Care and Abuse« (CECA) – Validierung der deutschen Version von Fragebogen und korrespondierendem Interview sowie Ergebnisse einer Untersuchung von Zusammenhängen belastender Kindheitserlebnisse mit suizidalen Verhaltensweisen. Zeitschrift für Kinder- und Jugendpsychiatrie und Psychotherapie, 39, 243–252.

Kalafat, J. & Elias, M. (1994). An evaluation of a school-based suicide awareness intervention. Suicide & Life-Threatening Behavior, 24, 224–233.

Kapfhammer, H. P. (2003). Pharmakotherapie bei Persönlichkeitsstörungen. In S. Herpertz & H. Saß (Hrsg.), Persönlichkeitsstörungen (S. 152–164). Stuttgart: Thieme.

Kapur, N., Cooper, J., O'connor, R. C., & Hawton, K. (2013). Non-suicidal self-injury v. attempted suicide: new diagnosis or false dichotomy?. The British Journal of Psychiatry, 202(5), 326-328.

Karanikola, M. N., Lyberg, A., Holm, A. L., & Severinsson, E. (2018). The Association between Deliberate Self-Harm and School Bullying Victimization and the Mediating Effect of Depressive Symptoms and Self-Stigma: A Systematic Review. BioMed Research International, 2018.

Karwautz, A., Resch, F., Wöber-Bingöl, C. & Schuch, B. (1996). Self-mutilation in adolescence as addictive behaviour. Wiener Klinische Wochenschrift, 108, 82–84.

Kellogg, S. H. & Young, J. E. (2006). Schema therapy for borderline personality disorder. Journal of Clinical Psychology, 62, 445–458.

Kendler, K. S., Aggen, S. H., Czajkowski, N., Røysamb, E., Tambs, K., Torgersen, S., ... & Reichborn-Kjennerud, T. (2008). The structure of genetic and environmental risk factors for DSM-IV personality disorders: a multivariate twin study. Archives of General Psychiatry, 65(12), 1438-1446.

Kernberg, O. (1978). Borderline-Störungen und pathologischer Narzißmus. Frankfurt a.M.: Suhrkamp.

Kernberg, P., Weiner, A. & Bardenstein, K. (2001). Persönlichkeitsstörungen bei Kindern und Jugendlichen. Stuttgart: Klett.

Kirchner, T., Ferrer, L., & Forns, M. (2011). Self-harm behavior and suicidal ideation among high school students: Gender differences and relationship with coping strategy. Actas Espanolas de Psiquiatria, 39, 226–235.

Kirtley, O. J., O'carroll, R. E., & O'connor, R. C. (2015). The role of endogenous opioids in non-suicidal self-injurious behavior: Methodological challenges. Neuroscience & Biobehavioral Reviews, 48, 186-189.

Kleindienst, N., Bohus, M., Ludascher, P., Limberger, M. F., Kuenkele, K., Ebner-Priemer, U. W., ... & Schmahl, C. (2008). Motives for nonsuicidal self-injury among women with borderline personality disorder. Journal of Nervous and Mental Disease, 196, 230–236.

Klimes-Dougan, B., Begnel, E., Almy, B., Thai, M., Schreiner, M. W., & Cullen, K. (2018). Hypothalamic-Pituitary-Adrenal Axis Dysregulation in Depressed Adolescents with Non-Suicidal Self-Injury. Psychoneuroendocrinology.

Klingman, A. & Hochdorf, Z. (1993). Coping with distress and self harm: the impact of a primary prevention program among adolescents. Journal of Adolescence, 16, 121–140.

Klonsky, E. D. (2007). The functions of deliberate self-injury: a review of the evidence. Clinical Psychology Review, 27, 226–239.

Klonsky, E. D. & Moyer, A. (2008). Childhood sexual abuse and non-suicidal self-injury: meta-analysis. British Journal of Psychiatry, 192, 166–170.

Klonsky, E. D. & Muehlenkamp, J. J. (2007). Self-injury: a research review for the practitioner. Clinical Psychology Review, 63, 1045–1056.

Klonsky, E. D., Oltmanns, T. F. & Turkheimer, E. (2003). Deliberate self-harm in a nonclinical population: prevalence and psychological correlates. American Journal of Psychiatry, 160, 1501–1508.

Knorr, A. C., Jenkins, A. L., & Conner, B. T. (2013). The role of sensation seeking in non-suicidal self-injury. Cognitive therapy and research, 37(6), 1276-1284.

Koenig, J., Brunner, R., Fischer-Waldschmidt, G., Parzer, P., Plener, P. L., Park, J., ... Kaess, M. (2017). Prospective risk for suicidal thoughts and behaviour in adolescents with onset, maintenance or cessation of direct self-injurious behaviour. European Child & Adolescent Psychiatry, 26(3), 345–354.

Koenig, J., Brunner, R., Schmidt, J. M., Parzer, P., Resch, F., & Kaess, M. (2017). Psychopathology and borderline personality pathology associated with lifetime self-injurious behavior in adolescent psychiatric inpatients and detainees. Zeitschrift für Kinder-und Jugendpsychiatrie und Psychotherapie, 45, 441-451.

Koenig, J., Rinnewitz, L., Niederbäumer, M., Strozyk, T., Parzer, P., Resch, F., & Kaess, M. (2017). Longitudinal development of pain sensitivity in adolescent non-suicidal self-injury. Journal of Psychiatric Research, 89, 81–84.

Kostro, K., Lerman, J. B., & Attia, E. (2014). The current status of suicide and self-injury in eating disorders: a narrative review. Journal of Eating Disorders, 2(1), 19.

Krischer, M., Ponton-Rodriguez, T., Gooran, G. R., & Bender, S. (2017). Transference Focused Psychotherapy for Borderline-Adolescents in a Day Clinic Treatment Program. Praxis der Kinderpsychologie und Kinderpsychiatrie, 66(6), 445-463.

Kumar, P. R., & Vincent, S. D. (2017). Features of Parasuicide Cases Presented to Hospital Melaka in Year 2015-«A Wake-up Call". Malaysian Journal of Psychiatry, 25(1), 47-59.

Kuniss, S., Willis, F., Baumgärtner, U., Schmahl, C., & Treede, R. D. (2018). T190. Incision Pain in Patients With Borderline Personality Disorder (BPD) With Current or Past Use of Nonsuicidal Self-Injury. Biological Psychiatry, 83(9), S202.

Kuss, D., D Griffiths, M., Karila, L., & Billieux, J. (2014). Internet addiction: a systematic review of epidemiological research for the last decade. Current pharmaceutical design, 20(25), 4026-4052.

Kutcher, S., Papatheodorou, G., Reiter, S. & Gardner, D. (1995). The successful pharmacological treatment of adolescents and young adults with borderline personality disorder: a preliminary open trial of flupenthixol. Journal of Psychiatry and Neuroscience, 20, 113–118.

Ladd, C. O., Owens, M. J. & Nemeroff, C. B. (1996). Persistent changes in corticotropin-releasing factor neuronal systems induced by maternal deprivation. Endocrinology, 137, 1212–1218.
Laporte, L., Paris, J., Bergevin, T., Fraser, R., & Cardin, J. F. (2018). Clinical outcomes of a stepped care program for borderline personality disorder. Personality and mental health, 12(3), 252-264.
Latzman, R. D., Gratz, K. L., Young, J., Heiden, L. J., Damon, J. D., & Hight, T. L. (2010). Self-injurious thoughts and behaviors among youth in an underserved area of the southern United States: Exploring the moderating roles of gender, racial/ethnic background, and school-level. Journal of Youth and Adolescence, 39, 270–280.
Laukkanen, E., Rissanen, M.-L., Honkalampi, K., Kylma, J., Tolmunen, T., & Hintikka, J. (2009). The prevalence of self-cutting and other self-harm among 13- to 18-year-old Finnish adolescents. Social Psychiatry and Psychiatric Epidemiology, 44, 23–28.
Laye-Gindu, A. & Schonert-Reichl, K. A. (2005). Nonsuicidal self-harm among community adolescents: Understanding the »whats« and »whys« of self-harm. Journal of Youth and Adolescence, 34, 447–457.
Levy, K. N., Becker, D. F., Grilo, C. M., Mattanah, J. J., Garnet, K. E., Quinlan, D. M., Edell, W. S. & McGlashan, T. H. (1999). Concurrent and predictive validity of the personality disorder diagnosis in adolescent inpatients. American Journal of Psychiatry, 156, 1522–1528.
Levy, K. N., Meehan, K. B., Kelly, K. M., Reynoso, J. S., Weber, M., Clarkin, J. F. & Kernberg, O. F. (2006). Change in attachment patterns and reflective function in a randomized control trial of transference-focused psychotherapy for borderline personality disorder. Journal of Consulting and Clinical Psychology, 74, 1027–1040.
Libal, G. & Plener, P. L. (2009). Pharmakotherapie selbstverletzenden Verhaltens im Jugendalter. In R. Brunner & F. Resch (Hrsg.), Borderline-Störungen und selbstverletzendes Verhalten bei Jugendlichen (S. 165–194). Göttingen: Vandenhoeck & Ruprecht.
Libal, G., Plener, P. L., Ludolph, A. G., & Fegert, J. M. (2005). Ziprasidone as a weight-neutral alternative in the treatment of self-injurious behavior in adolescent females. Child and Adolescent Psychopharmacology News, 10(4), 1-6.
Lieb, K., Völlm, B., Rücker, G., Timmer, A., & Stoffers, J. M. (2010). Pharmacotherapy for borderline personality disorder: Cochrane systematic review of randomised trials. The British Journal of Psychiatry, 196(1), 4-12.
Lieb, K., Zanarini, M. C., Schmahl, C., Linehan, M. M. & Bohus, M. (2004). Borderline personality disorder. Lancet, 364, 453–461.
Linehan, M. (1989). Dialektische Verhaltenstherapie bei Borderline-Persönlichkeitsstörungen. Praxis Klinische Verhaltensmedizin und Rehabilitation, 2, 220–227.
Linehan, M. (1993). Cognitive behavior therapy of borderline personality disorder. New York: Guilford.
Linehan, M. M., Comtois, K. A., Brown, M. Z., Heard, H. L. & Wagner, A. (2006). Suicide Attempt Self-Injury Interview (SASII): development, reliability, and validity of a scale to assess suicide attempts and intentional self-injury. Psychological Assessment, 18, 303–312.
Linehan, M. M., Comtois, K. A., Murray, A. M., Brown, M. Z., Gallop, R. J., Heard, H. L., Korslund, K. E., Tutek, D. A., Reynolds, S. K. & Lindenboim, N. (2006). Two-year randomized controlled trial and follow-up of dialectical behavior therapy vs therapy by experts for suicidal behaviors and borderline personality disorder. Archives of General Psychiatry, 63, 757–766.
Liu, H. C., Liu, S. I., Tjung, J. J., Sun, F. J., Huang, H. C., & Fang, C. K. (2017). Self-harm and its association with internet addiction and internet exposure to suicidal thought in adolescents. Journal of the Formosan Medical Association, 116(3), 153-160.
Lloyd, E., Kelley, M. L. & Hope, T. (1997). Self-mutilation in a community sample of adolescents: descriptive characteristics and porvisional prevalence rates. New Orleans: Annual meeting of the Society for Behavioral Medicine.

Lloyd-Richardson, E. E., Perrine, N., Dierker, L., & Kelley, M. L. (2007). Characteristics and functions of non-suicidal self-injury in a community sample of adolescents. Psychological Medicine, 37, 1183–1192.

Lodebo, B. T., Möller, J., Larsson, J. O., & Engström, K. (2017). Socioeconomic position and self-harm among adolescents: a population-based cohort study in Stockholm, Sweden. Child and adolescent psychiatry and mental health, 11(1), 46.

Loose, C., Graaf, P., & Zarbock, G. (Hrsg.). (2013). Schematherapie mit Kindern und Jugendlichen. Mit Online-Materialien. Weinheim: Beltz.

Loose, C., Graaf, P., & Zarbock, G. (Hrsg.). (2015). Störungsspezifische Schematherapie mit Kindern und Jugendlichen. Mit E-Book inside und Arbeitsmaterial. Weinheim: Beltz.

Lopez-Ibor, J. J., Jr., Saiz-Ruiz, J. & Perez de los Cobos, J. C. (1985). Biological correlations of suicide and aggressivity in major depressions (with melancholia): 5-hydroxyindoleacetic acid and cortisol in cerebral spinal fluid, dexamethasone suppression test and therapeutic response to 5-hydroxytryptophan. Neuropsychobiology, 14, 67–74.

Luborsky, L. (1984). Principles of psychoanalytic psychotherapy. A manual for supportive-expressive treatment. New York: Basic Books.

Ludäscher, P., von Kalckreuth, C., Parzer, P., Kaess, M., Resch, F., Bohus, M., ... & Brunner, R. (2015). Pain perception in female adolescents with borderline personality disorder. European child & adolescent psychiatry, 24(3), 351-357.

Ludascher, P., Greffrath, W., Schmahl, C., Kleindienst, N., Kraus, A., Baumgartner, U., Magerl, W., Treede, R. D. & Bohus, M. (2009). A cross-sectional investigation of discontinuation of self-injury and normalizing pain perception in patients with borderline personality disorder. Acta Psychiatrica Scandinavica, 120, 62–70.

Lundh, L. G., Karim, J. & Quilisch, E. (2007). Deliberate self-harm in 15-year-old adolescents: a pilot study with a modified version of the Deliberate Self-Harm Inventory. Scandinavian Journal of Psychology, 48, 33–41.

Madge, N., Hawton, K., McMahon, E. M., Corcoran, P., De Leo, D., De Wilde, E. J., ... & Arensman, E. (2011). Psychological characteristics, stressful life events and deliberate self-harm: findings from the Child & Adolescent Self-harm in Europe (CASE) Study. European child & adolescent psychiatry, 20(10), 499.

Madjar, N., Zalsman, G., Mordechai, T. R. B., & Shoval, G. (2017). Repetitive vs. occasional non-suicidal self-injury and school-related factors among Israeli high school students. Psychiatry research, 257, 358-360.

Mahtani, S., Melvin, G. A., & Hasking, P. (2018). Shame Proneness, Shame Coping, and Functions of Nonsuicidal Self-Injury (NSSI) Among Emerging Adults: A Developmental Analysis. Emerging Adulthood, 6(3), 159-171.

Maniglio, R. (2011). The role of child sexual abuse in the etiology of suicide and non-suicidal self-injury. Acta Psychiatrica Scandinavica, 124(1), 30-41.

Markovitz, P. J., Calabrese, J. R., Schulz, S. C. & Meltzer, H. Y. (1991). Fluoxetine in the treatment of borderline and schizotypal personality disorders. American Journal of Psychiatry, 148, 1064–1067.

Markovitz, P. J. & Schulz, S. C. (1993). Drug treatment of personality disorders. British Journal of Psychiatry, 162, 122–123.

Markovitz, P. J. & Wagner, S. C. (1995). Venlafaxine in the treatment of borderline personality disorder. Psychopharmacology Bulletin, 31, 773–777.

Marshall, S. K., Tilton-Weaver, L. C., & Stattin, H. (2013). Non-suicidal self-injury and depressive symptoms during middle adolescence: a longitudinal analysis. Journal of youth and adolescence, 42(8), 1234-1242.

McCauley, E., Berk, M. S., Asarnow, J. R., Adrian, M., Cohen, J., Korslund, K., ... & Linehan, M. M. (2018). Efficacy of dialectical behavior therapy for adolescents at high risk for suicide: a randomized clinical trial. JAMA psychiatry.

McGorry, P. (2013). Early clinical phenotypes and risk for serious mental disorders in young people: need for care precedes traditional diagnoses in mood and psychotic disorders, 58(1), 19–21.

McMain, S. F., Guimond, T., Streiner, D. L., Cardish, R. J., & Links, P. S. (2012). Dialectical

behavior therapy compared with general psychiatric management for borderline personality disorder: clinical outcomes and functioning over a 2-year follow-up. American Journal of Psychiatry, 169(6), 650-661.
Mehlum, L., Ramberg, M., Tørmoen, A. J., Haga, E., Diep, L. M., Stanley, B. H., ... & Grøholt, B. (2016). Dialectical behavior therapy compared with enhanced usual care for adolescents with repeated suicidal and self-harming behavior: outcomes over a one-year follow-up. Journal of the American Academy of Child & Adolescent Psychiatry, 55(4), 295-300.
Mehlum, L., Tørmoen, A. J., Ramberg, M., Haga, E., Diep, L. M., Laberg, S., ... & Grøholt, B. (2014). Dialectical behavior therapy for adolescents with repeated suicidal and self-harming behavior: a randomized trial. Journal of the American Academy of Child & Adolescent Psychiatry, 53(10), 1082-1091.
Menninger, K. (1938). Men against himself. New York: Harvest/HBJ Book.
Meszaros, G., Horvath, L. O., & Balazs, J. (2017). Self-injury and externalizing pathology: a systematic literature review. BMC psychiatry, 17(1), 160.
Meyer, I. H. (2003). Prejudice, social stress, and mental health in lesbian, gay, and bisexual populations: conceptual issues and research evidence. Psychological Bulletin, 129(5), 674.
Mikolajczak, M., Petrides, K. V., & Hurry, J. (2009). Adolescents choosing self-harm as an emotion regulation strategy: The protective role of trait emotional intelligence. The British Journal of Clinical Psychology, 48, 181–193.
Miller, A. L., Muehlenkamp, J. J. & Jacobson, C. M. (2008). Fact or fiction: diagnosing borderline personality disorder in adolescents. Clinical Psychology Review, 28, 969–981.
Miller, A. L., Rathus, J. H. & Linehan, M. M. (2007). Dialectical Behavior Therapy with Suicidal Adolescents. New York: Guilford Press.
Moran, P., Coffey, C., Romaniuk, H., Degenhardt, L., Borschmann, R., & Patton, G. C. (2015). Substance use in adulthood following adolescent self-harm: a population-based cohort study. Acta Psychiatrica Scandinavica, 131(1), 61-68.
Moran, P., Coffey, C., Romaniuk, H., Olsson, C., Borschmann, R., Carlin, J. B., & Patton, G. C. (2012). The natural history of self-harm from adolescence to young adulthood: a population-based cohort study. The Lancet, 379(9812), 236-243.
Mortensen, J. A., Evensmoen, H. R., Klensmeden, G., & Håberg, A. K. (2016). Outcome uncertainty and brain activity aberrance in the insula and anterior cingulate cortex are associated with dysfunctional impulsivity in borderline personality disorder. Frontiers in human neuroscience, 10, 207.
Muehlenkamp, J. J. (2005). Self-injurious behavior as a separate clinical syndrome. American Journal of Orthopsychiatry, 75(2), 324-333.
Muehlenkamp, J. J., Brausch, A. M., & Washburn, J. J. (2017). How much is enough? Examining frequency criteria for NSSI disorder in adolescent inpatients. Journal of consulting and clinical psychology, 85(6), 611.
Muehlenkamp, J. J., Hilt, L. M., Ehlinger, P. P., & McMillan, T. (2015). Nonsuicidal self-injury in sexual minority college students: a test of theoretical integration. Child and adolescent psychiatry and mental health, 9(1), 16.
Muehlenkamp, J. J., Williams, K. L., Gutierrez, P. M., & Claes, L. (2009). Rates of non-suicidal self-injury in high school students across five years. Archives of Suicide Research, 13, 317–329.
Nakar, O., Brunner, R., Schilling, O., Chanen, A., Fischer, G., Parzer, P., ... & Hoven, C. W. (2016). Developmental trajectories of self-injurious behavior, suicidal behavior and substance misuse and their association with adolescent borderline personality pathology. Journal of affective disorders, 197, 231-238.
Nater, U. M., Bohus, M., Abbruzzese, E., Ditzen, B., Gaab, J., Kleindienst, N., … & Ehlert, U. (2010). Increased psychological and attenuated cortisol and alpha-amylase responses to acute psychosocial stress in female patients with borderline personality disorder. Psychoneuroendocrinology, 35, 1565–1572.
National Collaborating Centre for Mental Health (2009). Borderline Personality Disorder: Treatment and Management NICE Clinical Guideline. London, UK: National Institute for Health and Clinical Excellence.
National Health and Medical Research Council (2012). Clinical Practice Guideline for the Ma-

nagement of Borderline Personality Disorder. Melbourne, Australia: National Health and Medical Research Council.
Nickel, M. K., Loew, T. H. & Pedrosa Gil, F. (2007). Aripiprazole in treatment of borderline patients, part II: an 18-month follow-up. Psychopharmacology, 191, 1023–1026.
Nixon, M. K., Cloutier, P. F. & Aggarwal, S. (2002). Affect regulation and addictive aspects of repetitive self-injury in hospitalized adolescents. Journal of the American Academy of Child and Adolescent Psychiatry, 41, 1333–1341.
Nixon, M. K., Cloutier, P. F., & Jansson, S. M. (2008). Nonsuicidal self-harm in youth: A population-based survey. Canadian Medical Association Journal, 178, 306–312.
Nixon, M. K., Levesque, C., Preyde, M., Vanderkooy, J., & Cloutier, P. F. (2015). The Ottawa Self-Injury Inventory: Evaluation of an assessment measure of nonsuicidal self-injury in an inpatient sample of adolescents. Child and adolescent psychiatry and mental health, 9(1), 26.
Nock, M. K., Holmberg, E. B., Photos, V. I. & Michel, B. D. (2007). Self-Injurious Thoughts and Behaviors Interview: development, reliability, and validity in an adolescent sample. Psychological Assessment, 19, 309–317.
Nock, M. K., Joiner, T. E., Jr., Gordon, K. H., Lloyd-Richardson, E. & Prinstein, M. J. (2006). Non-suicidal self-injury among adolescents: diagnostic correlates and relation to suicide attempts. Psychiatry Research, 144, 65–72.
Nock, M. K. & Prinstein, M. J. (2004). A functional approach to the assessment of self-mutilative behavior. Journal of Consulting and Clinical Psychology, 72, 885–890.
Noll, J. G., Horowitz, L. A., Bonanno, G. A., Trickett, P. K. & Putnam, F. W. (2003). Revictimization and self-harm in females who experienced childhood sexual abuse: results from a prospective study. Journal of Interpersonal Violence, 18, 1452–1471.
Normandin, L., Ensink, K., & Kernberg, O. F. (2015). Transference-focused psychotherapy for borderline adolescents: A neurobiologically informed psychodynamic psychotherapy. Journal of Infant, Child, and Adolescent Psychotherapy, 14(1), 98-110.
Norelli, L. J., Smith, H. S., Sher, L., & Blackwood, T. A. (2013). Buprenorphine in the treatment of non-suicidal self-injury: a case series and discussion of the literature. International journal of adolescent medicine and health, 25(3), 323-330.
O'Connell, B., & Dowling, M. (2014). Dialectical behaviour therapy (DBT) in the treatment of borderline personality disorder. Journal of psychiatric and mental health nursing, 21(6), 518-525.
O'Connor, R. C., Rasmussen, S., Miles, J. & Hawton, K. (2009). Self-harm in adolescents: self-report survey in schools in Scotland. British Journal of Psychiatry, 194, 68–72.
Osuch, E. A. & Payne, G. W. (2009). Neurobiological perspectives on self-injury. In M. K. Nixon & N. L. Heath (Eds.), Self-injury in youth (pp. 79–110). New York: Routledge.
Paris, J. (2015). Stepped care and rehabilitation for patients recovering from borderline personality disorder. Journal of clinical psychology, 71(8), 747-752.
Paris, J. (2017). Stepped Care for Borderline Personality Disorder: Making Treatment Brief, Effective, and Accessible. London: Academic Press.
Patel, V., Flisher, A. J., Hetrick, S., & McGorry, P. (2007). Mental health of young people: a global public-health challenge. The Lancet, 369(9569), 1302-1313.
Pattison, E. M. & Kahan, J. (1983). The deliberate self-harm syndrome. American Journal of Psychiatry, 140, 867–872.
Patton, G. C., Hemphill, S. A., Beyers, J. M., Bond, L., Toumbourou, J. W., McMorris, B. J., et al. (2007). Pubertal stage and deliberate self-harm in adolescents. Journal of the American Academy of Child and Adolescent Psychiatry, 46, 508–514.
Pawlak, J., Dmitrzak-Węglarz, M., Skibinska, M., Szczepankiewicz, A., Leszczynska-Rodziewicz, A., Czerski, P., ... & Maciukiewicz, M. (2016). Association between suicidal behavior and genes of serotonergic system confirmed in men with affective disorders. Journal of Medical Science, 83(1), 7-16.

Pelz, R. & Becker, K. (2008). Risikoverhaltensweisen und suizidales Verhalten bei Jugendlichen. In R. Brunner & F. Resch (Hrsg.), Boderline-Störungen und selbstverletzendes Verhalten bei Jugendlichen (S. 95–116). Göttingen: Vandenhoeck & Ruprecht.

Petermann, F., & Nitkowski, D. (2016). Selbstverletzendes Verhalten: Erscheinungsformen, Ursachen und Interventionsmöglichkeiten (Bd. 9). Göttingen: Hogrefe.

Petermann, F. & Winkel, S. (2007). Selbstverletzendes Verhalten – Diagnostik und psychotherapeutische Ansätze. Zeitschrift für Psychiatrie, Psychologie und Psychotherapie, 55, 23–133.

Philipsen, A., Richter, H., Schmahl, C., Peters, J., Rusch, N., Bohus, M. & Lieb, K. (2004). Clonidine in acute aversive inner tension and self-injurious behavior in female patients with borderline personality disorder. Journal of Clinical Psychiatry, 65, 1414–1419.

Pies, R. W. & Popli, A. P. (1995). Self-injurious behavior: pathophysiology and implications for treatment. Journal of Clinical Psychiatry, 56, 580–588.

Plener, P. L. (2010a). Information für Eltern: Was Sie über selbstverletzendes Verhalten wissen sollten (deutsche Übersetzung). Cornell Forschungsprogramm für selbstverletzendes Verhalten bei Jugendlichen und jungen Erwachsenen.

Plener, P. L. (2010b). »Spots in the Brain« – A fMRI study of adolescents with NSSI. Vortrag auf dem 5th Annual meeting of the International Society for the Study of Self Injury, Chicago, USA.

Plener, P. L., Allroggen, M., Kapusta, N. D., Brähler, E., Fegert, J. M., & Groschwitz, R. C. (2016). The prevalence of nonsuicidal self-injury (NSSI) in a representative sample of the German population. BMC psychiatry, 16(1), 353.

Plener, P. L., Brunner, R., Resch, F., Fegert, J. M. & Libal, G. (2010). Selbstverletzendes Verhalten im Jugendalter. Zeitschrift für Kinder- und Jugendpsychiatrie und Psychotherapie, 38, 77–88; quiz 88–79.

Plener, P. L., Fegert, J. M., Kaess, M., Kapusta, N. D., Brunner, R., Groschwitz, R. C., ... & Becker, K. (2016). Nicht-suizidales selbstverletzendes Verhalten (NSSV) im Jugendalter: Klinische Leitlinie zur Diagnostik und Therapie. Zeitschrift für Kinder-und Jugendpsychiatrie und Psychotherapie.

Plener, P. L., Fischer, C. J., In-Albon, T., Rollett, B., Nixon, M. K., Groschwitz, R. C., & Schmid, M. (2013). Adolescent non-suicidal self-injury (NSSI) in German-speaking countries: comparing prevalence rates from three community samples. Social psychiatry and psychiatric epidemiology, 48(9), 1439-1445.

Plener, P. L., Fliege, H., Fegert, J. M. & Libal, G. (2009). Diagnostik des selbstverletzenden Verhaltens. In R. Brunner & F. Resch (Hrsg.), Borderline-Störungen und selbstverletzendes Verhalten bei Jugendlichen (S. 117–133). Göttingen: Vandenhoeck & Ruprecht.

Plener, P. L., Kaess, M., Bohnenberger, M., Blaumer, D. & Spröber, N. (2012). Umgang mit Nicht-Suizidalem Selbstverletzendem Verhalten (NSSV) im schulischen Kontext. Kindheit & Entwicklung.

Plener, P. L., Kapusta, N. D., Brunner, R., & Kaess, M. (2014). Nicht-suizidales selbstverletzendes Verhalten (NSSV) und Suizidale Verhaltensstörung (SVS) im DSM-5. Zeitschrift für Kinder-und Jugendpsychiatrie und Psychotherapie, 42(6), 405-13.

Plener, P. L., Kapusta, N. D., Kölch, M. G., Kaess, M., & Brunner, R. (2012). Nicht-suizidale Selbstverletzung als eigenständige Diagnose. Zeitschrift für Kinder-und Jugendpsychiatrie und Psychotherapie, 40,113–120.

Plener, P.L. & Kölch, M. (2013) Der selbstverletzende Patient. In J.M. Fegert & M. Kölch (Hrsg.), Klinkmanual Kinder- und Jugendpsychiatrie und –psychotherapie (2. Aufl., S. 399–409). Heidelberg: Springer.

Plener, P. L., Libal, G., Keller, F., Fegert, J. M., & Muehlenkamp, J. J. (2009). An international comparison of adolescent non-suicidal self-injury (NSSI) and suicide attempts: Germany and the USA. Psychological Medicine, 39, 1549–1558.

Plener, P. L., Munz, L. M., Allroggen, M., Kapusta, N. D., Fegert, J. M., & Groschwitz, R. C. (2015). Immigration as risk factor for non-suicidal self-injury and suicide attempts in adolescents in Germany. Child and adolescent psychiatry and mental health, 9(1), 34.

Plener, P. L., Schumacher, T. S., Munz, L. M., & Groschwitz, R. C. (2015). The longitudinal course of non-suicidal self-injury and deliberate self-harm: a systematic review of the literature. Borderline Personality Disorder and Emotion Dysregulation, 2(1), 2.

Plotsky, P. M. & Meaney, M. J. (1993). Early, postnatal experience alters hypothalamic corticotropin-releasing factor (CRF) mRNA, median eminence CRF content and stress-induced release in adult rats. Molecular Brain Research, 18, 195–200.

Podovall, E. M. (1969). Self-mutilation within a hospital setting: A study of identity and social compliance. British Journal of Medical Psychology, 42, 213–221.

Primeau, F. & Fontaine, R. (1987). Obsessive disorder with self-mutilation: a subgroup responsive to pharmacotherapy. Canadian Journal of Psychiatry. Revue Canadienne de Psychiatrie, 32, 699–701.

Prinstein, M. J., Heilbron, N., Guerry, J. D., Franklin, J. C., Rancourt, D., Simon, V., et al. (2010). Peer influence and nonsuicidal self-injury: Longitudinal results in community and clinically-referred adolescent samples. Journal of Abnormal Child Psychology, 38, 669–682.

Pumpa, M., & Martin, G. (2015). The impact of attitudes as a mediator between sense of autonomy and help-seeking intentions for self-injury. Child and adolescent psychiatry and mental health, 9(1), 27.

Putman, P. & Roelofs, K. (2011). Effects of single cortisol administrations on human affect reviewed: Coping with stress through adaptive regulation of automatic cognitive processing. Psychoneuroendocrinology, 36, 439–448.

Quinnet, P. (2007). QPR Gatekeeper Training for Suicide Prevention. The Model, Rationale and Theory: http://www.qprinstitute.com [24.05.2011].

Rathus, J. H. & Miller, A. L. (2002). Dialectical behavior therapy adapted for suicidal adolescents. Suicide & Life-Threatening Behavior, 32, 146–157.

Reitz, S., Kluetsch, R., Niedtfeld, I., Knorz, T., Lis, S., Paret, C., ... & Bohus, M. (2015). Incision and stress regulation in borderline personality disorder: neurobiological mechanisms of self-injurious behaviour. The British Journal of Psychiatry, 207(2), 165-172.

Remschmidt, H. (1992). Psychiatrie der Adoleszenz. Stuttgart: Thieme.

Resch, F. (1997). Zur Entwicklungspsychopathologie adoleszentärer Anpassungskrisen. In C. Mundt, M. Linden & W. Barnett (Hrsg.), Psychotherapie in der Psychiatrie (S. 315–319). Wien: Springer.

Resch, F. (2001). Der Körper als Instrument zur Bewältigung seelischer Krisen. Deutsches Ärzteblatt, 98, 2226–2271.

Resch, F. (2017). Selbstverletzung als Selbstfürsorge: Zur Psychodynamik selbstschädigenden Verhaltens bei Jugendlichen. Göttingen: Vandenhoeck & Ruprecht.

Resch, F., Karwautz, A., Schuch, B. & Lang, E. (1993). Kann Selbstverletzung als süchtiges Verhalten bei Jugendlichen angesehen werden? Zeitschrift für Kinder- und Jugendpsychiatrie und Psychotherapie, 21, 253–259.

Resch, F., Parzer, P. & Brunner, R. (2008). Self-mutilation and suicidal behaviour in children and adolescents: prevalence and psychosocial correlates: results of the BELLA study. European Journal of Child and Adolescent Psychiatry, 17, 92–98.

Resch, F., Parzer, P., Haffner, J., Steen, R., Roos, J., Klett, M. & Brunner, R. (2008). Prävalenz und psychische Auffälligkeiten bei Jugendlichen mit selbstverletzendem Verhalten- Ergebnisse der Heidelberger Schulstudie. In R. Brunner & F. Resch (Hrsg.), Borderline-Störungen und selbstverletzendes Verhalten bei Jugendlichen (S. 85–94). Göttingen: Vandenhoeck & Ruprecht.

Rinne, T., van den Brink, W., Wouters, L. & van Dyck, R. (2002). SSRI treatment of borderline personality disorder: a randomized, placebo-controlled clinical trial for female patients with borderline personality disorder. American Journal of Psychiatry, 159, 2048–2054.

Roberts, N. (2003). Adolescent self-mutilatory behavior: Psycho-pharmacological treatment. Child and Adolescent Psychopharmacology, 8, 10–12.

Roberts-Dobie, S. & Donatelle, R. J. (2007). School counselors and student self-injury. Journal of School Health, 77, 257–264.

Robinson, K., Brocklesby, M., Garisch, J. A., O'Connell, A., Langlands, R., Russell, L., ... & Wilson, M. S. (2017). Socioeconomic deprivation and non-suicidal selfinjury in New Zealand adolescents: The mediating role of depression and anxiety. New Zealand Journal of Psychology (Online), 46(3), 126-136.
Robinson, K., Garisch, J. A., Kingi, T., Brocklesby, M., O'Connell, A., Langlands, R. L., ... & Wilson, M. S. (2018). Reciprocal Risk: the Longitudinal Relationship between Emotion Regulation and Non-suicidal Self-Injury in Adolescents. Journal of Abnormal Child Psychology, 1-8.
Robinson, J., Gook, S., Yuen, H. P., McGorry, P. D. & Yung, A. R. (2008). Managing deliberate self-harm in young people: an evaluation of a training program developed for school welfare staff using a longitudinal research design. BMC Psychiatry, 8, 75.
Romans, S. E., Martin, J. L., Anderson, J. C., Herbison, G. P. & Mullen, P. E. (1995). Sexual abuse in childhood and deliberate self-harm. American Journal of Psychiatry, 152, 1336–1342.
Ross, S., & Heath, N. (2002). A study of the frequency of self-mutilation in a community sample of adolescents. Journal of Youth and Adolescence, 31(1), 67–77.
Ross, R. R. & McKay, H. B. (1979). Self-mutilation. Lexington: Lexington Books.
Rossouw, T. I., & Fonagy, P. (2012). Mentalization-based treatment for self-harm in adolescents: a randomized controlled trial. Journal of the American Academy of Child & Adolescent Psychiatry, 51(12), 1304-1313.
Roth, A. S., Ostroff, R. B. & Hoffman, R. E. (1996). Naltrexone as a treatment for repetitive self-injurious behaviour:an open-label trial. Journal of Clinical Psychiatry, 57, 233–237.
Rotheram-Borus, M. J., Piacentini, J., Miller, S., Graae, F. & Castro-Blanco, D. (1994). Brief cognitive-behavioral treatment for adolescent suicide attempters and their families. Journal of the American Academy of Child and Adolescent Psychiatry, 33, 508–517.
Rowe, S. L., French, R. S., Henderson, C., Ougrin, D., Slade, M., & Moran, P. (2014). Help-seeking behaviour and adolescent self-harm: a systematic review. Australian & New Zealand Journal of Psychiatry, 48(12), 1083-1095.
Russ, M. J. (1992). Self-injurious behavior in patients with Borderline Personality Disorder: biological perspectives. Journal of Personality Disorders, 6, 64–81.
Ruuska, J., Kaltiala-Heino, R., Rantanen, P. & Koivisto, A. M. (2005). Psychopathological distress predicts suicidal ideation and self-harm in adolescent eating disorder outpatients. European Journal of Child and Adolescent Psychiatry, 14, 276–281.
Ryle, A. (2004). The contribution of cognitive analytic therapy to the treatment of borderline personality disorder. Journal of Personality Disorders, 18, 3–35.
Saito, Y. & Takashima, S. (2000). Neurotransmitter changes in the pathophysiology of Lesch-Nyhan syndrome. Brain and Development, 22, S122–131.
Salbach-Andrae, H., Lenz, K., Klinkowski, N., Pfeiffer, E. & Lehmkuhl, U. (2007). Selbstverletzendes Verhalten bei weiblichen Jugendlichen. Zeitschrift für Psychiatrie, Psychologie und Psychotherapie, 55, 185–193.
Salzmann, C., Wolfson, A. N., Schatzberg, A., Looper, J., Henke, R., Albanese, M., Schwartz, J. & Miyawaki, E. (1995). Effect of fluoxetine on anger in symptomatic volunteers with borderline personality disorder. Journal of Clinical Psychopharmacology, 15, 23–29.
Sandman, C. A., & Kemp, A. S. (2011). Opioid antagonists may reverse endogenous opiate «dependence" in the treatment of self-injurious behavior. Pharmaceuticals, 4(2), 366-381.
Sansone, R. A., & Wiederman, M. W. (2015). The self-harm inventory: A meta-analysis of its relationship to the personality diagnostic questionnaire-4 as a measure of borderline personality disorder. International journal of psychiatry in clinical practice, 19(4), 290-293.
Sansone, R. A., Wiederman, M. W., & Sansone, L. A. (1998). The self-harm inventory (SHI): development of a scale for identifying self-destructive behaviors and borderline personality disorder. Journal of clinical psychology, 54(7), 973-983.
Santangelo, P. S., Koenig, J., Funke, V., Parzer, P., Resch, F., Ebner-Priemer, U. W., & Kaess, M. (2017). Ecological momentary assessment

of affective and interpersonal instability in adolescent non-suicidal self-injury. Journal of abnormal child psychology, 45(7), 1429-1438.

Saunders, K. E., Hawton, K., Fortune, S., & Farrell, S. (2012). Attitudes and knowledge of clinical staff regarding people who self-harm: a systematic review. Journal of affective disorders, 139(3), 205-216.

Schmahl, C. & Bremner, J. D. (2006). Neuroimaging in borderline personality disorder. Journal of Psychiatric Research, 40, 419–427.

Schmahl, C., Bohus, M., Esposito, F., Treede, R. D., Di Salle, F., Greffrath, W., … & Seifritz, E. (2006). Neural correlates of antinociception in borderline personality disorder. Archives of General Psychiatry, 63, 659–667.

Schmahl, C., Greffrath, W., Baumgartner, U., Schlereth, T., Magerl, W., Philipsen, A., Lieb, K., Bohus, M. & Treede, R. D. (2004). Differential nociceptive deficits in patients with borderline personality disorder and self-injurious behavior: laser-evoked potentials, spatial discrimination of noxious stimuli, and pain ratings. Pain, 110, 470–479.

Schmahl, C. G., Vermetten, E., Elzinga, B. M., & Bremner, J. D. (2004). A positron emission tomography study of memories of childhood abuse in borderline personality disorder. Biological Psychiatry, 55, 759–765.

Schmahl, C. G., Vermetten, E., Elzinga, B. M., & Douglas Bremner, J. (2003). Magnetic resonance imaging of hippocampal and amygdala volume in women with childhood abuse and borderline personality disorder. Psychiatry Research, 122, 193–198.

Schmeck, K. (2008). Konzeptuelle Fragen und Behandlungsansätze bei Persönlichkeitsstörungen im Jugendalter. Praxis der Kinderpsychologie und Kinderpsychiatrie, 57, 625–640.

Schmid, M. (2009). Stationärer Kontext und Kooperation zwischen stationärer Kinder- und Jugendpsychiatrie und stationärer Jugendhilfe bei Adoleszenten mit einer Borderline-Persönlichkeitsstörung. In R. Brunner & F. Resch (Hrsg.), Borderline-Störungen und selbstverletzendes Verhalten bei Jugendlichen (S. 195–228). Göttingen: Vandenhoeck & Ruprecht.

Schmid, M. & Fegert, J. M. (2012). Fremdplatzierte Kinder in Pflegefamilien und stationärer Jugendhilfe. In C. Eggers, J. M. Fegert & F. Resch (Hrsg.), Lehrbuch der Psychiatrie und Psychotherapie des Kindes- und Jugendalters (S. 63–74). Heidelberg: Springer.

Schnell, K., Dietrich, T., Schnitker, R., Daumann, J. & Herpertz, S. C. (2007). Processing of autobiographical memory retrieval cues in borderline personality disorder. Journal of Affective Disorders, 97, 253–259.

Schoenleber, M., Berenbaum, H., & Motl, R. (2014). Shame-related functions of and motivations for self-injurious behavior. Personality Disorders: Theory, Research, and Treatment, 5(2), 204.

Schulz, S. C., Zanarini, M. C., Bateman, A., Bohus, M., Detke, H. C., Trzaskoma, Q., … & Corya, S. (2008). Olanzapine for the treatment of borderline personality disorder: variable dose 12-week randomised double-blind placebo-controlled study. British Journal of Psychiatry, 193, 485–492.

Schulze, L., Schmahl, C., & Niedtfeld, I. (2016). Neural correlates of disturbed emotion processing in borderline personality disorder: a multimodal meta-analysis. Biological psychiatry, 79(2), 97-106.

Selby, E. A., Anestis, M. D., & Joiner, T. E. (2008). Understanding the relationship between emotional and behavioral dysregulation: Emotional cascades. Behaviour research and therapy, 46(5), 593-611.

Serafini, G., Canepa, G., Adavastro, G., Nebbia, J., Belvederi Murri, M., Erbuto, D., ... & Amore, M. (2017). The relationship between childhood maltreatment and non-suicidal self-injury: a systematic review. Frontiers in psychiatry, 8, 149.

Sevecke, K., & Fuchs, M. (2017). Persönlichkeitsstörungen im Jugendalter sind kein »lebenslanges Schicksal «. DNP-Der Neurologe & Psychiater, 18(1-2), 26-31.

Sevecke, K., & Krischer, M. (2016). Jugendliche Persönlichkeitsstörungen im psychodynamischen Diskurs. Göttingen: Vandenhoeck & Ruprecht.

Shaffer, D. & Gould, M. (2000). Suicide prevention in schools. In K. Hawton & C. van Heeringen (Eds.), The International Handbook of Suicide and Attempted Suicide (pp. 645–660). Chichester: John Wiley & Sons.

Shaffer, D., Scott, M., Wilcox, H., Maslow, C., Hicks, R., Lucas, C. P., Garfinkel, R. & Greenwald, S. (2004). The Columbia Suicide Screen: validity and reliability of a screen for youth suicide and depression. Journal of the American Academy of Child and Adolescent Psychiatry, 43, 71–79.

Sharp, C., & Trull, T. J. (2017). Emotion dysregulation in adolescents with borderline personality disorder. In C. A. Essau, S. LeBlanc, & T. H. Ollendick (Eds.), Emotion regulation and psychopathology in children and adolescents (pp. 259-280). New York, NY, US: Oxford University Press.

Silverman, M. M., Berman, A. L., Sanddal, N. D., O'Carroll, P. W., Joiner, T. E. (2007). Rebuilding the Tower of Babel: A Revised Nomenclature for the Study of Suicide and Suicidal Behaviors Part 1: Background, Rationale, and Methodology. Suicide & Life-Threatening Behavior, 37, 248–263.

Silvers, J. A., Hubbard, A. D., Biggs, E., Shu, J., Fertuck, E., Chaudhury, S., ... & Brodsky, B. S. (2016). Affective lability and difficulties with regulation are differentially associated with amygdala and prefrontal response in women with Borderline Personality Disorder. Psychiatry Research: Neuroimaging, 254, 74-82.

Simeon, D., Stanley, B., Frances, A., Mann, J. J., Winchel, R. & Stanley, M. (1992). Self-mutilation in personality disorders: psychological and biological correlates. American Journal of Psychiatry, 149, 221–226.

Simpson, M. A. (1975). The phenomenology of self-mutilation in a general hospital setting. Canadian Psychiatric Association Journal, 20, 429–434.

Skegg, K. (2005). Self-harm. Lancet, 366, 1471–1483.

Sohanpal, S. K., Deb, S., Thomas, C., Soni, R., Lenôtre, L., & Unwin, G. (2007). The effectiveness of antidepressant medication in the management of behaviour problems in adults with intellectual disabilities: a systematic review. Journal of Intellectual Disability Research, 51(10), 750-765.

Soler, J., Pascual, J. C., Campins, J., Barrachina, J., Puigdemont, D., Alvarez, E. & Perez, V. (2005). Double-blind, placebo-controlled study of dialectical behavior therapy plus olanzapine for borderline personality disorder. American Journal of Psychiatry, 162, 1221–1224.

Soloff, P. H., Lis, J. A., Kelly, T., Cornelius, J. & Ulrich, R. (1994). Risk factors for suicidal behavior in borderline personality disorder. American Journal of Psychiatry, 151, 1316–1323.

Sornberger, M. J., Heath, N. L., Toste, J. R., & McLouth, R. (2012). Nonsuicidal self-injury and gender: Patterns of prevalence, methods, and locations among adolescents. Suicide and Life-Threatening Behavior, 42(3), 266-278.

Stahl, S. M. (2004). Essential Psychopharmacology. Cambridge: Cambridge University Press.

Stanley, B., Winchel, R., Molcho, A., Simeon, D., & Stanley, M. (1992). Suicide and the self-harm continuum: phenomenological and biochemical evidence. International Review of Psychiatry, 4(2), 149–155.

Starcevic, V., & Janca, A. (2018). Pharmacotherapy of borderline personality disorder: replacing confusion with prudent pragmatism. Current opinion in psychiatry, 31(1), 69-73.

Stewart, J. G., Esposito, E. C., Glenn, C. R., Gilman, S. E., Pridgen, B., Gold, J., & Auerbach, R. P. (2017). Adolescent self-injurers: comparing non-ideators, suicide ideators, and suicide attempters. Journal of psychiatric research, 84, 105-112.

Stoffers, J. M., & Lieb, K. (2015). Pharmacotherapy for borderline personality disorder—current evidence and recent trends. Current psychiatry reports, 17(1), 534.

Streeck-Fischer, A. (2008). Die Borderline-Persönlichkeits(entwicklung)sstörung im Jugendalter. Diagnostik, Behandlungsvoraussetzungen, Gestaltung des Rahmens, Phasen der Behandlung. Praxis der Kinderpsycholgie und Kinderpsychiatrie, 57, 693–717.

Suomi, S. J. (1991). Early stress and adult emotional reactivity in rhesus monkeys. Ciba Foundation Symposium, 156, 171–188.

Suyemoto, K. L. (1998). The functions of self-mutilation. Clinical Psychology Review, 18, 531–554.

Swannell, S. V., Martin, G. E., Page, A., Hasking, P., & St John, N. J. (2014). Prevalence of nonsuicidal self-injury in nonclinical samples: Systematic review, meta-analysis and

meta-regression. Suicide and Life-Threatening Behavior, 44(3), 273-303.
Symons, F. J., Thompson, A. & Rodriguez, M. C. (2004). Self-injurious behavior and the efficacy of naltrexone treatment: a quantitative synthesis. Mental Retardation and Developmental Disabilities Research Reviews, 10, 193–200.
Taliaferro, L. A., McMorris, B. J., & Eisenberg, M. E. (2018). Connections that moderate risk of non-suicidal self-injury among transgender and gender non-conforming youth. Psychiatry research, 268, 65-67.
Tang, J., Yu, Y., Wu, Y., Du, Y., Ma, Y., Zhu, H., et al. (2011). Association between non-suicidal self-injuries and suicide attempts in Chinese adolescents and college students: A cross-section study. PLoS ONE, 6, e17977.
Tatnell, R., Hasking, P., Newman, L., Taffe, J., & Martin, G. (2017). Attachment, emotion regulation, childhood abuse and assault: examining predictors of NSSI among adolescents. Archives of suicide research, 21(4), 610-620.
Tatnell, R., Kelada, L., Hasking, P., & Martin, G. (2014). Longitudinal analysis of adolescent NSSI: the role of intrapersonal and interpersonal factors. Journal of abnormal child psychology, 42(6), 885-896.
Taubner, S., & Volkert, J. (2016). Mentalisierungsbasierte Therapie für Adoleszente (MBT-A). Göttingen: Vandenhoeck & Ruprecht.
Taylor, P. J., Jomar, K., Dhingra, K., Forrester, R., Shahmalak, U., & Dickson, J. M. (2018). A meta-analysis of the prevalence of different functions of non-suicidal self-injury. Journal of Affective Disorders, 227, 759-769.
Taylor, L. M., Oldershaw, A., Richards, C., Davidson, K., Schmidt, U., Simic, M. (2011). Development and Pilot Evaluation of a Manualized Cognitive-Behavioural Treatment Package for Adolescent Self-Harm. Behavioral and Cognitive Psychotherapy, 11, 1–7.
Teicher, M. H., Glod, C. A. & Cole, J. O. (1993). Antidepressant drugs and the emergence of suicidal tendencies. Drug Safety, 8, 186–212.
Tomson, K., Vaht, M., Laas, K., Veidebaum, T., & Harro, J. (2016). Effect of a human serotonin 5-HT2A receptor gene polymorphism on impulsivity: Dependence on cholesterol levels. Journal of affective disorders, 206, 23-30.
Tschan, T., Schmid, M., & In-Albon, T. (2015). Parenting behavior in families of female adolescents with nonsuicidal self-injury in comparison to a clinical and a nonclinical control group. Child and adolescent psychiatry and mental health, 9(1), 17.
Tuisku, V., Kiviruusu, O., Pelkonen, M., Karlsson, L., Strandholm, T., & Marttunen, M. (2014). Depressed adolescents as young adults–predictors of suicide attempt and non-suicidal self-injury during an 8-year follow-up. Journal of Affective Disorders, 152, 313-319.
Turner, B. J., Austin, S. B., & Chapman, A. L. (2014). Treating nonsuicidal self-injury: a systematic review of psychological and pharmacological interventions. The Canadian Journal of Psychiatry, 59(11), 576-585.
Tyrer, P., Crawford, M., & Mulder, R. (2011). Reclassifying personality disorders. The Lancet, 377(9780), 1814–1815.
Valerius, G. & Schmahl, C. (2008). Neurobiologie der Borderline-Persönlichkeitsstörung. In R. Brunner, & F. Resch (Hrsg.), Borderline-Störungen und selbstverletzendes Verhalten bei Jugendlichen (S. 11–30). Göttingen: Vandenhoeck & Ruprecht.
van Zutphen, L., Siep, N., Jacob, G. A., Goebel, R., & Arntz, A. (2015). Emotional sensitivity, emotion regulation and impulsivity in borderline personality disorder: a critical review of fMRI studies. Neuroscience & Biobehavioral Reviews, 51, 64-76.
Vega, D., Torrubia, R., Soto, À., Ribas, J., Soler, J., Pascual, J. C., ... & Marco-Pallarés, J. (2017). Exploring the relationship between non suicidal self-injury and borderline personality traits in young adults. Psychiatry research, 256, 403-411.
Völlm, B., Stoffers-Winterling, J., Mattivi, J., Simonson, E., Storebø, O. J., Nielsen, S., ... & Lieb, K. (2017). Do mood stabilizers help in borderline personality disorder?. European Psychiatry, 41, S47.
Vogel, D. L., Wester, S. R., Hammer, J. H., & Downing-Matibag, T. M. (2014). Referring men to seek help: The influence of gender role conflict and stigma. Psychology of Men & Masculinity, 15(1), 60.

Vollm, B., Richardson, P., Stirling, J., Elliott, R., Dolan, M., Chaudhry, I., … & Deakin, B. (2004). Neurobiological substrates of antisocial and borderline personality disorder: preliminary results of a functional fMRI study. Criminal Behaviour and Mental Health, 14, 39–54.

von Auer, A. K., & Bohus, M. (Eds.). (2018). Interaktives Skillstraining für Jugendliche mit Problemen der Gefühlsregulation (DBT-A): Das Therapeutenmanual-Akkreditiert vom Deutschen Dachverband DBT. Stuttgart: Klett-Cotta.

von Auer, A. K., Kleindienst, N., Ludewig, S., Soyka, O., Bohus, M., & Ludäscher, P. (2015). Zehn Jahre Erfahrung mit der Dialektisch-Behavioralen Therapie für Adoleszente (DBT-A) unter stationären Bedingungen–die Station Wellenreiter. Zeitschrift für Kinder- und Jugendpsychiatrie und Psychotherapie, 43, 301–315.

Wagner, A. W. & Linehan, M. (1994). Relationsship between childhood sexual abuse and topography of parasuicide among women with borderline personality disorder. Journal of Personality Disorders, 8, 1–9.

Wagner, B. M. (2009). Suicidal behaviour in children and adolescents. USA: Yale University.

Walsh, B. (2006). Treating self-injury. New York: Guilford.

Walsh, B. (2007). Clinical assessment of self-injury: a practical guide. Journal of Clinical Psychology, 63, 1057–1068.

Wan, Y.-H., Hu, C.-L., Hao, J.-H., Sun, Y., & Tao, F.-B. (2011). Deliberate self-harm behaviors in Chinese adolescents and young adults. European Child and Adolescent Psychiatry, 20, 517–525.

Warschburger, P. & Kröller, K. (2008). Selbstverletzendes Verhalten. In H. Scheithauer, T. Hayer & K. Niebank (Hrsg.), Problemverhalten und Gewalt im Jugendalter (S. 209–224). Stuttgart: Kohlhammer.

Wasserman, D., Carli, V., Wasserman, C., Apter, A., Balazs, J., Bobes, J., … & Hoven, C. W. (2010). Saving and empowering young lives in Europe (SEYLE): a randomized controlled trial. BMC Public Health, 10, 192.

Wasserman, D., Hoven, C. W., Wasserman, C., Wall, M., Eisenberg, R., Hadlaczky, G., ... & Bobes, J. (2015). School-based suicide prevention programmes: the SEYLE cluster-randomised, controlled trial. The Lancet, 385(9977), 1536-1544.

Wedig, M. M. & Nock, M. K. (2007). Parental expressed emotion and adolescent self-injury. Journal of the American Academy of Child and Adolescent Psychiatry, 46, 1171–1178.

Westen, D., Shedler, J., Durrett, C., Glass, S. & Martens, A. (2003). Personality diagnoses in adolescence: DSM-IV axis II diagnoses and an empirically derived alternative. American Journal of Psychiatry, 160, 952–966.

Whitlock, J., Eckenrode, J. & Silverman, D. (2006). Self-injurious behaviors in a college population. Pediatrics, 117, 1939–1948.

Whitlock, J. & Knox, K. L. (2007). The relationship between self-injurious behavior and suicide in a young adult population. Archives of Pediatrics and Adolescent Medicine, 161, 634–640.

Whitlock, J., Lloyd-Richardson, E., Fisseha, F., & Bates, T. (2018). Parental Secondary Stress: The Often Hidden Consequences of Nonsuicidal Self-Injury in Youth. Journal of clinical psychology, 74(1), 178-196

Whitlock, J., Muehlenkamp, J., Eckenrode, J., Purington, A., Abrams, G. B., Barreira, P., & Kress, V. (2013). Nonsuicidal self-injury as a gateway to suicide in young adults. Journal of Adolescent Health, 52(4), 486-492.

Wichstrom, L. (2009). Predictors of non-suicidal self-injury versus attempted suicide: Similar or different? Archives of Suicide Research, 13, 105–122.

Ausführungen zur Emo-Szene auf Wikipedia: http://de.wikipedia.org/wiki/Emo

Wilkinson, P., Kelvin, R., Roberts, C., Dubicka, B., & Goodyer, I. (2011). Clinical and psychosocial predictors of suicide attempts and nonsuicidal self-injury in the Adolescent Depression Antidepressants and Psychotherapy Trial (ADAPT). American journal of psychiatry, 168(5), 495-501.

Wilkinson, P. O., Qiu, T., Neufeld, S., Jones, P. B., & Goodyer, I. M. (2018). Sporadic and recurrent non-suicidal self-injury before age 14 and incident onset of psychiatric disorders by

17 years: prospective cohort study. The British Journal of Psychiatry, 212(4), 222-226.
Winchel, R. M. & Stanley, M. (1991). Self-injurious behavior: a review of the behavior and biology of self-mutilation. American Journal of Psychiatry, 148, 306–317.
Winsper, C., Lereya, S. T., Marwaha, S., Thompson, A., Eyden, J., & Singh, S. P. (2016). The aetiological and psychopathological validity of borderline personality disorder in youth: a systematic review and meta-analysis. Clinical psychology review, 44, 13-24.
Wollweber, B., Keck, M. E., & Schmidt, U. (2015). Improvement of nonsuicidal self-injury following treatment with antipsychotics possessing strong D1 antagonistic activity: evidence from a report of three cases. Therapeutic advances in psychopharmacology, 5(4), 208-213.
Wyman, P. A., Brown, C. H., Inman, J., Cross, W., Schmeelk-Cone, K., Guo, J. & Pena, J. B. (2008). Randomized trial of a gatekeeper program for suicide prevention: 1-year impact on secondary school staff. Journal of Consulting and Clinical Psychology, 76, 104–115.
Yates, T. M. (2004). The developmental psychopathology of self-injurious behavior: compensatory regulation in posttraumatic adaptation. Clinical Psychology Review, 24, 35–74.
Yates, T. M., Tracy, A. J., & Luthar, S. S. (2008). Nonsuicidal self-injury among «privileged" youths: Longitudinal and cross-sectional approaches to developmental process. Journal of Consulting and Clinical Psychology, 76, 52–62.
Yehuda, R. (2001). Biology of posttraumatic stress disorder. Journal of Clinical Psychiatry, 62, 41–46.
Yen, S., Kuehn, K., Tezanos, K., Weinstock, L. M., Solomon, J., & Spirito, A. (2015). Perceived family and peer invalidation as predictors of adolescent suicidal behaviors and self-mutilation. Journal of child and adolescent psychopharmacology, 25(2), 124-130.
You, J., Leung, F., Fu, K., & Lai, C. M. (2011). The prevalence of nonsuicidal self-injury and different subgroups of self-injurers in Chinese adolescents. Archives of Suicide Research, 15, 75–86.
Young, J. E., Klosko, J. S. & Weishaar, M. E. (2003). Schema therapy: a practioner's guide. New York: Guilford Press.
Young, R., Sproeber, N., Groschwitz, R. C., Preiss, M., & Plener, P. L. (2014). Why alternative teenagers self-harm: exploring the link between non-suicidal self-injury, attempted suicide and adolescent identity. BMC psychiatry, 14(1), 137.
Zanarini, M. C. (2000). Childhood experiences associated with the development of borderline personality disorder. The Psychiatric Clinics of North America, 23, 89–101.
Zanarini, M. C., Frankenburg, F. R. & Parachini, E. A. (2004). A preliminary, randomized trial of fluoxetine, olanzapine, and the olanzapine-fluoxetine combination in women with borderline personality disorder. Journal of Clinical Psychiatry, 65, 903–907.
Zetterqvist, M., Svedin, C. G., Fredlund, C., Priebe, G., Wadsby, M., & Jonsson, L. S. (2018). Self-reported nonsuicidal self-injury (NSSI) and sex as self-injury (SASI): relationship to abuse, risk behaviors, trauma symptoms, self-esteem and attachment. Psychiatry research, 265, 309-316.
Ziegenhorn, A. A., Roepke, S., Schommer, N. C., Merkl, A., Danker-Hopfe, H., Perschel, F. H., … & Lammers, C.-H. (2009). Clonidine improves hyperarousal in borderline personality disorder with or without comorbid posttraumatic stress disorder: a randomized, double-blind, placebo-controlled trial. Journal of Clinical Psychopharmacology, 29, 170–173.

Sachwortverzeichnis